알츠하이머 해독제
THE Alzheimer's ANTIDOTE

# THE Alzheimer's ANTIDOTE

**뇌는 언제든지 다시 좋아질 준비가 되어 있다!**

# 알츠하이머 해독제

에이미 버거 지음 | 김소정 옮김

전나무숲

## 《알츠하이머 해독제》에 보내는 찬사

《알츠하이머 해독제》는 뇌 건강에 관한 우리 시대 최고의 과학 연구 결과들을 모아 인간이 스스로 자신의 운명을 바꿀 수 있는 유용한 전략을 쉽게 실천할 방법을 제시한다. 《알츠하이머 해독제》가 제시하는 방법은 이미 알츠하이머 진단을 받은 사람은 물론이고 알츠하이머에 걸릴 가능성이 높은 사람, 알츠하이머 가족력이 전혀 없는 사람 모두에게 유용하다. 《알츠하이머 해독제》를 읽으면 유전자와 인지능력이 결정하는 운명을 스스로 통제할 아주 유용한 도구를 갖추게 될 것이다.

– 〈뉴욕타임스〉 베스트셀러 《그레인 브레인(Grain Brain)》 저자, **데이비드 펄머터**

사람들이 암보다 두려워하는 질병은 거의 없지만, 알츠하이머 같은 신경퇴행성 질환은 암보다도 더 두려운 질병일 수 있다. 알츠하이머는 수명을 단축할 뿐 아니라 사망하기 훨씬 전부터 인간으로서의 존엄성을 말살해버린다. 지금까지 알츠하이머를 치료하던 방법들은 그다지 효과가 없었다. 하지만 희망은 있다. 《알츠하이머 해독제》는 분자 수준에서 알츠하이머를 물리칠 수 있는 과학적이고도 합리적인 식이요법과 생활습관을 알려준다. 당신이, 당신이 알고 있는 사람이 알츠하이머로 고생하고 있다면 반드시 읽어보라고 추천하고 싶다.

– 〈뉴욕타임스〉 베스트셀러 《팔레오 솔루션(The Paleo Solution)》·《식욕 충동(Wired to Eat)》 저자, **롭 울프**

에이미 버거는 알츠하이머가 미국의 모든 가정에 어떤 식으로 실제 영향을 미치고 있는지(혹은 곧 미칠 것인지)를 알려준다. 알츠하이머는 그저 나이가 들면 누구나 앓는 질병이 아니며, 또 콜레스테롤을 억제하는 약물만으로 관리 가능한 질병 역시 아님을 우아한 방법으로 설명하고 있다. 알츠하이머는 식습관과 생활습관을 제대로 바꾸고 스스로 관리하면 증상이 크게 개선되고, 나아가 발병 가능성까지 완전히 차단할 수도 있는 대사작용 관련 질환임을 철저하게 파헤치고 있다. 그리고 의사들이 대다수 환자들에게 알려주는 방법을 훨씬 뛰어넘는, 전방위적이며 포괄적인 치료법을 제시한다. 이미 오래 전에 출간되었어야 하는 《알츠하이머 해독제》는 전문가와 일반인 모두 읽어야 하는 필독서이다.

– 아마존 베스트셀러 《피브로 픽스(The Fibro Fix)》 저자, 브리지포트 대학교 영양학 연구소 소장, **데이비드 M. 브래디**

에이미 버거는 점점 더 많은 사람이 앓고 있는 알츠하이머에 관해 새롭고 놀라운 견해를 제시하고 있다. 나는 에이미 버거가 제안하는 자연 친화적인 치료법이 기존의 주류 의학계에서 표준으로 삼고 있는 치료법보다 훨씬 치료 가능성이 높다고 생각한다. 《알츠하이머 해독제》는 정말로 굉장한 책이다.

−《비만 코드(The Obesity Code)》 저자, 제이슨 펑

뇌 인슐린 저항성이 알츠하이머와 관계가 있다는 연구 결과들이 계속해서 쌓이고 있다. 《알츠하이머 해독제》에서 에이미 버거는 알츠하이머의 병리적 측면을 정확하게 지적하며, 탄수화물을 줄이고 건강한 지방 섭취를 늘리면 알츠하이머 환자가 사용하는 뇌의 연료 공급원이 케톤체로 바뀌어 인지능력이 향상되고 삶의 질이 높아질 수 있음을 제대로 설명해준다. 알츠하이머를 앓고 있는 환자의 가족들과 간병인들은 제대로 진행한 연구 결과들을 기록해놓은 《알츠하이머 해독제》를 반드시 읽어야 한다.

− 공인 당뇨 교육가, 프란치스카 스프리츨러 박사

마침내 여기, 진정한 희망이, 진정한 구원의 손길이 나타났다. 쉬운 글로 모든 측면에서 식습관과 치매의 관계를 다룬 에이미 버거의 탁월한 저작을 읽으면 과학 지식을 쌓을 수 있을 뿐 아니라 앞으로 살아갈 미래를 바꾸는 실용적인 전략까지 익히게 된다. 《알츠하이머 해독제》는 알츠하이머와 관련된 기존의 상식과 편견을 완전히 바꾸어줄 것이다.

− 정신과 의사, 영양학자, 조지아 에이드 박사

**일러두기**

- 외래어는 한글맞춤법에 맞춰 표기했으나 일부 관용적으로 쓰이는 용어는 관례에 따랐습니다.

- 본문에 주 번호를 단 것은 모두 '지은이 주'로 책 뒤쪽에 내용이 정리되어 있습니다. 따로 추가 정보가 필요한 부분은 괄호 안에 넣고 '옮긴이 주'라고 표기했습니다.

- 알츠하이머 질환, 알츠하이머병, 알츠하이머는 현재 병행해서 쓰이고 있으나 이 책에서는 알츠하이머로 통일했습니다. '저탄수화물 고지방 식이요법'은 처음에만 풀어서 쓰고 이후 다른 책에서도 많이 사용하는 '저탄고지 식이요법'이라는 용어로 축약했습니다. 마찬가지로 케톤체 생성성 식이요법도 학계와 다른 책에서 키토제닉 식이요법, 케톤 생성 식이요법, 케토제닉 다이어트, 케톤 식이요법 등이 혼재해 쓰이고 있으나 이 책에서는 '케토제닉 식이요법'으로 통일했습니다.

---

**주의**

이 책은 정보를 주기 위해 집필된 것으로 의학 조언을 제공하지는 않습니다. 따라서 이 책에 실린 정보를 담당 의사나 기타 건강 전문가들의 조언을 대신하는 용도로 사용해서는 안 됩니다. 진료와 관련해 특별히 궁금한 내용이 있다면 의사나 건강 전문가들과 상의해야 합니다. 몸에 이상이 있다는 생각이 든다면 즉시 진료를 받아야 합니다. 이 책에 실린 정보 때문에 의사를 늦게 방문하거나, 의사의 조언을 무시하거나, 치료를 멈추어서는 안 됩니다.

알츠하이머와 경도인지장애를 비롯한
치매나 기억력 저하 등으로
고생하는 환자와 그 가족들, 그리고 간병인들에게 이 책을 드립니다.
여러분이 잃어버리고 황폐해졌던 많은 것들을
되찾게 되기를 진심으로 기원합니다.

추천사

# 정제 탄수화물을 퇴출하고
# 건강한 지방을 식탁에 올리자

알츠하이머에 영향을 미치는 요인들은 다른 많은 퇴행성 질환처럼 통제가 가능하다고 본다. 하지만 요즈음 대다수의 현대인은 건강과 생활의 질을 전적으로 전문가나 의학 상업주의가 만든 상품에만 의존하고 있는 듯하다. 심지어 자신의 생활습관이 건강에 어떤 영향을 미치는지도 잘 모른다. 의료 기술이 이렇게나 발전했으니 병에 걸려도 치료만 받으면 충분히 회복 가능하다는 잘못된 믿음도 가지고 있다.

특히 알츠하이머의 경우 이는 아주 고약하게 작용한다. 이 무시무시한 질병을 치료하는 마법의 탄알은 전혀 없기 때문이다. 매일 저녁 우리는 뉴스 시작 전에 수많은 제약회사가 내보내는 다양한 광고를 접하게 된다. 하지만 어떤 광고를 보든 아직까지는 알츠하이머를 완화시키는 약이 개발되지 않았음을 알 수 있다. 의사들이 전혀 효과가 없다는 것을 알면서도 수백만 환자(미국에서만도)에게 처방해주는 '알츠하이머 치료제'는 그저 환자를 위해 '무언가를 하고픈' 괴로운 가족을 위로해주려는 시도에 지나지 않을 수 있다.

이 끔찍한 질병에 사람들의 관심이 그다지 쏠리지 않는 이유는 치료법이 없기 때문일 수도 있다. 확실한 치료법이 있는 경우는 다르다. 예를 들어, 유방암만 해도 핑크 리본 달기, 연구 기금 마련 걷기 대회 같은 꾸준한 캠페인 덕분에 대중의 관심이 높아졌다. 그런데 더 효과적인 유방암 치료법을 찾으려는 노력처럼 보이는 이런 활동과 캠페인에 많은 돈을 투자하는 단체가 값비싼 특허를 낸 유방암 치료제를 제조하고 판매하는 회사라는 것을 아는가. 효과적인 치료법이 없는 알츠하이머는 그 같은 캠페인을 거의 하지 않는다. 세인의 관심을 얻으려는 시도를 전혀 하지 않아 유방암보다 아홉 배나 사망률이 높지만 관심을 보이는 사람은 많지 않다.

하지만 이제부터 여러분이 읽어나갈 이 책에서는 전혀 다른 이야기를 한다. 저자 에이미 버거는 생활습관이 알츠하이머의 발병에 영향을 미칠 뿐 아니라 이미 알츠하이머를 앓는 환자의 상태도 실질적으로 개선시키는 핵심요소임을 밝힌 최신 연구 결과들을 집대성하는 엄청난 일을 해냈다.

이 책은 알츠하이머 환자와 가족이라면 당연히 갖게 되는 비관론에 반기를 든다.

지금까지 굳게 믿었던 개념을 버려야 한다고 말한다. 예를 들어 여태까지와의 비난과 달리 지방은 '악당'이 아니라고 주장한다. 알츠하이머의 가장 큰 문제는 뇌 기능이 떨어지는 것인데, 건강한 지방이 다시 식단에 등장하면 뇌 기능을 강화시킬 수 있다. 여러 건강 문제를 일으키는 악당으로 지목됐던 콜레스테롤도 마침내 섬세한 뇌세포를 만들고, 유지하고, 수리하는 데 꼭 필요한 물질이라는 정당한 명성을 되찾았다.

미국인의 식탁 위를 넓게 차지하는 설탕과 탄수화물은 뇌 건강에 심각한 문제를 일으키며, 알츠하이머와 밀접하게 관련되어 있음이 밝혀지고 있다.

베타아밀로이드(beta-amyloid)라는 특정 단백질이 뇌에 쌓이면 알츠하이머가 유발될 수 있다는 '아밀로이드 가설'도 현재 반격을 받고 있는데, 이는 적절하고 타당한 일이다. 실제로 알츠하이머를 치료하겠다는 희망을 품고 뇌에 축적된 베타아밀로이드를 제거하는 엄청난 약물을 개발하려던 시도는 거의 모두 그런 약은 사람의 인지능력을 현저하게 저하시킨다는 결론만 얻었다.

무엇보다 이 책은 뇌 건강에 관한 우리 시대 최고, 최신의 과학 연구 결과들을 모아 사람이 스스로의 운명을 바꿀 유용한 전략을 쉽게 실천할 방법을 제시한다. 이 방법은 이미 진단을 받은 사람은 물론, 알츠하이머에 걸릴 가능성이 높은 사람, 알츠하이머 가족력이 전혀 없는 사람 등 누구에게나 유용하다. 알츠하이머 가족력이 있는 사람, 당뇨를 앓는 사람(미국의 경우 2,800만 명 정도 된다), 지방보다 탄수화물을 훨씬 좋아하는 사람은 확실히 알츠하이머에 걸릴 가능성이 높지만, 85세가 되었을 때 알츠하이머에 걸릴 확률은 놀랍게도 이런 모든 조건이 없다고 해도 50%에 달한다.

영양학에서는 세포 물질대사에 관여하는 지방, 단백질, 탄수화물 같은 다량영양소와 비타민, 미네랄 같은 미량영양소의 역할에 초점을 맞추는 환원주의적 관점(개별 요소를 살펴봄으로써 전체를 분석할 수 있다는 관점-옮긴이 주)이 우세했다. 하지만 이제 뇌 건강에는 각자가 섭취하는 음식이 영양소보다 중요하고 많은 영향을 미친다는 사실을 알게 되었다.

실제로 우리가 섭취하는 음식은 DNA와 상호작용해 순간순간 유전자를 더 좋게, 혹은 더 나쁘게 발현시킨다. 결국 음식은 정보라고 할 수 있으며, 우리가 먹은 음식은 DNA에 지시를 내려 염증을 일으키거나, 체내 독성물질을 제거하거나, 항산화제를 만드는 등 뇌에 문제를 일으키거나 또는 뇌 건강을 강화하는 데 중요한 역할을 한다.

《알츠하이머 해독제》가 소개하는 식이요법이 중요한 이유가 바로 그 때문이다. 저자 에이미 버거는 독자들에게 무엇을 어떻게 해야 하는지 친절하게 설명해준다. 설탕과 정제 탄수화물은 사실상 식탁에서 완전히 퇴출시키고 건강한 지방을 식탁에 올려야 한다. 그래야 염증을 가라앉히고 뇌를 훼손시키는 독성물질을 몸이 알아서 제거하고 항산화제를 더욱 많이 생산하도록 만든다. 뇌를 보호하도록 유전자 발현 패턴을 조절하는 것이다.

이런 유전 경로는 우리 모두에게 잠재해 있으며, 언제라도 뇌 기능을 보호하고 강화하며 복구하는 작업을 수행할 준비가 되어 있다. 《알츠하이머 해독제》를 읽으면 유전자와 인지능력이 결정하는 운명을 스스로 통제할 아주 유용한 도구를 갖게 될 것이다.

신경과 전문의, 〈뉴욕타임스〉 베스트셀러 《그레인 브레인》 저자,

데이비드 펄머터(David Perlmutter)

# 알츠하이머 환자에게도
# 희망은 있다

현재의 의료 발전 상태에서 알츠하이머 진단을 받았다는 사실은 사형선고를 받은 것과 다름없다. 지금까지 선보인 약물치료법은 비통할 정도로 효과가 없고 현대의학은 심신을 쇠약하게 만드는 이 질병과의 싸움에 거의 아무런 기여도 못하고 있다. 의사가 해주는 최상의 조언은 뇌가 계속 활동하도록 새로운 취미를 갖거나 외국어를 배우라는 것이다.

알츠하이머처럼 파괴적인 질환을 십자말풀이나 스도쿠로 막을 수 있다는 발상은 무책임할 뿐 아니라 모욕적이기까지 하다. 알츠하이머를 고칠 치료법이 없다는 사실은 상당히 절망스럽고 실망스러우며 환자도 보호자도 감정적·심리적·재정적으로 사형선고가 내려졌다는 느낌을 받을 수밖에 없다.

하지만 나이가 든다고 모든 사람의 인지능력이 저하되지는 않는다. 또 인지능력이 저하된다고 해서 가만히 손을 놓고 앉아서 뇌 기능이 떨어지는 상황을 두고 보고만 있을 이유도 없다. 이 책에서 소개하는 알츠하이머 발병 원인을 꼼꼼히 살피면 이 끔찍한 퇴행성 질환을 예방하거나 혹은 늦출 수 있으며, 어쩌면 이미 진행 중인 손상

과정도 되돌릴 수 있을지도 모른다.

그런데 왜 이 책에서 소개하는 치료 전략이 널리 알려지고 또 논의되지 않는 걸까? 그 이유는 실험실에서 연구하고 환자에게 적용해본 소수의 연구원과 치료사 외에는 내용을 제대로 아는 사람이 많지 않기 때문이다. 심지어 대다수 의사들도 놀라운 치료 효과를 보일 수 있는 이 방법을 거의 모른다. 하지만 그들을 비난할 수는 없다. 내가 연구했고 이 책에서 소개하는 방법은 주류 의학과는 차이가 있으며 여러 가지로 상당히 새로운 방법이다. 따라서 수십 년에 걸쳐 효과가 검증되지 않았고, 이 중맹검 실험(편향을 막기 위해 실험자, 피실험자 모두에게 특정 정보를 공개하지 않는 실험-옮긴이 주)도, 위약을 사용한 대조군 연구도 하지 않아 효능을 뒷받침해줄 근거가 빈약하다.

그러나 과학계에서 흔히 말하는 것처럼 '증거 없음이 실제로 증거가 없다는 증거는 될 수 없다.' 우리가 찾은 방법이 효과가 있음을 보여줄 과학적 증거를 산처럼 쌓아둘 수 없는 이유는 우리의 방법이 효과가 없기 때문이 아니라 주류 의학이 아니기 때문이다. 표준 치료법이 낮은 결과만을 내놓는다고 해도(그러니까 전혀 결과를 내놓지 못한다고 해도) 표준 치료법을 포기하고 무언가 다른 치료법을 택할 용기가 있는 의사는 별로 없다.

현재 뇌 연료 대사작용에 문제가 생기면 알츠하이머에 걸릴 수 있다고 주장하는 의학 논문이 나와 있다. 이는 뇌가 에너지를 생성하는 능력에 문제가 생기면 알츠하이머에 걸릴 수 있다는 뜻이다. 알츠하이머가 정말로 물질대사 능력과 관계가 있다면, 알츠하이머의 원인을 제거할 수 있는(잠재적으로 알츠하이머의 진행 속도를 늦추거나 개선할 수 있는) 가장 좋은 방법은 인체가 물질대사를 하는 능력과 방법을 바꾸어 뇌가 에너지를 제대로 생산하게 하는 것이다.

신체의 물질대사 능력을, 특히 뇌의 물질대사 능력을 바꾸려면 식습관을 점검하고 생활습관을 바꿔야 한다. 너무 당연한 말 아닌가? 그런데도 왜 주류 의학은 이 간단한 진리를 받아들이려 하지 않는 걸까?

알츠하이머는 1세기도 전에 알로이스 알츠하이머(Alois Alzheimer, 1864~1915)라는 정신과 의사가 처음 발견했다. 그 뒤로 100여 년의 시간이 흐르는 동안 알츠하이머 환자들에게서 나타나는 기이한 물질대사 작용에 관한 정보가 놀라울 정도로 많이 쌓였다. 여러분이 주류 의학서나 TV 뉴스에서 무엇을 읽고 보았는지는 모르겠지만, 사실 사람들은 이 무시무시한 인지능력 저하가 발생하는 원인을 상당히 많이 알고 있다.

하지만 안타깝게도 전 세계 실험실과 대학에서 진행한 흥미로운 연구가 의학계 전체로 흘러가 신경과 전문의와 노인의학 전문의들이 그 내용을 알고 실제 적용하기까지에는 수년에서 길게는 수십 년이라는 세월이 필요할 수도 있다. 그런 연구 결과가 표준 치료법으로 자리잡기까지는 그보다 더 긴 시간이 흘러야 할 수도 있다(더구나 식습관과 생활습관을 바꿔 질병을 치료한다는 결과가 나오는 연구라면 막대한 돈을 벌어들이는 특허를 딸 수 없어 제약회사들이 관심을 가지고 수백만 달러가 들어가는 연구실을 운영할 이유가 없다).

다행히 주류 의학계라는 굼벵이 거인을 따라잡으려고 수십 년 동안이나 기다릴 필요는 없다. 지금 당장 건강을 되찾는 실질적인 행동에 나설 수 있다. 또 사랑하는 사람이 그런 행동을 하도록 도울 수 있다. 뇌에서 제대로 물질대사 작용이 일어나지 않아 생긴 인지능력 장애와 인지능력 저하를 늦추거나 예방하고, 심지어 개선할 방법까지 있다는 과학적 증거들이 상당히 많다.

알츠하이머와 그 전조 증상인 경도인지장애(mild cognitive impairment, MCI)는 다양한 원인을 생각해야 해결 방법을 찾을 수 있는 다인성(多因性) 질환이다. 알츠하이머가 매우 복잡한 과정을 거쳐 진행되지만 치료법까지 반드시 복잡해야 할 이유는 없다. 알츠하이머와 경도인지장애로 이어지는 퇴행성 변화 과정을 유발하는 생화학적·생리학적 이상이 무엇인지만 이해한다면 두 질환은 자명하고도 명확한 방법으로 치료해나갈 수 있다.

나는 알츠하이머를 이겨내려고 힘겹게 애쓰거나, 사랑하는 사람이 완전히 다른 사람으로 변하는 모습을 지켜봐야 하는 가족들에게 희망을 가져도 된다고 말하고 싶어 이 책을 집필했다. 우리에게는 안개에서 빠져나갈 방법이 있다. 이 책을 읽어나가면서 뇌 건강에 대한 과학과 논리를 이해하고 실생활에 적용하면서, 안개를 뚫고 나가기를 바란다.

이 책을 읽을지도 모르는 의학 전문가나 연구원, 학계 관계자들은 내가 가장 염두에 둔 독자(알츠하이머를 앓고 있거나 인지능력 장애로 고생하는 사람, 알츠하이머 환자를 돌보는 가족과 간병인)를 위해 관련 생화학·생리학 메커니즘을 설명할 때 매우 단순화한 부분도 있음을 이해해주기 바란다. 물론 부정확할 정도로 지나치게 단순화한 곳은 없기를 진심으로 바라지만 말이다.

나는 흔히 알베르트 아인슈타인(Albert Einstein, 1879~1955)의 말이라며 인용되지만 어쩌면 아닐 수도 있는 조언을 가슴에 새기고 싶다.

"모든 것은 가능한 단순한 것이 좋다. 하지만 지나치게 단순해서는 안 된다."


## 알츠하이머 환자를 돌보는 사람에게 드리는 말씀

이제 곧 알게 되겠지만 이 책에서 제안하는 대로 식습관과 생활습관을 바꾸려면 환자의 상태를 면밀하게 관찰해야 하고 먹는 음식과 일상생활을 거의 완벽에 가까울 정도로 통제할 수 있어야 한다. 음식은 대부분 가공처리되지 않은 자연식품이어야 한다. 사랑하는 사람이 설탕이나 녹말이 든 포장식품을 먹어 치료 과정에 문제가 생기지 않도록 잘 살펴야 한다.

따라서 이 책에서 소개하는 식이요법은 이 책의 독자나 이 책에서 제시하는 방법을 철저하게 익힌 사람이 환자와 함께 살면서 음식과 생활습관을 관리해 치료를 방해하는 음식을 먹거나 해로운 행동을 하지 못하게 할 때 훨씬 수월하게 실행 가능하다.

알츠하이머 환자가 정해진 식단대로 식사를 하도록 관리하는 사람이 있는 치료 시설에서 생활하는 경우라도 이 책에서 소개하는 방법을 실행하기가 어려울 수 있다. 안타깝게도 그런 시설에서 제공하는 음식은 일반적으로 탄수화물 함량이 높고 단백질은 상당히 질이 떨어지며 건강에 좋은 천연 지방은 없는 경우가 대부분이다.

정부의 지원을 받아 운영하는 요양·치료 시설은 특히 그렇다. 이런 시설에서 식단을 짜는 영양사들의 마음은 분명 선하리라 믿지만 정부가 정한 '건강한 식단' 지침을 따라야 하기에 콜레스테롤과 지방 함량을 적정량 이하로 유지시킨다. 하지만 이 책을 읽는 동안 알게 되겠지만 손상을 입고 회복되려고 필사적으로 애쓰고 있는 뇌에게는 콜레스테롤과 지방이 정말로 많이 필요하다.

예산 때문에 이런 시설에서 제공하는 음식은 흰 빵, 잼, 젤리, 과일 통조림, 과일주스, 파이, 닭튀김처럼 설탕과 녹말 함량이 높은 포장식품이 대부분이다. 역시나 예산 문제 때문에 채소도 녹말이 주성분인 식품일 경우가 많다. 옥수수, 감자, 완두처럼 녹말이 많은 채소는 영양분은 풍부하지만 상하기 쉬운 녹색채소나 여러 유색채소들과 달리 저렴하고 보관하기도 쉽다. 더구나 60년 이상 포화지방과 콜레스테롤에 관한 오해가 쌓여왔기에 요양·치료 시설에서는 탈지유, 버터가 아닌 마가린, 껍질 벗긴 닭고기, 저지방 치즈, 무지방 요구르트, 콩·옥수수·밀 단백질로 만든 가짜 고기 같은 일반적으로 지방 함량이 낮거나 아예 없는 식품을 제공한다. 또한 인체가 몸에 이상이 생긴 부분을 수선하고 재생하려면 반드시 섭취해야 하는 비타민과 미네랄이 부족하다는 것도 상황을 더욱 나쁘게 만들고 있다.

하지만 낙심하지는 말자. 사랑하는 사람이 특수 요양 시설에서 생활해야 한다고 해도 좌절할 필요는 없다. 영양사를 포함해 시설 관리자를 찾아가 논의하며 이 책에서 소개하는 내용을 함께 실행할 방법을 찾아보자.

사실, 나는 이 책을 읽는 독자들이 꼭 그랬으면 좋겠다. 여기서 다루는 내용은 널리 알려져야 한다. 빨리 알려질수록 좋다. 요양·치료 시설을 관리하는 사람들은 많은 환자에게(경우에 따라서는 수백 명에 이르는 환자들에게) 영향을 미치는 특별한 위치에 있다. 이런 사람들이 알츠하이머 같은 신경퇴행성 질환을 다루는 법을 다른 식으로 고민하기 시작하면 주류 치료법으로는 치료가 불가능했던 이 끔찍한 질병도 개선될 여지가 생길 것이다.

치매 때문에 고생하는 가족을 집에서 직접 돌보는 사람도 이 책에서 소개하는 방법을 실행하기가 쉽지만은 않을 것이다. 내가 제시하는 방법은 분명 효과가 있을 테지만 실천하기는 쉽지 않다. 알츠하이머는 발병 원인이 다양하고 복잡한 질환이기에 상황을 개선하려면 다각도로 원인에 대해 고민하면서 관리해나가야 한다. 당신이 보살펴야 하는 사람이 비교적 젊고 가벼운 인지장애를 앓고 있다면 많은 일을 환자 스스로 할 수 있어 보살피는 사람의 짐이 훨씬 가벼울 수 있다.

하지만 환자의 나이가 많거나 심각한 퇴행성 질환을 오랫동안 앓아 질병이 상당히 진행된 경우라면 환자의 상태를 개선시키기가 어렵다. 치매가 꽤 진행됐을 때는 착란(시간이나 장소, 사람을 제대로 인지하지 못하거나 의식에 장애가 생기는 상태-옮긴이 주)이 오거나 난폭해지는 등 여러 행동 문제가 생길 수 있기에 식습관을 고치기가 현실적으로 불가능할 수도 있다.

지금 이 책을 읽는 당신이 그런 상황에 있다고 해도 계속 읽어나가면서 알츠하이머라는 퇴행성 질환이 어떤 식으로, 무엇 때문에 생기고, 왜 더 나빠지는지 깊이 이해한다면 스스로 알츠하이머를 예방하거나 개선할 전략을 실천할 수 있을 뿐 아니라 사랑하는 사람을 도울 여러 소중한 정보 역시 얻게 된다.

당신은 오랫동안 힘겨운 투쟁을 해오면서 스스로 너무나도 무기력하다는 생각을 할 수밖에 없었을 것이다. 하지만 이제 사용 가능한 도구를 가지고 행동에 나설 때가 되었다. 모든 일을 전부 다 할 수는 없을지도 모른다. 그러나 분명 할 수 있는 일도 있으니 그저 손을 놓고 있지는 말자.

알츠하이머 환자가 친척, 혹은 친구처럼 기꺼이 식사를 준비해줄 사람과 함께 있고, 그 사람(혹은 사람들)이 환자와 동일한 음식을 먹는다면 식습관을 개선하기가 훨씬 수월할 것이다. 이 책에서 소개하는 식이요법은 다양한 질병을 가진 사람에게도 충분히 도움이 된다. 알츠하이머 환자가 아니라도 심장질환, 1형 당뇨와 2형 당뇨로 고생하는 사람, 대사증후군 환자, 비만, 만성피로증후군, 위-식도 역류 질환, 다낭성난소증후군, 기분장애를 가진 사람들의 상태도 크게 개선시킬 수 있다(저탄수화물 케토제닉 식이요법을 했을 때 크게 개선되는 질환은 23장에서 자세하게 소개한다). 소화 기능이나 후각과 미각에 문제가 생긴 사람도 이 책에서 소개하는 식이요법을 하면 좋다. 이와 관련된 내용은 21장에서 다룬다.

다시 한 번 말하지만 알츠하이머가 많이 진행되었거나 심각한 인지장애를 앓는 사람에게도 이 책에서 소개하는 치료법을 쉽게 적용할 수 있다는 허황된 소리는 하지 않을 것이다. 당연히 그건 아주 어려운 일이다. 하지만 가능한 많은 방법을 실천해보기를 바란다. 이 책에 실린 방법은 사랑하는 사람과 당신의 삶을 놀라울 정도로 바꿔줄 잠재력을 가졌다고 굳게 믿는다.

# 차 례

# 1부 알츠하이머, 물질대사 이상 때문이다

# 2부 인지능력을 회복시키는 영양학 전략

# 1부

알츠하이머,
물질대사 이상
때문이다

# THE
# Alzheimer's
# ANTIDOTE

1부에서는 알츠하이머의 발병 원인을
물질대사 장애라는 관점에서 살펴보고,
현대인의 식습관과 생활습관이
알츠하이머에 미치는 영향을 알아볼 것이다.
1부의 핵심 주제는 알츠하이머와 관계가 있다고 알려진
뇌 연료 대사작용, 만성적인 인슐린 분비 증가, 뉴런의 구조,
베타아밀로이드 축적, ApoE4 유전자들이다.
또 저탄수화물 식단이 기억력 상실과 인지능력 저하를 막는 데
효과적인 이유도 살펴보려 한다.

# 1장

# 알츠하이머의 발병 원인과
# 치료법

알루미늄, 살충제, 환경 독성물질, 유전자변형식품같이 알츠하이머를 유발할 가능성이 있는 물질은 다양하지만, 사실상 외부에서 몸 안으로 들어오는 해로운 물질은 모두 인지기능에 나쁜 영향을 미칠 수 있다. 지금까지 전문가들은 뉴런이 새로운 회로를 형성하도록 노력하는 것만이 알츠하이머를 예방하고 이기는 방법이라며 십자말풀이를 하거나 악기 연주법을 배우거나 외국어 공부에 도전하거나 취미를 가지라는 등의 해결책을 제시해왔다.

하지만 알츠하이머의 발병 이유는 외부가 아닌 신체 내부에서 기인한 구조적 물질대사기능 장애일 수도 있다. 이 추론이 옳다면 알츠하이머를 예방하고 치료하기 위해서는 물질대사기능을 강화시키는 쪽으로 방향을 잡아야 한다. 낱말을 맞히거나 외국어 숙어를 외울 것이 아니라 신체의 다양한 생화학 경로를 바꾸고 뇌에서 다시 제대로 물질대사 작용이 일어나게 하는 등, 다양한 신체요인을 변화시키는 전략을 택해야 한다. 물론 나이를 먹으면 인지기능이 활발하게 활동하도록 더 노력해야 하며, 배움도 포기하지 말아야 하지만 알츠하이머 발병의 가장 큰 원인이 뇌를 쓰지 않는 '게으름' 때문이라고 말하는 것은 과학자들의 무책임한 발언이며 사실상 변명일 뿐이다. 분명 할 수 있는 일이 있다. 가장 기본 단계에서 인지기능과 뇌의 신경자극 전달 방식에 영향을 미칠 방법이 있다.

알츠하이머 발병의 근본 원인을 밝히는 일은 점점 더 시급하며 중요해지고 있다. 21세기 중반이 되면 알츠하이머 관련 의료비용이 수조 달러에 이를 것으로 추정되지만, 이 무시무시한 질병이 환자 자신과 사랑하는 가족, 간병인에게 미칠 정신적 충격은 경제적 부담보다 훨씬 크다.[1]

알츠하이머의 발병 원인을 알아내야 하는 가장 큰 이유는 문제의 근원을 찾아야 이 무시무시한 신경퇴행성 질환을 예방하고, 진행 속도를 늦추고, 어쩌면 이미 진행된 질병에서도 회복될 수 있기 때문이다. 더구나 알츠하이머의 개별 증상을 치료할 목적으로 개발된 수많은 약이 대부분 원하는 효과를 내지 못하는 이유도 근본적인 발병 원인을 밝히지 못했기 때문이다. 실제로 초창기에 개발된 약들은 치료는커녕 알츠하이머 증세를 더욱 악화시키기도 했다.[2]

알츠하이머 발병 원인을 탐색한 과학 논문을 보면 알츠하이머가 뇌 바깥에서 시작된 물질대사이상 때문에 생긴다는 연구 결과를 많이 볼 수 있다. 이런 물질대사이상 현상은 몸 전체에 영향을 미치지만 뇌를 심각하게 손상시켜 일상생활에 지장을 줄 정도로 인지능력을 저하시키기도 한다. 그런데 문제는 원래는 강하고 독립적이고 능력 있던 사람이 스스로 몸을 가누지 못할 정도로 악화되기 전까지는 아무런 징후를 발견하지 못하거나, 심지어 증상이 나타나도 그냥 무시해버릴 때가 많다는 것이다.

알츠하이머의 원인을 밝히는 논문들이 뜻하는 바는 명확하다. 알츠하이머는 주로 뇌 일부가 포도당으로는 필요한 에너지를 충분히 얻지 못하기 때문에 발병한다는 것이다. 충분한 연료가 없기에 일부 뇌 지역에서는 뉴런이 퇴화되거나 사라져 필요한 정보를 주고받을 수 없게 된다. 이렇게 정보를 주고받지 못하면 착란 상태가 되거나 기억력이 상실되며, 알츠하이머 환자가 전형적으로 보이는 행동을 하게 된다.

알츠하이머의 발병과 관련해 포도당 처리능력과 인슐린 분비는 상당히 밀접한 관련이 있어 현재 많은 과학자가 알츠하이머를 '뇌에 생기는 당뇨'라거나 '3형 당뇨'라고 부른다.[3] 2형 당뇨와 알츠하이머는 밀접한 관련이 있지만, 그렇다고 해도 2형 당뇨가 알츠하이머의 원인이라는 잘못된 결론을 내려선 안 된다. 2형 당뇨 환자이지만 알츠하이머가 발병하지 않은 사람이 많으며, 알츠하이머 환자도 당뇨 진단을 받지 않은 사람이 많다. 두 질병의 관계는 생리적 사촌 지간이라고 할 수 있다. 동일한 물질대사이상 때문에 발병하지만 영향을 받는 신체 부위가 달라 다른 식으로 발현되는 것이다.

예를 들어 인슐린 저항성(insulin resistance, 인슐린은 정상적으로 분비되지만 제대로 기능하지 못하는 상태-옮긴이 주)과 탄수화물 대사이상은 2형 당뇨에서는 근육이나 신체 기관, 말초신경(뇌와 척추 같은 중추신경계가 아닌 나머지 신경계)에 영향을 미치지만 알츠하이머에서는 주로 뇌에 영향을 미친다.


## 현대인의 식습관과 알츠하이머

알츠하이머의 발병 원인이 궁극적으로 2형 당뇨를 유발하는 물질대사이상과 동일하다면, 즉 인슐린 저항성과 고인슐린혈증(hyperinsulinemia, 혈중 인슐린 농도가 장기간 높은 상태를 유지하는 증상) 때문이라면 2형 당뇨와 동일한 원인이 알츠하이머의 원인일 수 있다. 인슐린 분비를 교란하는 요인은 많지만 그중에서도 사람의 기본 생리작용에 맞지 않는 식습관이 가장 중요한 원인이다. '현대 서구 식단'이라는 이름으로 포장되어 전 세계로 퍼져나간 '표준 미국 식단'은 인류의 조상이 진화하면서 구축해 놓은 식습관 양상과는 사뭇 다르다.[4] 이제는 정부의 건강 관련 부처나 의학 기관에서 권장하는 건강 식단이 조금씩 바뀌고 있지만, 지난 반세기 동안 현대 산업사회에서 끔찍하게 생각하고 기피했던 포화지방과 콜레스테롤은 여전히 매우 적은 양만 섭취해야 하며 밀·옥수수·쌀 같은 곡물 기반의 탄수화물을 주요 열량 공급원으로 삼아야 한다는 주장이 큰 힘을 발휘하고 있다. 건강 기관에서 섭취를 권장하는 지방은 콩기름이나 옥수수기름 같은 식물성기름인데, 이것들은 쉽게 산화돼 고도불포화지방산(polyunsaturated fatty acid)이 된다. 화학적으로 안정적이며 요리하는 데 더 적합한 동물성기름이나 버터·코코넛오일·팜유 같은 열대 식물성기름에 주로 들어 있는 포화지방은 오히려 섭취하지 말라고 경고한다.[5]

현대 산업사회에서 살아가는 사람은 일반적으로 강건했던 조상들에 비해 진녹색 채소, 유색 채소, 과일에 풍부하게 든 식물성 영양소와 항산화물질을 상당히 적게 섭취한다. 현대인은 밀, 감자, 옥수수처럼 주성분이 녹말인 탄수화물 식물을 많이 먹는다. 진화 과정과 맞지 않는 이런 식습관 때문에 심장질환, 여드름, 비만, 시력 저하, 다낭성난소증후군, 암 같은 다양한 질병이 생긴다.[6] 이런 식품이 야기하는 생리적·생화학적 효과들이 유색 채소와 가공하지 않은 자연식품에만 함유된 영양소들의 부족과 결합되면 인생 후반기의 인지능력에 영향을 미친다. 따라서 사람에게 맞지 않는 음식을 먹어 생기는 질병 목록에 알츠하이머도 추가해야 한다.

고혈압·당뇨·심장질환·대사증후군 등이 전 세계인의 건강을 위협하고 있기에 비타민·미네랄·천연 지방이 부족한 정제 음식이 인체에 영향을 미치고 있음을 부인할 수 없다. 부적절한 식품이 인체에 미치는 생리적 영향은 뇌와 나머지 몸을 나누는 장벽(혈액-뇌 장벽[blood-brain barrier]) 앞에서도 멈추지 않는다. 뇌는 엄청나게 많은 에너지를 쓰는 기관이다. 전체 몸무게의 2%에 지나지 않지만 소비하는 포도당과 산소의 양은 전체 획득량의 20% 정도를 차지한다.[7] 뇌가 무게에 맞지 않는 엄청난 에너지를 소비하는 기관임을 생각해보면, 뇌에 공급되는 연료의 양이 줄거나 연료 처리 과정에 문제가 생긴다면 당연히 기억·감정·행동·인지능력에도 커다란 문제가 생길 수밖에 없다.

특히 대사증후군(MetSy)이 그렇다. 이는 인체가 탄수화물을 적절하게 관리하지 못한다는 사실을 복합적으로 알려주는 징표이다[8](녹말이나 설탕이 많이 든 식품을 오랫동안 먹으면 인슐린이나 혈당 수치가 비정상적으로 높아지지 않는가). 팔이나 다리에 비해 지방이 상당히 많이 축적된 배 때문에 체형이 사과처럼 보이는 복부비만, 중성지방(triglyceride) 수치 상승, 작고 조밀한 저밀도지질단백질(이후 LDL) 입자 증가, 고밀도지질단백질(이후 HDL) 수치 감소, 공복 시 혈당과 인슐린 수치 증가, 고혈압, 장기간 혈당 수치를 측정할 때 기준이 되는 당화혈색소(hemoglobin A1c) 수치 증가 등이 대사증후군의 증상이다.[9] 이런 증상은 많은 경우 2형 당뇨에서도 나타나는데, 알츠하이머의 전조 증상인 경도인지장애도 대사증후군 징후로 추가해도 될 만한 근거가 있다.

전부는 아니라고 해도 대사증후군에서 보이는 증상은 대부분 탄수화물 섭취량을 줄이면 개선할 수 있다.[10] 대사증후군은 과도한 음식(특히 정제한 탄수화물) 섭취 때문에 생기는 장기간의 인슐린 내성이 만들어내는 결과인데, 스트레스가 많은 현대인의 삶·수면의 질과 양 저하·비효율적인 육체활동은 상황을 더욱 심각하게 만들 수 있다(세 요소 모두 탄수화물을 비롯한 여러 연료를 제대로 처리할 수 있는 몸의 능력을 파괴하는 데 기여한다). 탄수화물을 많이 먹는 식습관 외에도 여러 생활습관과 식습관이 인슐린 저항성과 대사증후군에 영향을 미치지만 가장 강력한 요인은 역시 탄수화물을 지나치게 많이 먹는 식습관임이 분명하다.

중요한 것은 알츠하이머 진단을 받았다고 해서 반드시 대사증후군이나 2형 당뇨가 있으리라고 생각하면 안 된다는 점이다(이에 대해서는 2장에서 자세하게 다룬다). 유전과 환경요인이 어떻게 작용하느냐, 혹은 그런 요인들에 단순히 신체가 어떻게 반응하느냐에 따라 인지장애나 알츠하이머만이 인슐린 저항성과 탄수화물 불내성(carbohydrate intolerance)이 있음을 입증하는 유일한 징후가 될 수도 있다. 따라서 혈액검사 결과가 모두 '정상'이라고 해도 탄수화물 대사장애와 인슐린 수치 증가로 일어날 문제들이 없으리라고 가볍게 생각해버려선 안 된다. 검사실에서 혈액을 좀 더 자세히 점검하면 대사증후군 증상을 적어도 몇 가지는 발견할 가능성이 크다. 어쩌면 그런 증상들이 수년 동안 있었지만 임상의들이 뇌 건강이나 인지기능과 관계가 있음을 생각하지 못했기에 놓치고 있었는지도 모른다.

물질대사이상과 환경요인은 다른 신체 부위뿐 아니라 뇌도 공격한다는 연구 결과가 나와 있다. 뇌는 에너지를 엄청나게 요구하며 산소를 대량 소비하고 산화되어 손상되기 쉬운 긴사슬고도불포화지방산(Long Chain PUFA, LCPUFA)이 다량 농축되어 있으며 새로운 세포를 만드는 재생능력이 떨어진다는 사실을 생각해보면 현대인의 식습관과 생활습관이 뇌에 나쁜 영향을 미치기 쉽다는 사실쯤은 쉽게 추론할 수 있다.

탄수화물 대사 과정에 문제가 생겼을 때 어떤 일이 벌어지는지 알고 싶다면 2형 당뇨를 앓고 있는 사람을 떠올려보면 된다. 이들은 탄수화물을 가지고 효율적으로 연료를 만들어내지 못할 뿐 아니라 늘 인슐린 수치가 높아 건강을 유지하려면 혈액 속에 충분히 있어야 하는 지방이나 케톤 같은 다른 주연료원이 제대로 녹아들어가지 못한다. 그 때문에 2형 당뇨인 사람은 항상 피곤하고 기력이 없다. 또 매번 그렇지는 않다고 해도 과체중인 경우에도 세포 수준에서는 사실상 굶주리고 있다. 알츠하이머 환자의 뇌에서도 비슷한 일이 벌어진다. 본질적으로 알츠하이머는 뇌가 소비해야 하는 연료가 부족하기 때문에 생기는 질환이다. 혈액으로 인슐린이 과도하게 분비되는 고인슐린혈증, 인슐린 저항성, 포도당 대사능력 감소 등은 뇌의 여러 부위를 굶주리게 하고 뉴런을 죽여 알츠하이머를 발병시킨다.

## 뇌가 굶주린다는 증거가 있냐고?

다른 만성질환처럼 알츠하이머도 하루아침에 갑자기 발병하지는 않는다. 진단을 받기 전부터 분명 충분히 인지할 수 있는 증상과 증후가 수년 동안 나타난다. 인지기능은 서서히 나빠진다(실제로 지금까지 살펴본 것처럼 알츠하이머 형태로 발병하기 전에 '경도 인지장애'가 나타난다). 흔히 노년기에 나타나기 쉬운 기벽이라거나 건망증이라고 생각하고 넘겨버리는 증상이 사실은 뇌가 연료를 구하려고 애쓰고 있음을 나타내는 초기 신호일 수도 있다.

알츠하이머의 주요 증상 중 하나는 뇌가 포도당을 사용하는 비율인 뇌 포도당 대사율(cerebral metabolic rate of glucose, CMRglu)의 감소이다. 건강한 사람과 달리 알츠하이머 환자는 뇌 포도당 대사율이 최대 45%까지 줄어드는데, 이것이 알츠하이머에서 나타나는 가장 뚜렷한 이상현상이라고 주장하는 과학자들도 있다.[11] 무엇보다 주목해야 할 점은 이런 뇌 포도당 대사율 감소는 기억을 처리하거나 학습을 담당한 뇌 영역에서 주로 나타나고, 시각이나 감각·운동 중추 부위에서는 나타나지 않는다는 것이다. 다시 말해 인지능력은 영향을 받지만 걷고 보고 물건을 집고 움직이는 데는 아무 문제가 없다는 뜻이다. 알츠하이머 발병 가능성이 있는 사람을 대상으로 실시한 양전자방출 단층촬영(Positron emission tomography, PET)에서 뇌 포도당 대사율 감소는 알츠하이머 관련 증상이 나타나기 훨씬 전인 젊은 시절에 시작된다는 사실이 밝혀졌으며, 뇌 포도당 대사율이 감소하는 현상은 나중에는 결국 알츠하이머로 진행되는 긴 과정의 처음 부분에 해당한다고 추정하고 있다. 뇌 포도당 대사율은 알츠하이머로 가는 첫걸음이지만 대사율이 감소하고 있다는 징후가 분명하게 나타나지는 않기 때문에 파악하기 힘든 요소이다.

뇌는 더 숨길 수 없어 신호와 증상이 드러날 정도로 뇌 포도당 대사율이 악화되기 전까지는 부족한 연료를 다른 방식으로 충당하면서 수십 년간 버틴다. 젊은 시절에 인지능력 검사를 받은 적이 있는 알츠하이머 환자들의 경우, 그때는 정상 판정을 받았음에 주목해야 한다. 젊은 시절에는 알츠하이머 징후가 나타나지 않는 것이다.

그렇기 때문에 서서히 감소하는 뇌 포도당 대사율은 탄광에 넣은 카나리아 같은 역할을 할 수 있다. 명백한 증상과 증세가 나타날 정도로 손상되기 훨씬 전에 무언가 잘못되고 있음을 파악할 증거인 셈이다.

유전요인이나 가족력이 있어 알츠하이머에 걸릴 가능성이 높은 사람은 알츠하이머가 명백하게 발현되기 전에 수십 년 앞서 20대나 30대에 뇌 포도당 대사율을 검사하면 대사율 감소 징후를 포착할 수도 있다. 이 같은 사실을 생각해보면 식습관과 생활습관은 80대가 되어 알츠하이머라는 진단을 받은 뒤에 절실하게 바꾸려고 애쓸 것이 아니라 평생 고민하면서 지켜나가야 한다. 40대나 50대 때 인지기능에 문제가 없는 사람은 굳이 뇌가 포도당을 제대로 사용하는지 알아보려고 양전자방출 단층촬영을 하지는 않을 것이다. 하지만 흔히 정상적인 노화 과정이라고 생각하는 건망증, 열쇠 둔 곳을 잊거나 약속 날짜를 기억하지 못하거나 하는 등의 자꾸 깜빡깜빡 하는 증상이야말로 뇌가 포도당을 이용해 에너지를 얻는 방법에 문제가 생기고 있음을 알려주려는 신호일 수 있다. 도대체 자신이 방에 들어온 이유를 도통 모르겠는 순간이면 흔히 '이제 나도 나이가 들었나 보다'라는 말로 웃어넘기지만 이런 일이 점점 많아지고 더 심각한 상황이 연출된다면 그냥 넘길 문제가 아니다.

경솔하게도 알츠하이머는 전형적으로 노인에게 발병하는 질환이라고 생각해 '노인병'이라고 불렸던 때도 있다. 하지만 지금은 젊은 사람도 경도인지장애나 알츠하이머 진단을 받고 있다. 인지장애는 더는 인생의 황혼기에 있는 사람에게만 발병하는 질환이 아니다. 보통 나이가 매우 많은 사람은 어느 정도는 기억력이 떨어지고 방금 한 일도 까먹는 정도는 아무 문제가 아니라고 생각한다. 그렇다면 50대나 60대에, 혹은 그보다 젊은 나이에 인지기능이 저하됐다는 징후가 나타난다면 어떻게 해야 할까?

뇌에서 포도당 대사율이 떨어지면 분명 파급효과가 나타난다. 단백질·지방·탄수화물이라는 3가지 다량영양소를 기준으로 짜인 표준 식단을 섭취하면 대부분 탄수화물에서 유래한 포도당이 뇌의 주연료로 쓰인다. 따라서 뇌가 포도당을 소비하는 능력에 이상이 생기면 뇌신경세포는 제대로 기능하려고 애쓰며 결국에는 굶주리게 될 수도 있다. 이쯤에서 다시 한 번 분명히 기억해두자. 알츠하이머는 뇌세포가 굶주리다가 퇴화되거나 죽기 때문에 발병한다. 이것이 핵심이다.

알츠하이머의 발병 원인을 밝혀줄 또 다른 퍼즐 조각은 베타아밀로이드(Aβ) 응집(plaque)이라고 알려진 만성적인 인슐린 수치 상승 현상이다(베타아밀로이드는 6장에서 자세히 다룬다). 단백질 조각인 베타아밀로이드가 뇌에 쌓여 단단하게 굳으면 세포들이 서로 신호를 주고받지 못하게 된다. 포도당 대사율 감소와 더불어 뇌에 쌓인 베타아밀로이드는 알츠하이머가 발병할 수도 있음을 알려주는 분명한 징표이다. 건강한 사람의 뇌에서도 베타아밀로이드 응집 현상은 나타나지만 알츠하이머 환자에게서는 어김없이 물에 녹지 않는 상당히 큰 덩어리가 발견된다.[12]

알츠하이머 환자의 뇌에서 발견되는 베타아밀로이드의 양은 건강한 사람보다 훨씬 많다.[13] 베타아밀로이드가 적을 경우 건강한 몸은 이를 손쉽게 제거해버린다.

이렇게 한 번 생각해보자. 환경 미화원이 정기적으로 생활 쓰레기를 수거해 가지 않는다면 매일 나오는 쓰레기는 분명 골칫거리가 될 것이다. 환경 미화원들이 파업이라도 하는 날이면 쓰레기가 쌓일 테고, 결국 참을 수 없고 생활하기 힘들 정도로 거리가 더러워질 것이다. 뇌가 베타아밀로이드를 제거하지 못해 계속 쌓여간다면 뇌에서도 같은 일이 일어난다.

건강한 사람의 뇌에는 베타아밀로이드가 쌓이지 않아 인지능력에 문제가 생기지 않는다면, 알츠하이머 환자에게 베타아밀로이드가 위험한 수치로 쌓이는 이유가 분명 있을 것이다. 크게 2가지로 생각해볼 수 있다. 하나는 알츠하이머 환자의 몸에서는 베타아밀로이드가 더 많이 생성된다는 것이다. 아니면 생산량에는 문제가 없지만 분해되지 않아서 몸에서 제거할 수가 없는 것이다. 즉 환경 미화원들이 파업을 했기에 계속 쌓이는 것이다. 과학적 연구 결과는 파업 쪽에 더 무게를 두고 있다.

베타아밀로이드를 몸 밖으로 제거할 때 인체는 주로 인슐린 억제효소(insulin-degrading enzyme)를 분비하는 방법을 사용한다. 인슐린 억제효소는 기본적으로 할 일을 끝낸 인슐린을 몸 밖으로 배출시킨다. 인슐린은 공복 시 간이 포도당을 더는 혈관으로 분비하지 못하게 막고 포도당과 아미노산이 혈관을 벗어나 세포 안으로 들어가게 돕는다. 인슐린 억제효소는 이런 일을 끝낸 인슐린을 몸 밖으로 배출하는 역할을 한다. 효소는 생체 내부에서 화학반응이 훨씬 쉽고 효율적으로 일어나도록 돕는 조력자이자 촉매제 역할을 하는 단백질이다.

이렇게 생각해볼 수도 있다. 아이가 한 명 이상인 부모는 언제나 모든 아이는 다 똑같다고 말한다. 하지만 효소는 그렇게 말하지 않는다. 효소는 선호도가 분명하다. 과학 용어로 말하자면 효소에게는 표적 물질 가운데 특별히 선호하는 기질이 있다. 인슐린 억제효소의 표적 물질은 인슐린과 베타아밀로이드이지만 인슐린을 훨씬 좋아한다(인슐린이 인슐린 억제효소가 특히 '편애하는 아이'인 것이다). 그 때문에 인슐린과 베타아밀로이드가 체내에 많이 쌓여 청소를 해야 한다면 인슐린 억제효소는 일단 인슐린을 먼저 치운다.

환경 미화원인 인슐린 억제효소는 베타아밀로이드는 내버려둔 채 인슐린을 제거하는 일에 집중한다.[14]

따라서 인슐린 수치가 만성적으로 높은 사람은 베타아밀로이드를 몸 밖으로 배출하지 못해 쌓여서 굳게 된다. 정제 탄수화물을 많이 섭취하고 앉아서 일하며 늘 잠이 부족하고 스트레스를 크게 받는 사람의 경우 특히 베타아밀로이드가 쌓일 가능성이 높은데, 현대인의 식습관과 생활습관은 모두 인슐린 저항성에 기여한다. 2형 당뇨 유전 요인이 있는 사람이나 인슐린 치료를 받는 사람이 알츠하이머에 걸릴 가능성이 훨씬 높은 이유도 과도하게 분비된 인슐린 탓에 베타아밀로이드를 제대로 배출하지 못하기 때문일 수도 있다.[15] 혈중 인슐린 수치가 높을수록 체내에 베타아밀로이드가 더 쌓이고, 그럴수록 뇌 속에 덩어리가 생길 가능성이 높아진다.

## 고군분투하는 뇌에 연료를 공급하는 방법

알츠하이머가 정말로 포도당 대사가 제대로 일어나지 않고 오랜 기간 인슐린 분비가 과도하게 늘어나 뇌신경세포의 구조가 바뀌고 베타아밀로이드가 축적된 데다 뇌가 필요로 하는 지방산이 제대로 공급되지 못하고 주요 미량영양소가 부족하기 때문에 생기는 질병이라면 인슐린 수치를 낮추고 뇌가 포도당이 아닌 다른 연료를 사용하게 하고 건강을 지켜줄 영양소(특히 오메가-3지방산, 비타민B12, 아연 같은 뇌 건강에 중요한 비타민과 미네랄)를 충분히 섭취하는 등, 뇌의 물질대사기능과 구조 이상을 개선할 식이요법을 실천해야 한다.

정말로 알츠하이머의 발병 원인이 뇌신경이 더는 포도당을 제대로 사용할 수 없어 굶기 때문이라면 사용할 수 있는 다른 연료를 공급하는 일이 가장 시급하면서도 중요하다.

### 뇌 연료 - 포도당 vs. 케톤

인체가 탄수화물을 거의 섭취하지 않을 때 일어나는 가장 큰 변화는 주요 연료로 포도당을 사용하는 대신 또 다른 종류의 연료인 케톤과, 탄수화물이 아닌 다른 식품에서 얻은 적은 양의 포도당을 사용하는 것이다[16](탄수화물 식품이 아닌 다른 식품으로 포도당을 생산하는 과정을 포도당 신합성[gluconeogenesis]이라고 하는데, 이 내용은 2장에서 다룬다).

케톤은 인슐린 수치가 아주 낮을 때 생성된다. 케톤은 인체가 지방(체지방은 물론이고 식품으로 섭취한 음식에 든 지방)을 분해할 때 생성되는 부산물이다. 케톤 그 자체도 에너지원인데, 특히 뇌는 케톤을 아주 능숙하게 연료로 쓸 수 있다.

케톤 수치를 높이는 몇 가지 방법이 있는데, 그 내용은 2장에서 살펴보고 지금은 대부분의 경우 탄수화물 섭취만 줄여도 인슐린 수치를 확 낮출 수 있음을 아는 것으로 충분하다.

흔히 뇌는 포도당만 연료로 사용하며, 매일 120~140g 정도의 포도당이 필요하다고 알려져 있다. 하지만 이 주장은 사실이 아니며 인체생리를 너무나도 단순화한 말이다. 포도당은 걸핏하면 몸과 뇌가 가장 '선호하는' 연료라는 식으로 인용된다. 하지만 인체가 일반적으로는 포도당을 제일 먼저 연료로 사용한다는 의미에서만 '선호'라는 표현을 사용할 수 있다.

그렇다고 해서 포도당이 다른 에너지원인 지방과 케톤보다 뇌와 몸에 더 효율적이라거나 더 '안전한' 연료라는 의미는 아니다. 탄수화물 식품을 섭취하지 않으면 뇌가 필요로 하는 에너지의 40~60% 정도를 케톤이 공급하기 때문에 포도당 필요량은 크게 줄어든다.[17] 더구나 케톤으로 에너지를 충당해도 포도당이 여전히 필요하다는 사실이 자동적으로 탄수화물 식품을 섭취해야 한다는 결론으로 이어져서는 안 된다. 인체는 물질을 다시 사용하고 재생산하는 능력이 뛰어나다. 단백질이 분해된 아미노산과 지방이 분해된 글리세롤을 가지고 너끈히 포도당을 만들어낸다.

종래의 의학은 케톤을 해로운 물질이라고 규정했지만, 그렇지 않다. 케톤은 탄수화물을 아주 적게 섭취했을 때 뇌와 중추신경계를 제외한 나머지 몸에서 사용하는 지방대사 결과 생성되는 물질이며 뇌와 중추신경계에서 선호하는 연료로, 인체의 물질대사 과정에 필요한 기본 물질이다.[18]

(탄수화물 섭취를 크게 줄여 체내 케톤의 양을 늘리는 영양성 케톤증[nutritional ketosis] 상태는 당뇨성 케톤산혈증[diabetic ketoacidosis]이라고 하는 위험한 상황과는 전혀 다르다. 자세한 내용은 2장에서 다룬다.)

그렇다면 여기서 한 가지 의문이 들 것이다. 케톤이 뇌에 그렇게나 유용한 연료이고 알츠하이머 환자의 뇌는 연료를 얻으려고 혈안이 되어 있다면 어째서 뇌가 스스로 그 즉시 포도당이 아닌 케톤을 연료로 활용하지 않는 것일까? 답은 이렇다. 뇌에 필요한 만큼 케톤을 충분히 공급할 수 없기 때문이다. 인체는 정기적으로 많은 양의 케톤을 생산하지 않는다. 인슐린 수치가 아주 낮을 때에만 생산한다. 실제로 탄수화물을 적게 섭취하고 그 결과 인슐린의 수치가 낮아져 인체의 물질대사 스위치가 바뀌어야지만 포도당 대신 지방이 주에너지원이 되어 케톤도 에너지원이 될 만큼 생산된다.

좀 더 단순하게 말하자면, 인체는 필요할 때에만 케톤을 생산한다. 탄수화물을 적게 섭취해 포도당을 사용할 수 없을 때에만 인체는 다른 에너지원을 사용하는 몸으로 바뀌는 것이다. 따라서 뇌가 케톤을 연료로 사용하도록 혈중 케톤의 양을 늘리는 가장 효과적인 방법은 탄수화물 섭취를 크게 줄이는 것이다.

앞으로 인슐린 분비에 영향을 미치는 다른 식습관과 생활습관도 함께 살펴보겠지만 탄수화물을 아주 적게 먹는 방법은 즉시 시행할 수 있는 가장 간단하고 쉬운 방법이다.

포도당을 주연료로 사용하는 몸에서 지방이나 케톤을 주로 사용하는 몸으로 바꾸려고 할 때 줄여야 하는 탄수화물 식품의 양과 탄수화물 내성 수치는 사람마다 크게 다르다. 하지만 일반적으로 녹말이나 곡물을 주식으로 하는 미국 식단이나 서구 식단에 익숙한 사람이라면 탄수화물 섭취를 아주 많이, 상당히 많이 줄여야 한다.

## 안개 속에서 벗어나는 식이요법의 길

알츠하이머가 실제로 인체의 생리작용을 흐트러뜨리는 식습관과 생활습관 때문에 발병하는 또 다른 '현대 문명 질환'이라면, 인류가 진화 과정에서 구축해온 식습관으로 돌아가는 것이 이 끔찍한 질병을 물리칠 시작점이 되어야 한다. 바로 동물성지방과 단백질을 상당히 많이 섭취하고, 녹말이 없는 채소를 다량으로 먹으며, 과일·견과류·씨앗류를 적당히 먹고, 당지수가 높은 곡물·정제 설탕은 피하고 식물성기름을 이용해 화학적으로 가공 처리한 식품은 먹지 않는 식단으로, 어쩌면 구석기인들의 식단이라고 할 식습관으로 돌아가야 하는 것이다.

구석기 식단과 적절한 신체 활동, 충분한 수면, 스트레스 감소, 신선한 공기, 24시간 주기인 활동일주기(circadian rhythm, 생체 리듬)가 원활하게 흐르도록 돕는 자연광이 있으면 나이가 들어 몸과 뇌의 기능이 저하되면서 생길 수 있는 인슐린 민감성(insulin sensitivity)도 평생 적절하게 관리가 가능하다. 따라서 인체가 적절하게 생리작용을 하도록 돕는 식단은 인지능력 저하도 막을 수 있을지 모른다.

하지만 이미 진행되고 있는 알츠하이머의 속도를 늦추거나 손상된 뇌 부위와 물질대사 능력을 개선하려면 무엇보다 먼저 탄수화물 섭취를 줄여야 한다. 이때는 감자, 얌, 비트, 콩, 포도·바나나·사과 같은 당이나 녹말이 많이 든 과일, 줄기식물이나 뿌리식물 같은 가공하지 않은 자연식품도 먹지 않거나 섭취량을 크게 제한해야 한다. 이런 식품들은 건강하고 강인한 사람이 수천 년 동안 먹어온 것들로 사실 그 자체로는 건강에 전혀 해가 되지 않는다. 이들이 영양소 부족을 야기한다거나 질병을 일으키는 원인이라고 말할 생각은 더더욱 없다. 신체가 제대로만 기능한다면 건강한 사람은 이런 음식을 피할 이유가 전혀 없다.

그러나 알츠하이머를 비롯해 인지능력 저하나 인지장애를 겪는 사람은 포도당을 가지고 에너지를 생산하는 능력에 이상이 생겼기 때문에 탄수화물 식품을 섭취해 포도당을 다량으로 공급해봐야 치료에 아무 도움이 되지 않는다. 영양가가 풍부한 자연식품이라고 해도 탄수화물 식품이라면 섭취량을 상당히 줄여야지만 인슐린 수치가 낮아져 신체가 포도당 대신 지방을 연료로 사용할 수 있고, 뇌에 영양을 공급할 정도로 충분히 많은 양의 케톤 생산이 가능하다. 알츠하이머의 징후와 증상이 나타나는 이유는 무엇보다 케톤이 심각하게 부족하기 때문이다. 케톤이 갖는 치료 효과와 신경보호 작용은 매우 놀라워서, 실제로 케톤과 뇌 건강을 연구하는 한 저명한 학자는 현대인의 탄수화물 위주 식단에서 가장 큰 문제점은 '케톤 결핍'이라고 했다.[19]

저탄수화물 케토제닉 식단이 중추신경계 장애를 치료하는 데 도움이 된다는 사실은 오래 전부터 알려졌는데, 특히 알츠하이머와 신경질환 개선에 도움이 된다고 한다.[20] 포도당을 소비할 수 없을 때 뇌가 케톤을 주연료로 활용하는 것이 옳다면 케톤을 생성하는 음식을 먹거나 외부에서 케톤을 공급했을 때 알츠하이머 환자의 인지기능이 향상되어야 한다. 이 같은 추론은 무작위로 진행한 '매우 뛰어난' 이중맹검 실험과 위약 대조군 실험에서 사실로 입증되었다. 위약 대조군 실험에서는 위약이 아닌 케톤을 섭취한 사람들의 인지능력이 향상됐다.[21]

경도인지장애 환자를 대상으로 탄수화물 섭취량을 상당히 줄여(탄수화물로 섭취하는 열량 비율을 10% 미만으로 낮추어) 케톤을 생성하게 한 실험에서도 탄수화물을 적게 섭취한 사람은 탄수화물 비율이 50%에 달하는 사람보다 기억력이 훨씬 좋았고, 혈중 케톤 수치도 매우 높았다.[22](다시 말해 혈중 케톤 수치가 높은 사람이 기억력 테스트 점수도 높았다).

인슐린 수치도 탄수화물을 적게 섭취한 사람이 많이 섭취하는 사람에 비해 크게 낮았다. 전체 식단에서 탄수화물이 차지하는 비율이 절반 정도인 사람은 인슐린 수치에 큰 변화가 없었지만 더 적게 먹은 사람은 혈중 인슐린 수치가 현저하게 낮아졌다. 이 실험을 진행한 연구자들은 기억력이 향상된 이유를 뇌가 케톤을 연료로 사용하면서 인슐린 민감성이 개선됐기 때문이라고 추론했는데, 개선된 인슐린 민감성 덕분에 뇌가 포도당을 사용하는 방법도 조금 더 나아졌을 것이다.

거의 한 세기 동안 케톤 생성 식이요법, 즉 케토제닉 식이요법은 간질 환자의 치료에 사용되어왔다. 이 고전적 케토제닉 식이요법은 전체 섭취 열량의 80~90%까지를 지방에서 얻는다. 현대 서구 세계에서 표준이 된 고탄수화물 식단과는 상당히 거리가 먼 식이요법이다. 다행히 알츠하이머의 경우 제대로 실행하기가 힘든 철저하게 지방 위주로 짜인 고지방 식이요법을 할 필요는 없다.

고전적 케토제닉 식이요법에서는 탄수화물뿐 아니라 단백질 섭취도 줄이는데, 단백질을 많이 섭취하면 인슐린이 더 분비될 수 있기 때문이다. 이 식이요법의 목적은 혈중 케톤의 수치를 높이고 포도당 수치를 낮추는 데 있다.

(고전적 케토제닉 식이요법에서 지방 함량을 매우 높게 잡는 이유는 탄수화물과 단백질 섭취를 모두 줄이기 때문이다. 에너지원이 되는 다량영양소는 3가지뿐이어서 두 영양소의 섭취량을 줄이면 남은 하나로 열량 부족분을 채울 수밖에 없다. 풀을 먹여 키운 가축에서 얻은 고기, 자연에서 직접 잡은 물고기, 아보카도, 견과류, 씨앗류 식품 같은 영양가 높은 자연식품과 체내에 축적된 지방이 탄수화물과 단백질을 섭취하지 않더라도 신체가 필요로 하는 열량을 공급한다.)

간질 치료를 위한 엄격한 케토제닉 식이요법과 달리 알츠하이머 식이요법은 적절한 양의 케톤이 생성되고 과도하게 분비된 인슐린을 제거해 에너지 대사기능을 제대로 수행하지 못하는 뇌의 부담을 덜어줄 정도로만 탄수화물 섭취량을 낮추면 된다. 이때 다른 사람보다 수월하게 케톤 수치가 높아지는 사람도 있다. 하지만 저탄수화물 고지방(이후 저탄고지) 음식을 먹는 사람은 모두 어느 수준까지는 케톤 수치가 높아지리라 기대할 수 있다.

게다가 고전적인 케토제닉 식이요법과 달리 저탄수화물 식단에서는 당지수가 높아 먹을 수 없는 정제 곡물이나 설탕만 빼고 미량영양소, 항산화제, 식물 화학물질(phytochemical)이 풍부하게 든 당지수가 낮은 다양한 채소와 과일까지 먹을 수 있다.[23]

식품 수가 극히 제한적이고 사람에 따라서는 입에 맞지 않아 장기간의 실행이 불가능한 엄격한 고전적 케토제닉 식단과 달리 탄수화물 섭취만 크게 줄이는 알츠하이머 식이요법은 실천하기 쉽다. 케토제닉 요법으로 알츠하이머 치료법을 찾으려는 연구들이 대부분 케톤 혼합 음료를 가지고 실험하는 이유는 고전적 케토제닉 식이요법이 장기간 하기 어렵기 때문일 수도 있다(이 흥미로운 음료는 2장에서 좀 더 다룬다). 포화지방을 섭취한다고 해서 심혈관계 질환의 발병 빈도가 높아지는 것은 아니며 탄수화물 섭취를 줄였을 때 심장질환으로 연결될 수 있는 다양한 증상이 실제로 개선된다는 수많은 증거가 쌓이는데도 의학계 일부에서는 지방을(특히 포화지방을) 다량 섭취한다는 사실에 공포에 가까운 당혹스러운 반응을 보이고 있다.[24] 엄청난 잠재력을 가진 식이요법이 의학계의 낡은 편견 때문에 진가를 인정받지 못하고 있다.

## 다른 요인들: 영양제와 생활습관

알츠하이머 환자의 뇌에서 관찰할 수 있는 손상은 복잡하고, 손상을 일으키는 원인도 다양하다. 따라서 알츠하이머 환자의 뇌에서 일어나는 손상을 지연시키거나 개선하려면 근본 원인뿐 아니라 부수적인 요인들도 함께하는 다양한 전략을 구사해야 한다. 대부분 본질적으로는 식이요법이지만 생활습관을 바꾸는 전략도 병행해야 한다는 의미이다. 기본 전략은 탄수화물은 적게 지방은 많이 섭취하고 전체적으로 영양밀도가 높은 건강한 식품을 섭취하는 것이다. 그에 더해 영양보조제도 인체가 생화학 반응을 제대로 진행시키도록 도와줄 수 있다.

또 생활습관을 개선해 인슐린 수치를 낮추고 인체가 좀 더 효율적으로 물질대사 반응을 진행하며, 새로운 뉴런 회로를 생성하도록 뇌를 자극해 직접적으로 인지기능을 개선할 수도 있다. 알츠하이머 증상 개선에 도움이 되는 영양보조제와 생활습관은 3부와 4부에서 다룬다.

## 해결 방법이 있음을 명심하자!

이제 연구자들은 이 책에서 자세하게 설명하는 식습관과 생활습관 전략이 실제로 인지장애와 알츠하이머 개선에 효과가 있다는 증거들을 계속 쌓아나가고 있다. 알츠하이머 연구의 권위자인 데일 브레드슨(Dale Bredesen) 의학박사(아마존 종합 베스트셀러 1위 《알츠하이머의 종말》 저자)는 놀라운 개선 효과를 낼 수 있는 다각적인 치료법을 개발했다.[26] 식습관과 생활습관을 바꿔 다양한 생화학·생리학 반응을 조절했는데, 당연히 기본 치료는 브레드슨 박사가 명명한 것처럼 지질(지방)을 기반으로 하는 물질대사의 유도이다.

다시 말해 포도당을 주에너지원으로 사용했던 몸이 지방과 케톤을 주에너지원으로 사용하도록 만드는 것이다.

브레드슨 박사가 치료한 사람 중에는 인지기능이 현격하게 저하되어 직장을 떠나야 했지만 이제는 상당히 개선되어 다시 일하고 일상생활도 제대로 영위하는 사람들이 있다. 경도인지장애뿐 아니라 심각한 알츠하이머를 앓던 사람들도 브레드슨 박사의 치료를 받고 놀라울 정도로 회복되었으며, 심지

> 알츠하이머는 이해할 수 없고 치료할 수 없는 뇌 질환이 아니다. 물질대사와 독성물질을 관리하면 충분히 개선 가능성이 높은 질환이다.
>
> – 데일 브레드슨[25]

어 알츠하이머 발병 가능성이 아주 높은 ApoE4 유전자를 보유한 사람들도 증상이 개선되었다(더 자세한 내용은 7장에서 살펴본다).

브레드슨 박사가 고안한 '신경퇴행성 환자를 위한 물질대사 강화(metabolic enhancement for neurodegeneration, MEND)' 프로그램은 머리나 두개골, 뇌에 물리적인 외상을 입어 손상된 경우를 제외한 인지장애와 치매는 모두 물질대사에 이상이 생긴 대사 질환임을 강조한다. 따라서 인지장애와 알츠하이머를 치료하려면 대사요법(metabolic therapy)을 진행해야 한다. 이때 약물의 도움을 받아야 하는 경우도 있겠지만, 야금 야금 증상을 치료하는 방법은 근본 원인을 찾아 바꾸는 방법보다 절대로 효과가 좋을 수 없다.

브레드슨 박사가 고안한 프로그램에는 충분한 양질의 수면, 단식, 스트레스 관리, 운동, 비타민과 미네랄 영양소 보충같이 이 책 3부에서 다룰 생활습관에 관한 내용이 포함되어 있다. 지금까지의 약물치료는 실망스러웠고 효과도 없었다. 하지만 식습관과 생활습관을 바꾸는 대사요법은 전적으로 우리가 통제할 수 있다는 점에서 병의 진행 과정에 긍정적인 영향을 미치리라는 희망을 가질 수 있다.

# 2장

# 뇌 연료
# 대사작용

알츠하이머를 개선시키고 싶다면 인슐린 수치를 낮추고 케톤을 생성하는 식습관과 생활습관이 정말 중요하다는 사실을 이해하고 받아들여야 한다. 그러려면 먼저 아주 복잡한 뇌 연료 대사작용을 자세히 들여다볼 필요가 있다. 복잡하다고 해서 지레 겁을 먹지는 말자. 최대한 간단하게 설명할 테니까.

뇌 연료 대사 과정은 매우 복잡하지만 그저 사랑하는 사람의 인지기능을 가능한 건강한 상태로 유지하고자 하는 비과학자들이 이해하지 못할 정도는 아니며, 박사학위를 딸 정도의 내용도 아니다.

하지만 반드시 여기서 이해하고 넘어가야 한다. 저탄고지 식이요법을 하고 생활습관을 개선해야 하는 근본적인 이유를 알아야 인슐린 민감성을 개선하고 염증과 산화 스트레스를 줄이는 일이 그 무엇보다 시급하고 중요하다는 사실을 깨달을 수 있기 때문이다. 그래야 혼신을 다해 식습관과 생활습관을 개선할 수 있다.

# 알츠하이머는 3형 당뇨인가

1장에서 고인슐린혈증이 대사증후군과 알츠하이머를 발병시키는 주요 인자 가운데 하나라고 하면서 두 질병에 나타나는 비슷한 특징을 설명했다. '3형 당뇨'라거나 '뇌에 생긴 당뇨' 같은 기발한 명칭 외에도 연구자들은 알츠하이머가 인체의 대사작용에 문제가 생겨 발병한다는 사실을 강조하려고 '대사작용인지증후군(metabolic cognitive syndrome)'이라는 용어도 쓴다.[1] 알츠하이머를 연구하는 사람들은 현재 인지장애가 대사증후군과 함께 나타날 수 있음을 점점 더 깨닫고 있다. 대사증후군은 알츠하이머를 일으킬 수 있는 위험요소이다. 대사증후군과 알츠하이머는 병리학적 특징이 같은 부분이 많은데, 그중에서도 가장 큰 특징은 인슐린 저항성이다.[2]

여기까지 읽은 독자는 인슐린, 탄수화물, 뇌에서 일어나는 포도당 대사작용을 계속 말하는 이 책의 내용에 '내가 사랑하는 사람은 당뇨가 아닌걸'이라고 생각할지도 모르겠다. 그 생각이 옳을 수도 있다. 하지만 탄수화물 대사작용에 문제가 생겼거나 혈중 인슐린 농도를 제대로 조절하지 못하고 있을 수도 있다. 2형 당뇨와 인슐린 저항성, 인지장애에 어떤 병리적 관계가 있는지를 알아보려면 현재 2형 당뇨는 어떤 식으로 진단을 내리며, 진단 과정에 무슨 문제가 있는지부터 살펴봐야 한다.

2형 당뇨는 혈중 포도당 농도만 측정해 진단한다. 당뇨를 진단할 때 미국당뇨협회(American Diabetes Association)가 발병 '위험군'으로 분류하는 기준은 다음과 같다.[3]

- 금식 후 혈중 포도당 농도가 100~125mg/dL(5.6~6.9mmol/L)인 경우
- 당화혈색소인 헤모글로빈 A1c(HbA1c)의 비율이 5.7~6.4%인 경우(헤모글로빈 A1c는 이전 3개월 혹은 그 이상 기간 동안의 혈중 포도당 농도를 평균 낸 수치)
- 포도당 용액 75g을 마시고 2시간 뒤에 측정(경구포도당부하 검사)한 혈중 포도당

농도가 140~199mg/dL인 경우(7.8~11mmol/L)

이미 당뇨가 많이 진행됐다고 진단할 때는 다음과 같은 기준을 따른다.[4]

- 금식 후 혈중 포도당 농도가 126mg/dL(7.0mmol/L) 이상인 경우
- 헤모글로빈 A1c 비율이 6.5% 이상인 경우
- 포도당 용액 75g을 마시고 2시간 뒤에 측정한 혈중 포도당 농도가 200mg/dL (11.1mmol/L) 이상인 경우

이 모든 기준에 인슐린 관련 항목은 하나도 없음에 주목해야 한다. 당뇨를 포도당 수치로만 판단하면 혈당 조절 방법이 매우 적어진다. 이런 근시안적 시각에 매달려 있으면 인슐린 민감성에 심각하게 문제가 생긴 수천(어쩌면 수백 만) 명에 이르는 사람들이 당뇨 진단도, 적절한 치료도 못 받을 수 있다. 수십 년 전부터 누구보다 앞서 관련 분야를 연구해온 조셉 크래프트(Joseph Kraft) 박사는 당뇨 진단을 받지 못하는 환자들의 범위를 밝혔는데, 그 규모는 놀라울 정도이다.

"너무나도 많은 사람이 '걱정할 필요 없어요. 금식 후 포도당 수치가 정상이군요.'라는 말을 듣는다."

크래프트 박사가 한 말이다.[5]

금식 후 포도당 수치를 재든, 헤모글로빈 A1c의 수치를 재든, 경구포도당부하 검사를 하든지 간에 이 검사들은 하나같이 인슐린 수치에 관해서는 그 어떠한 정보도 제공하지 않는다. 혈당 수치 '정상', 헤모글로빈 A1c 수치 '정상', 경구포도당부하 검사 '정상' 판정은 인슐린이 병적으로 많이 분비되어 혈당 수치를 낮추고 있다는 의미일 수도 있다.

혈당 수치가 '정상'이라는 판정을 받으면 누구나 자기 몸에서는 신진대사 과정이 완벽하고 문제없이 진행되고 있으리라고 믿는다. 하지만 그대로 시간이 흐르면 체내에는 인슐린이 과도하게 쌓이고, 결국 세포는 인슐린이 보내는 신호에 귀를 '기울이지' 않게 된다. 인슐린 저항성이 생기는 것이다. 이렇게 되면 저항성을 이기고 세포를 반응시키기 위해 더 많은 인슐린이 분비되어야 한다. 그사이 인슐린의 농도는 점점 높아지지만 혈당 수치는 언제나 정상을 유지한다. 의사가 환자의 상태를 당뇨나 당뇨 전 단계로 진단하는 시점까지 혈당 수치가 높아지는 경우는 둘 중 하나(혹은 둘 다)뿐이다.

첫째, 세포의 인슐린 저항성이 너무 커져서 적절한 시기에 혈당에서 에너지를 얻을 수 없는 경우
둘째, 인슐린을 분비하는 이자(췌장)의 베타 세포가 엄청난 인슐린 요구량을 감당하지 못하는 경우(이런 상태를 베타 세포 소진이라고 부르기도 한다)

두 경우 모두 결과는 같다. 혈당 수치가 지속적으로 상승한다.

따라서 혈당 수치 상승은 인슐린 민감성에 문제가 생긴 사람이 제일 마지막으로 보이는 증상일 수도 있다. 혈당 수치가 충분히 높아져 2형 당뇨라는 진단을 받기 전까지 수년, 혹은 수십 년 동안 인슐린은 위험할 정도로 많이 분비되고 있었는지도 모른다는 뜻이다.

그래서 크래프트 박사는 경구포도당부하 검사를 할 때는 일반적으로 포도당 용액을 마시고 2시간 동안 하는 검사를 5시간으로 늘려서 하는 것으로 바꾸었고, 인슐린 수치 또한 함께 측정한다(보통 경구포도당부하 검사를 할 때는 포도당 용액을 50g 내지 75g 정도 복용하고 2시간 동안 30분 간격으로 혈당 수치를 잰다).

새로운 방법으로 신체 상태를 측정해본 크래프트 박사는 인슐린 수치가 위험할 정

도로 높기 때문에 혈당 수치가 정상인 사람이 수천 명에 달한다는 사실을 발견하고, 인슐린 수치 검사 없이 진행하는 경구포도당부하 검사는 '끔찍할 정도로 문제가 있는 검사'라고 했다.[6] 혈당 수치는 정상인 고인슐린혈증 상태를 크래프트

> 노년기에 인지능력을 떨어뜨리는 생활습관과 관련된 위험요소 중에서도 인슐린 저항성은 가장 위험한, 혹은 그보다 더 위험한 요인은 거의 없는 요소라고 할 수 있다.
>
> – 스티븐 커네인 연구팀[7]

박사는 '제자리에 있는 당뇨(diabetes in-situ)' 또는 '오컬트 당뇨(occult diabetes)'라고 부른다(오컬트란 '숨어 있는'이라는 뜻이다. 따라서 오컬트 당뇨란 높은 인슐린 농도 때문에 혈당 수치가 높다는 사실이 숨겨져 당뇨임을 파악할 수 없다는 뜻이다).

고인슐린혈증 증상을 보이는 알츠하이머 환자가 당뇨 진단을 받지 않는다면 이는 인슐린 수치는 염두에 두지 않고 그저 포도당 수치만 검사해 결론을 내린 것에 불과하다. 하지만 잘못 판단해서는 안 된다. 고인슐린혈증을 가진 알츠하이머 환자는 분명 대사작용에 문제가 있다. 고공행진을 하는 인슐린 수치를 그대로 내버려두면 인슐린 조절능력이 떨어지고 결국 당뇨 진단을 받을 정도로 혈당 수치가 높아진다. 일반적으로 알츠하이머 환자는 인슐린 수치가 매우 높은데, 고인슐린혈증은 인지능력 저하와 치매를 유발하는 독립 위험인자이다[9](독립 위험인자라고 한 이유는 유전요인이 있건 없건, 당뇨 진단을 받았건 받지 않았건, 다른 위험요소가 있건 없건 간에 인슐린 분비가 증가한

다는 사실 하나만으로도 충분히 발병 원인이 되기 때문이다). 실제로 당뇨가 아닌 사람을 대상으로 진행한 연구에서 고인슐린혈증인 사람들은 인슐린 수치가 정상인 사람들에 비해 알츠하이머에 걸릴 가능성이 두 배 이상 높게 나왔다.[10] 이는 주

> 알츠하이머 환자들에게서 점점 많이 발견되는 인슐린 분비 이상과 인슐린 저항성 때문에 알츠하이머 특유의 병리·생리·임상 증상들이 나타난다는 증거가 계속해서 나오고 있다.
>
> – G. 스테니스 왓슨과 수전 크래프트[8]

류 의학의 결론과는 다른데, 크래프트 박사는(그리고 나도) 이 같은 주류 의학의 결론에 동의하지 않는다.

혈당 상승과는 별개로 알츠하이머 환자도, 보호자도 환자에게 2형 당뇨의 전형적인 만성증상인 과도한 체지방 축적과 비만이 없으니 당뇨일 리는 없다고 생각할지 모르겠다. 하지만 몸무게와 체질량 지수(body mass index, BMI)가 '정상'이라고 해도 대사증후군이나 2형 당뇨, 또는 인지장애가 없다는 결론을 내려서는 안 된다. 실제로 나이가 많은 알츠하이머 환자는 저체중인 경우가 많다. 저체중, 정상 체중이 대사장애를 겪지 않는다는 증거가 될 수는 없다. 오랫동안 인슐린 수치가 높아 체지방이 과도하게 쌓이는 사람이 있는 반면, 그렇지 않은 사람도 존재한다.

크래프트 박사는 "2형 당뇨 환자가 모두 비만인 것은 아니다. … 체중과 체질량 지수, 금식 후 혈당 수치가 정상이고, 금식 후 인슐린 수치가 정상이라 고인슐린혈증이 없는 사람도 2형 당뇨일 수 있다"라고 했다.[11]

현재 의학계는 겉으로 보이는 모습에 쉽게 속을 수 있으며 '건강을 판단하는 지표'라고 생각한 정상 체중도 사실은 한 사람의 내부 상태에 관해 거의 알려주지 않음을 점점 더 인지하고 있다. 대사증후군과 인슐린 저항성이 야기하는 특징이 많이 나타나는 사람도 깡마를 수 있는데, 사실 그런 사람이 점점 많아지고 있다.

과체중(특히 복부비만)은 대사작용에 문제가 있음을 나타내는 한 가지 지표일 뿐이다. 이 지표가 나타나지 않는다는 사실이 다른 지표도 없음을 의미하지는 않는다(고혈압, 중성지방 수치 상승, HDL 수치 감소, 금식 후 인슐린 수치 상승, 금식 후나 경구포도당부하 검사 시 혈중 포도당 수치 상승 등은 모두 대사증후군이 존재할 수 있음을 알리는 지표이다).

연구자들은 체중은 적게 나가지만 대사증후군인 경우를 '정상 체중 비만'이라고 부르거나 좀 더 쉽게 '내장비만'이라고 한다.[12] 겉으로는 건강해 보이지만 내장 검사를 했을 때 대사작용을 제대로 못해 심각한 조절장애가 있다는 표지가 나타나는 사람들은 모든 생체능력이 정상범위이지만 과체중인 사람('대사작용은 제대로 일어나는 건강한 비만'이라고 부르는)만큼이나 심혈관계 질환, 사망률, 면역력 저하 같은 항목에서 심각하게 우려할 점이 나타난다는 사실이 조금도 놀라운 일이 아니다.[13] 인체의 물질대사라는 측면에서 봤을 때 비만인 사람들은 7~36% 정도 대사적으로는 건강하고 비만이 아닌 사람들은 21~87% 정도 대사적으로 건강하지 않다.[14]

상당히 이상하게 들리겠지만 실제로 체중과 혈당 수치가 모두 '정상' 범위라고 해도 대사증후군이 생길 리 없다거나 만성적으로 인슐린 수치가 높아지는 일은 없으리라고 여겨선 안 된다. 그보다 체중과 혈당 수치가 정상이라고 안심해도 된다는 잘못된 생각을 불러일으키고 대사장애 문제를 감추는 장막일 수도 있다는 생각을 해야 한다.

크래프트 박사는 경구포도당부하 검사를 실시하면서 인슐린 수치도 함께 검사해 의학계가 고인슐린혈증을 얼마나 무시하고 가볍게 여기고 있는지 밝혀냈다. 인슐린 수치가 오랫동안 높으면 어떤 문제가 생기는지를 양적으로 명확하게 규정하기는 어렵지만, 분명 2형 당뇨와 대사증후군 진단을 받은 수백만 명은 그저 빙산의 일각이라고 말할 수 있다. 만성 고인슐린혈증은 전 세계 수백만 인구가 겪고 있는 대다수 현대병과 생리학적, 생화학적으로 아주 밀접한 관련이 있다. 흔히 원인을 밝힐 수 없는 질병으로 분류하는 현기증, 이명 현상, 메니에르병(내이에서 생기는 질환으로 난청, 어지럼증, 이명 등의 증상이 있다-옮긴이 주)도 만성 고인슐린혈증과 관계가 있다.[15]

2형 당뇨인 사람이 인지장애나 알츠하이머에 걸릴 가능성이 매우 크다는 것에는 의심의 여지가 없다.[16] 하지만 3형 당뇨라는 용어를 사용한다고 해서 2형 당뇨 환자는 반드시 알츠하이머나 대사증후군에 걸린다는 오해를 해서는 안 된다. 알츠하이머 환자도 포도당 수치는 완벽하게 정상이어서 당뇨 진단을 받지 않는 사람이 많다. 포도당이 아니라 인슐린이 문제임을 기억하자. 아니, 좀 더 정확하게 말하면 뇌나 다른 신체 부위, 또는 온몸에서 생길 수 있는 인슐린 저항성이 문제이다.[17] 혈중 인슐린 수치는 아주 높지만 뇌나 뇌척수의 인슐린 수치는 낮은 알츠하이머 환자가 많은데, 알츠하이머 환자에게서 나타나는 몇 가지 병리적 특징이 이 때문에 생긴다. 이 문제는 나중에 다시 다룬다.

2형 당뇨와 3형 당뇨는 같은 질병이 아니며, 당뇨 진단을 받은 사람이라고 모두 알츠하이머에 걸리는 것은 아니다. 알츠하이머 환자도 많은 경우 당뇨 진단을 받지 않는다. 하지만 두 질병이 발병하는 주원인은 동일한 것으로 보인다. 그저 인슐린 저항성이 다른 결과를 불러온 것뿐이다. 2형 당뇨 환자는 당뇨가 없는 사람보다 인지능력이 저하될 가능성이 매우 높지만, 몇몇 연구에서 밝혀진 것처럼 '알츠하이머 환자는 건강한 노인보다 포도당 조절 기능에 문제가 생길 가능성이 훨씬 크다'라고 표현하는 것이 더 정확할 수도 있다.[18] 또 포도당을 제대로 조절하지 못하는 노인은 건강한 노인보다 알츠하이머에 걸릴 가능성이 훨씬 높다고 말하는 것이 정확한 표현이다.

체중은 정상일 때가 많고 금식 후 포도당 수치와 헤모글로빈 A1c 수치는 마지막 순간에야 상승한다는 사실을 생각해보면 나는 오래 전 정치인들이 내세웠던 구호를 여기서도 외치고 싶다.


"문제는 인슐린이야, 바보야."


(의사의 처방이 있으면 금식 후 인슐린 수치는 쉽게 측정할 수 있지만 이 수치가 정상이라도 식사 후 인슐린 수치가 상승한 뒤 아주 오랫동안, 거의 하루 종일 지속되는 상황이 없으리라는 법은 없다. 경구포도당부하 검사를 실시하면서 5시간 동안 인슐린 수치를 측정하면 자기 몸이 탄수화물을 처리하는 방식을 알게 되고 깜짝 놀랄 것이다. 사실 나는 50~75g 정도의 포도당 음료를 마시는 방식은 추천하지 않는다. 우리가 '현실 세계'에서 실제로 먹고 마시는 음식과는

전혀 다르기 때문이다. 하지만 경구포도당부하 검사를 하면 당을 가장 단순한 형태로 대량 섭취했을 때 자신의 몸이, 혹은 사랑하는 사람의 몸이 어떻게 반응하는지 알 수 있다. 포도당과 인슐린 수치를 함께 측정하는 검사는 일반적인 방법은 아니지만 주치의가 두 검사를 함께해줄 연구소를 소개해줄 수 있을 것이다.)

## 뇌 연료 대사작용: 포도당과 케톤으로 에너지 얻기

1장에서 말한 것처럼 대사증후군이나 알츠하이머 때문에 기억 같은 여러 기능을 담당하는 뇌 영역에서 포도당을 제대로 사용하지 못하는 것은 두 질병 모두에서 반드시 나타나는 징후이다. 실제로 포도당 대사가 어느 정도나 감소했느냐는 병이 얼마나 심각한지와 관계가 있다. 다시 말해 뇌 포도당 대사율이 낮으면 낮을수록 상황은 더욱 심각하다고 할 수 있다.

　과학자들은 뇌 포도당 대사율과 알츠하이머의 관계를 조사해보았다. 50세에 시작해 80세가 될 때까지 여러 사람을 대상으로 양전자방출 단층촬영 추적 조사를 한 결과, 정상적으로 작동하는 인지능력이 사라지기 시작해 알츠하이머가 발병할 때까지의 시간과 발병 가능성을 상당히 정확하게 예측할 수 있음을 알게 되었다. 기준선(연구를 시작했을 때 측정치)에서 이미 해마의 포도당 대사율이 상당히 나빠져 있는 상태라면 매우 빠른 속도로 알츠하이머 발병 가능성이 커졌다.[19] 다시 말해 처음 측정했을 때 뇌 포도당 대사율이 좋지 않았다면 머지않아 심각한 알츠하이머가 발병할 가능성이 크다는 뜻이다(이제 막 출고된 새 차를 구입한 경우와 몇 년 동안 타고 다녀서 여기저기 긁히고 홈이 파인 중고차를 산 경우를 생각해보라. 이미 손상을 입은 중고차는 새 차보다 문제가 추가될 가능성이 훨씬 크다).

처음 양전자방출 단층촬영을 할 때 경도인지장애를 보인 사람은 정상인 사람에 비해 해마 포도당 대사율이 15% 정도 낮으며, 1년에 2.4%의 비율로 대사율이 떨어졌다. 알츠하이머로 발전하는 사람은 처음 양전자방출 단층촬영을 할 때 정상인 사람보다 뇌 포도당 대사율이 26% 낮았으며, 해마다 4.4%씩 대사율이 감소했다. 이는 경도인지장애를 겪는 사람보다 거의 두 배가량 높고, 처음 양전자방출 단층촬영을 했을 때 정상이었고 뒤에 알츠하이머로 진행되지 않은 사람들보다 다섯 배 이상 높은 수치이다. 알츠하이머로 발전하지 않는 정상인 사람의 대사율 감소율은 1년에 0.8%이다.[20]

(당연히 노년기에 접어들면 인지능력은 서서히 나빠질 수밖에 없다. 하지만 경도인지장애나 알츠하이머인 경우 정상이라고 할 수 없는 정도의 매우 빠른 속도로 인지능력이 나빠진다.)

포도당 대사율이 실제로 일정 비율로 낮아진다면 감소 비율을 역추적했을 때 처음 양전자방출 단층촬영을 한 시기를 기준으로 몇 년 전, 혹은 몇십 년 전부터 알츠하이머 징후가 명백하게 나타나기 시작했는지 알 수 있다.

양전자방출 단층촬영 연구를 시작했을 때는 뇌 포도당 대사율이 벌써 감소한 사람도 몇 명 있었지만 인지능력은 모두 정상이었다. 이는 문제가 최대로 쌓여 실제로 증상이 나타나기 전까지는 뇌가 상당히 오랫동안 부족한 포도당 대사량을 다른 방법으로 보충해 필요한 에너지를 얻고 있다는 뜻이다. 그렇다면 포도당을 제대로 사용하지 못하게 되는 순간, 그리고 빠른 속도로 포도당 대사율이 떨어지는 순간이 결국에는 알츠하이머로 발병할 일련의 사건들로 연결되는 초기 사건일 수도 있다.

실제로 장기간 진행한 뇌 포도당 대사율 양전자방출 단층촬영 연구에서 해마의 포도당 대사율이 두 배 줄어들면 앞으로 인지능력이 낮아질 가능성이 두 배 늘었고 생존시간은 절반으로 줄어들었다[21](즉 포도당 대사율이 감소하면 인지능력이 저하될 위험은 커지고 수명은 짧아진다). 다른 연구들도 이 결과를 뒷받침해준다. 인지능력이 정상인 사람들과 달리 알츠하이머 환자는 뇌 포도당 대사율이 놀랍게도 45%가 감소한다는 사실이 밝혀졌다. 알츠하이머 환자와 포도당 대사율의 관계를 연구한 적이 있는 과학자들은 뇌 포도당 대사율 감소는 알츠하이머 환자에게서 발견되는 '가장 눈에 띄는 이상현상'이며 '가장 중요한 병리·생리적 특징'이라고 했다.[22]

알츠하이머가 특히 무서운 이유는 눈에 띄는 징후와 증상이 나타나기 전까지 수년 동안이나 질병이 진행되는 과정을 꽁꽁 감추고 있다는 점이다. 눈에 띄는 증상이 없기에 대사작용에 문제가 생겼다는 의심을 할 수 없다. 따라서 나중에 증상이 발견됐을 때는 이미 인지기능이 심각하게 손상되었을 수도 있다. 그렇기에 알츠하이머를 예방하고 발병 가능성을 낮추려는 노력은 전 생애에 걸쳐 해나가야 한다. 알츠하이머에 걸렸거나 경도인지장애가 있는 사람도 상태가 호전될 수는 있지만 그보다는 소 잃고 외양간 고치기 전에 미리 위험요소를 통제하는 것이 훨씬 쉽다. 흔히 말하듯이 가장 좋은 치료법은 미리 예방하는 것이다(예방법은 24장에서 다룬다).

경도인지장애와 알츠하이머에서 베타아밀로이드가 축적되기 전에, 그리고 뚜렷한 인지장애가 나타나기 전에 특정 뇌 영역에서 포도당 대사율이 감소한다는 사실은 이 현상이 두 질병의 주요 발병 원인일 수도 있다는 뜻이다. 또 30대, 40대의 뇌를 양전자방출 단층촬영을 하면 치매 징후가 처음 나타나는 시기보다 훨씬 전부터 눈에 띌 정도로 포도당 대사율이 감소한다는 사실을 발견하기도 한다. 이와 관련하여 연구자들이 오래 전부터 해답을 찾으려고 노력해온 질문이 하나 있다.

"기억과 학습을 담당하는 뉴런이 필요한 포도당을 제대로 얻지 못하고 대사율이 떨어지는 이유는 충분한 포도당이 없어서인가 아니면 효율적으로 사용하지 못해서인가?"

즉 공급의 문제인지 수요의 문제인지를 고민한 것이다. 이는 닭이 먼저인가 달걀이 먼저인가와 같은 유형의(즉 어떤 것이 원인이고 결과인지 알 수 없는) 문제이지만, 현재 연구자들은 수요 때문이 아닌가 생각한다. 경도인지장애이거나 알츠하이머 초기 단계인 사람들도 많은 경우 포도당은 적절한 양을 섭취했지만 포도당 대사율은 감소했다. 이런 상황이 오래 지속되면 세포는 포도당을 흡수하는 양을 줄이는데, 수요가 적으면 공급도 많을 이유가 없다.

기억 처리, 학습, 그 밖에 여러 행동을 담당하는 뇌 영역에서 포도당 대사작용에 문제가 생기면 인지능력에도 문제가 생길 가능성이 크다. 따라서 뇌가 에너지를 획득하는 방법을 살펴볼 필요가 있다.

### 뇌가 에너지를 얻는 방법

뇌는 에너지를 잡아먹는 돼지이다. 뇌는 정말로 많은 에너지를 필요로 한다. 한 사람이 '정상적인' 식사를 하면, 즉 탄수화물이 잔뜩 든 음식을 먹으면 뇌는 주로 포도당을 태워 에너지를 얻는다. 하지만 뇌는 다른 연료를 에너지원으로 사용할 능력이 있어 케톤을 소비하기도 한다. 여러 연료를 에너지원으로 사용 가능한 뇌의 유연성이야말로 우리 인류가 진화의 역사를 거치며 생존할 수 있었던 상당히 중요한 특성이다. 먹을 것이 없어 굶주려야 했을 때, 탄수화물이 풍부하게 든 식물이 자라지 않는 오랜 겨울을 견뎌내야 했을 때, 뇌에 포도당이 아닌 다른 연료를 사용하는 능력이 없었다면 인류는 심각한 위기를 맞았을 것이다.

다행히 포도당이 부족할 때 뇌는 기꺼운 마음으로 대신 사용할 수 있는 케톤을 소비했다. 문제는 앞에서도 말한 것처럼 인체는 탄수화물 식품을 적게 먹어 인슐린 분비가 줄어들었을 때에만 케톤을 생산한다는 점이다(인슐린 분비량과 인슐린 민감성은 여러 요소에 영향을 받지만 대부분의 경우 탄수화물 섭취량이 가장 큰 영향을 미친다. 그 외 인슐린 분비량과 인슐린 민감성에 영향을 미치는 요인들은 3부에서 살펴본다). 그렇기에 탄수화물 함량이 많은 전형적인 현대 서구식 식단을 먹는 사람들은 체내 케톤 수치가 늘 낮을 수밖에 없다. 체내 케톤 수치는 아침이면 조금 상승할 수도 있다. 잠을 자고 일어난 직후에는 마지막으로 식사를 한 지 몇 시간이 지난 뒤라 인슐린 수치가 낮아 케톤 수치가 오를 수 있지만, 24시간 내내 탄수화물을 적게 섭취하는 사람과 비교하면 그 정도의 상승량은 거의 의미가 없다.

과학 서적과 논문에 따라서는 뇌가 하루에 필요로 하는 포도당의 양을 다르게 추정하지만, 대략적으로 하루 110~145g 정도가 필요하다고 알려져 있다.[23] 하지만 뇌에 연료를 공급하는 연료는 포도당만이 아니기 때문에 케톤 수치가 올라가 60% 정도를 케톤이 공급할 수 있다면 필요한 포도당의 양은 훨씬 적어질 것이다.[24] 더구나 케톤을 태워 에너지를 얻으면 효율이 훨씬 좋아 뇌 손상 가능성은 적어지고 에너지는 더 많이 얻을 수 있다(포도당과 비교하면 케톤은 '깨끗한 에너지'라 할 수 있다). 케톤은 뇌와 몸에 엄청난 에너지를 공급할 능력이 있기 때문에 이 분야의 저명한 연구원은 "케톤체는 '슈퍼연료'라고 불릴 자격이 있다"라고 했다.[25]


알츠하이머 환자의 뇌는 심각한 곤경에 처해 있는데, 그 이유는 중요한 뇌 영역이 포도당을 소비해 에너지를 얻는 능력을 상실했기 때문임은 앞에서 살펴보았다. 이 문제를 해결할 가장 논리적인 방법은 그저 뇌가 포도당 대신 케톤을 연료로 사용하게 하는 것이지만, 케톤이 꾸준히 공급되지 않는다면 뇌는 케톤을 쓰지 않는다는 사실을 기억해야 한다. 혈액에 인슐린이 다량 들었다면 인체는 케톤을 만들 이유가 없다. 실제로 높은 인슐린 수치는 케톤 생성을 막는 작용을 한다. 따라서 굶주리고 있는 뉴런이 사용할 케톤 연료를 충분히 생성하고 싶은 사람에게 높은 인슐린 수치는 거의 뚫고 갈 수 없는 장벽처럼 작용한다.

(상황을 더욱 복잡하게 만들 위험은 있지만 인슐린 수치가 높아도 케톤 생산을 늘릴 방법도 있다. 그 방법은 나중에 살펴본다. 지금은 일반 환경에서 인체가 케톤을 생성하게 만드는 방법에만 집중하자.)

알츠하이머 환자의 뇌는 포도당을 흡수하고 이용하는 데 문제가 있다는 사실은 이미 알고 있다. 하지만 알츠하이머 환자의 뇌가 케톤은 흡수하고 이용한다고 단언할 수 있을까? 물론이다. 스티븐 커네인(Stephen Cunnane) 박사가 이끄는 캐나다 연구팀은 알츠하이머 환자의 뇌가 케톤을 흡수하고 소비할 수 있음을 입증해보였다.[26] 일반적으로 혈중 케톤 수치가 (안전 범위 내에서) 높으면 높을수록 뇌가 케톤을 사용하는 양이 늘어났다. 커네인 박사팀은 다음과 같은 결론을 내렸다.

> 연구 결과에 따르면 케톤은 포도당 이용 여부에 상관없이 혈중 농도에 비례하여 뇌로 들어가기 때문에 실제로 뇌가 선호하는 에너지 기질이다. 뇌가 필요한 에너지를 케톤으로 충당하는 양이 늘어나면 포도당 이용 비율은 떨어진다. 케톤과 포도당이 동시에 존재할 때 뇌가 포도당을 소비하는 비율이 줄어든다는 사실은 케톤이 뇌가 더 선호하는 연료라는 주장을 뒷받침해준다. 하지만 케톤과 포도당을 모두 사용할 수 있는 상황은 상당히 예외적으로, 보통은 혈액에서 한 물질이 증가하면 다른 물질은 감소한다. 하루 세 끼를 먹는 일반적인 영양 공급 상태에서 케톤은 생산이 억제되고 뇌가 필요로 하는 열량의 95%를 포도당으로 충당한다. 따라서 포도당은… 뇌가 주로 사용하는 연료이기는 하지만 실제로 뇌가 선호하는 연료는 아니다.[27]

나이가 매우 많고 알츠하이머에 걸려 크게 손상된 환자의 뇌도 케톤을 연료로 사용할 수 있다는 사실은 즉시 인슐린 수치는 낮추고 케톤 생산량은 늘리는 식습관과 생활습관으로 바꾸어야 한다는 뜻일 수 있다. 다시 말해 탄수화물을 아주 적게 먹고 이제부터 이 책에서 소개할 여러 식습관과 생활습관을 실천해야 한다는 의미이다. '제대로 설계한' 무작위 이중맹검 실험, 위약 대조군 연구를 비롯해 혈중 케톤 양이 많아지면 경도인지장애와 알츠하이머 환자의 인지능력이 개선된다는 사례는 계속해서 나오고 있다.[28] 케톤은 뇌가 가장 먼저 선택하는 중요한 연료이지만 아무 생각 없이 탄수화물이 많이 든 음식을 먹음으로써 우리는 뇌가 연료로 사용할 만큼 케톤을 충분히 생산하지 못하게 막는 결과를 불러온다.

뇌가 제대로 공급 받지 못하는 연료는 포도당뿐이다(이 사실은 아무리 강조해도 충분치 않다). 케톤 생산량만 늘릴 수 있다면 (실제로 늘릴 수 있다) 연료가 없어 고생하는 뉴런에게 충분한 연료를 공급할 수 있다. 설혹 케톤이 충분히 생산되지 않는다 해도 생쥐를 대상으로 진행한 식이요법 연구에서는 케톤을 생성하는 먹이를 먹일 경우 뇌가 케톤을 사용하는 양만 느는 것이 아니라 포도당 대사율도 함께 증가한다는 사실이 밝혀졌다. 두 마리 토끼를 한꺼번에 잡을 수 있는 것이다.[30] 물론 사람이 아니라 생쥐 실험 결과이지만 상당히 고무적이다.

> 뇌가 대사작용을 할 수 없을 정도로 연료를 제대로 공급 받지 못하면 제일 먼저 가장 열심히 일해야 하는 뉴런의, 특히 기억과 인지를 담당하는 뉴런의 기능에 문제가 생긴다(예를 들어 기억력 장애나 인지능력 저하가 나타나는 것이다).
>
> – 사미 하심과 테오도르 반이탈리 박사[29]

더구나 케톤 수치가 높아지면 경도인지장애나 알츠하이머 환자의 인지능력이 뚜렷하게 개선된다는 사실은 손상된 뇌 부위가 '죽은' 것이 아니라 다시 적절한 영양분이 들어와 활동을 재개하기까지 잠든 것일 수도 있음을 의미한다. 커네인 연구팀은 이렇게 말했다.

"뇌 에너지 결핍은 케톤 수치를 높이면 적어도 부분적으로는 개선할 수 있다. 이미 제대로 기능하지 못하게 된 뇌세포와(혹은 뇌세포나) 세포망이 연료를 제대로 공급 받으면 다시 제 기능을 하기 시작한다는 의미는 이런 세포나 세포망은 기진맥진해 있거나 굶주린 것이지 완전히 죽지는 않았다는 뜻이다. 세포나 세포망이 죽은 상태라면 인지능력은 개선될 리가 없다."[31]

이 책을 읽는 독자도 나만큼이나 이런 사실들에 신이 나고 흥분됐으면 좋겠다. 케톤 생성 치료법은 최첨단 연구 결과이며 지금까지 진행했던 약물 처치보다 훨씬 치료 가능성이 높다. 물론 안타깝지만, 주치의나 정신과 의사들 대부분이 소개해줄 치료 전략은 아니다. 과학, 의학 논문에서는 이런 정보를 충분히 다루고 있지만 실망스럽게도 알츠하이머나 경도인지장애가 있는 사람이나 보호자들이 읽을 만한 잡지에는 이런 내용이 실리지 않는다. 아직까지는 그 누구보다 이 정보를 알아야 하는 사람들에게 어떠한 정보도 알려지지 않고 있는 것이다.

어째서 의사들은 이 신나고 (삶을 바꿀 가능성까지 있는) 치료법을 소개해주지 않을까? 그 이유는 몇 가지가 있다.

첫째, 의사들에겐 자기 분야가 아닌 케톤과 뇌 연료 대사작용에 관한 논문을 연구할 시간은커녕 자기 분야에서 이룬 최신 발견도 제대로 파고들 시간이 부족하다.

둘째, 이건 충분히 이해할 수 있는 이유인데, 알츠하이머처럼 복잡하고 고칠 수 없는 것처럼 보이는 지독한 질병을 식이요법만으로 치료할 가능성(다른 것도 아닌 가능성)이 있음을 쉽게 받아들이기는 어렵다.

셋째, 케토제닉 식이요법이 만성질환과 관련해 놀라운 치료 효과가 있을 수 있음이 각종 잡지와 책, 웹사이트, 팝캐스트, SNS, 전문가 강연 등으로 널리 알려지고 있지만 여전히 케톤이 무엇이며, 어떤 일을 하며, 안전하기는 한지에 관한 엄청난 무지와 혼란이 존재하기 때문이다.

첫 번째 이유와 관련해서는 나로서는 할 수 있는 일이 아무것도 없다. 내가 이 책을 쓰는 이유는 두 번째 이유와 관련해 독자들의 마음을 바꾸고 싶기 때문이다. 세 번째 이유에 관해서는 좀 더 해야 할 일이 있다.

---

2가지는 분명하다. 첫째는 알츠하이머는 (실제로 직접적인 원인은 아니라고 해도) 어느 정도는 뇌 포도당 결핍이라고 부를 수 있는 만성적이고 점진적인 뇌 연료 기아 상태 때문에 악화된다는 것이고, 둘째는 인지능력이 저하되기 시작하는 초기 단계에 케톤을 생성하는 방법을 사용하면 안전하고 윤리적이며 과학적으로도 충분히 근거가 있는 치료를 할 수 있다는 임상 실험결과가 나와 있다는 것이다.

– 스티븐 커네인 연구팀[32]

---

## 케톤증(Ketosis) vs. 케톤산증(Ketoacidosis)

앞에서 이야기한 것처럼 케톤은 지방이 분해될 때 나오는 부산물이다. 이제 좀 더 깊이 살펴보자. 인체를 하이브리드 자동차라고 생각해보자. 우리 몸은 2가지 연료를 사용해 움직일 수 있다. 아니, 사실은 어떤 활동을 하느냐, 어떤 신체기관이나 세포가 활동하느냐에 따라 동시에 여러 원료를 사용할 수도 있다. 예를 들어 적혈구는 반드시 포도당을 사용해야 한다. 지방이나 케톤을 공급하면 아예 기능하지 못한다. 뇌세포는 대부분 포도당이나 케톤을 사용한다. 분해가 되지 않은 지방으로는 뇌세포를 작동하게 할 수 없다.

　탄수화물이 아주 적게 든 음식을 먹으면 몸은 지방을 주로 태워 에너지를 얻는 몸으로 바뀌고 포도당은 전적으로 포도당만 연료로 사용하는 조직에 공급할 수 있다 (같은 이야기를 계속하는 것 같겠지만 반드시 이해해야 하는 내용이기 때문에 여러 번 반복할 수밖에 없다). 사람은 일반적으로 단백질을 에너지원으로 사용하지 않는다. 단백질을 소량 분해해 아미노산을 연료로 쓰기도 하지만 인체가 가장 좋아하고 많이 쓰는 에너지원은 지방이다. 그래서 몸에 지방이 쌓이는 것이다(다른 사람보다 훨씬 잘 쌓이는 사람도 있다!).

케톤은 금식을 했거나 음식을 제대로 먹지 못했을 때에만 소비하는 '대체' 연료라고 주장하는 연구자도 많다. 하지만 이는 몸이 가장 선호하는 연료가 포도당이라고 생각하기 때문에 하는 오해이다. 포도당은 인체가 가장 선호하는 연료가 아니다. 지방을 태울 때 더 효율적으로 에너지를 생성할 수 있음을 알려면 일단 잠시 시간을 내어 인체가 연료를 저장하는 방식부터 들여다볼 필요가 있다. 기본 개념을 이해해야만 저탄고지 식이요법을 해야겠다는 확신이 선다. 저탄고지 식이요법은 아직 효용성이 입증되지 않은 어설픈 생각이라거나 요즘 TV에 나오는 약장수식 판매업자의 마케팅 전략이 아니다. 사람의 생리 현상에 기반을 둔 영양학적 치료법이다.

먼저 〈표 2.1〉의 가장 위에서 시작해 아래로 내려가면서 살펴보자. 우리 몸에서 탄수화물(특히 포도당)을 저장하는 장소는 세 곳이다(탄수화물은 CHO로 줄여 쓴다).

첫 번째는 체액이다. 체액은 대부분 혈액으로 이루어져 있지만 뇌척수액, 눈알을

표 2.1 ▪▪ 인체 에너지 저장고

| 저장 형태 | 저장 조직 | 저장량(g) | 저장량(kcal/칼로리) |
|---|---|---|---|
| 포도당(CHO) | 체액 | 20 | 80 |
| 글리코겐(CHO) | 간 | 70 | 280 |
| 글리코겐(CHO) | 근육 | 120 | 480 |
| 단백질 | 근육 | 6,000 | 24,000 |
| 지방 | 지방질(체지방) | 15,000 | 135,000 |

출처: 《임상적 상관관계와 생화학(*Textbook of Biochemistry with Clinical Correlations*)》 7쇄, 849쪽. 토머스 M. 데블린 편집, 2011.
기준: 몸무게 70kg 성인

감싸고 있는 유리질을 포함한 체액이 몇 가지 더 있다. 체액이 저장하는 연료의 양은 20g(80칼로리)이다(탄수화물은 1g당 4칼로리의 에너지를 발생시킨다). 그다지 많지 않은 양이다. 몸 전체와 뇌가 사용할 연료를 이야기할 때 80칼로리는 정말 별것도 아니니, 서둘러 우리 몸에 저장되는 포도당의 다른 형태를 살펴보자. 글리코겐 말이다.

사람에게 글리코겐은 식물의 녹말과 같다. 사람은 탄수화물을 글리코겐의 형태로 저장한다(감자는 녹말의 형태로 탄수화물을 저장한다). 언제라도 혈액 속으로 포도당이 대량 유입될 수 있기 때문에(심지어 높은 혈당 수치를 가진 2형 당뇨 환자라도) 우리 몸은 포도당을 저장해둘 '어딘가 다른 장소'를 찾아야 한다. 바로 간과 근육이다. 간은 글리코겐의 형태로 탄수화물을 70g 정도 저장할 수 있다. 280칼로리 정도를 저장하는 것으로, 이 정도도 그렇게 많은 양은 아니다. 뉴욕에서 나고 자란 사람은 누구나 그렇듯이 나도 한 끼 식사로 머리통만 한 베이글을 먹어치울 수 있는데, 그 정도면 탄수화물 70g은 거뜬히 채워진다. 따라서 간에 저장하는 글리코겐은 혈액에 저장하는 포도당만큼이나 우리 몸이 의지할 수 있는 믿음직한 연료라고는 볼 수 없다.

근육은 어떨까? 근육이라고는 눈을 씻고 찾아봐도 없을 것 같은 사람에게도 상당히 많은 근육이 있다. 〈표 2.1〉에 실린 것처럼 보통 몸무게가 70kg인 성인이 근육에 저장하는 탄수화물은 120g(480칼로리) 정도이다. 아주 적은 양은 아니지만 그렇다고 으스댈 만큼 많은 양도 아니다(이탈리아 레스토랑이나 중국 식당에 가서 녹말을 넣은 소스, 만두, 국수, 밥, 와인, 디저트, 파스타, 막 구운 빵 등을 먹다 보면 탄수화물 120g 정도는 정말이지 앉은자리에서 단숨에 먹어치울 수도 있다). 근육에 저장되어 있는 글리코겐에서 나오는 탄수화물 120g은 믿을 만한 연료원이 아니다. 무엇보다 근육에 저장된 글리코겐은 근육의 활동에만 사용될 수 있다. 즉 다른 신체 부위에는 아무 소용이 없다. 다시 말해 여러분의 이두박근에 저장되어 있는 글리코겐은 혈당 수치가 낮아져도 혈관으로 방출되지 않는다는 뜻이다. 혈당 수치가 낮아졌을 때 혈액 안으로 포도당을 만들어 분비하는 글리코겐은 간에 저장되어 있는 글리코겐이다. 근육에 있는 글리코겐과는 아무 관계가 없다.

이제 단백질을 살펴보자. 우리 몸에는 6,000g(2만 4,000칼로리) 정도 되는 단백질이 저장되어 있다(단백질은 1g당 열량을 4칼로리 생산한다). 정말로 엄청난 에너지원이다. 하지만 단백질이 어디에 저장되어 있는지를 봐야 한다. 근육에 저장되어 있다. 신체기관, 여러 분비샘, 뼈, 힘줄, 인대와 같이 절대로 분해해서 연료로 쓰기를 바라지 않는 소중한 인체 조직을 이루는 구성성분이 단백질이다. 단백질은 에너지원으로 쓰기에는, 인체의 구성성분이 아닌 다른 목적으로 쓰기에는 너무나도 소중한 자원이다. 따라서 2만 4,000칼로리라는 엄청난 에너지를 가지고 있다고 해도 연료원으로는 아무런 쓸모가 없다.

하지만 에너지원이 아직 하나 더 남아 있다. 지방 말이다. 생각해보라. 지방 조직(체지방)에는 1만 5,000g(13만 5,000칼로리)이라는 어마어마한 에너지가 있다(지방은 1g당 9칼로리의 에너지를 낸다). 이 정도면 내가 무슨 말을 하고 싶어 하는지 알 것이다.

인체가 지방 조직에 물질을 쌓을 수 있는 양에는, 다시 말해 지방을 저장할 수 있는 양에는 거의 한계가 없다(많은 사람이 이 말의 뜻을 충분히 이해하리라 생각한다). 지방은 거의 모든 신체 부위에 장착된 연료 탱크를 채우고 있는 연료이다. 자연은, 혹은 진화는, 그것도 아니면 하늘에서 들려오는 거대한 목소리는, 그 존재가 누구인지 무엇인지는 모르지만 아무튼 현재의 우리를 만든 원인은 우리가 지방을 사용하도록 진화하게 했거나, 창조했거나, 설계했음이 분명하다. 게다가 지방은 1g당 4칼로리를 내는 탄수화물보다 두 배가 넘는 1g당 9칼로리의 열량을 낸다. 앞으로 누군가 인체는 탄수화물을 가장 좋아한다는 말을 하면 이 사실을 떠올려주기 바란다.

의사와 연구자들은 탄수화물 함량이 높고 인슐린 분비를 촉진하는 현대식 식습관을 가진 사람들에게 나타나는 끔찍한 결과를 매일 보게 된다. 그리고 이제 그들은 지방은 인체가 가장 선호하는 중요한 연료원임을, 지방과 케톤은 그저 급할 때 사용하는 '대체' 연료가 아니라 인체가 거의 모든 시간 연료로 사용해야 하는 소중한 물질이라고 믿는다. 저탄수화물 식사를 할 때 지방을 많이 먹어야 하는 이유가 바로 이 때문이다. 몸이 사용해야 할 연료로 탄수화물을 넣어주지 않을 때 몸을 구성하고 있는 단백질을 연료로 사용하고 싶지는 않을 것이다. 그렇다면 방법은 하나밖에 없다. 우리는 몸에 저장되어 있는 지방과 먹는 지방에서 연료를 구해야 한다. 우리 몸은 분명 포도당을 필요로 하지만 포도당을 섭취한다며 끊임없이 시리얼, 크래커, 곡물 바, 파스타, 빵, 쿠키, 주스, 탄산음료를 먹어야 할 필요는 정말 조금도 없다.

자, 이렇게 해서…, 지방과 단백질, 탄수화물을 모두 살펴보았다. 그렇다면 도대체 케톤은 어디에 있는 것일까?

탄수화물이 아닌 지방을 연료로 사용하면 좋은 이유가 또 있다. 지방은 인체가 사용하고도 남을 정도로 많은 양이 분해되면 그중 일부가 케톤으로 전환되는데, 케톤도 그 자체로 연료원이다. 지방을 분해해 케톤을 생산하는 과정을 '영양성 케톤증'이라고 하는데, 로버트 앳킨스(Robert Atkins) 박사(맞다, 황제 다이어트를 창시한 그 앳킨스 박사이다)의 표현대로라면 '양질의 식이요법 케톤증(benign dietary ketosis)'이다.

인체가 포도당 외에 다른 연료를 필요로 할 때 정상적으로 일어나는 생리 반응인 영양성 케톤증은 당뇨 때문에 생기는 케톤산증과는 전적으로 다르다. 이런 정보를 자세히 알아야 하는 의학 전문가들도 유익한 케톤증과 해로운 병리 상태인 케톤산증을 제대로 구별하지 못해 환자들에게 저탄수화물 케토제닉 식이요법을 권하지 않는 것이다.

두 증상 모두 '케톤'이라는 말이 들어간다고 해서 같다고 생각해선 안 된다. 오랫동안 저탄수화물 식단을 연구한 제프 볼렉(Jeff Volek) 박사와 스티븐 피니(Stephen

Phinney) 박사는 "케톤증과 케톤산증이 비슷하다고 하는 것은 둘 다 물이라는 이유로 가볍게 흩뿌리는 비와 홍수가 같은 현상이라고 말하는 것이다"[33]라고 했다. 두 증상을 구분하면서 물로 비유를 든 것은 정말 잘한 일이다. 실제로도 영양성 케톤증과 당뇨성 케톤산증의 차이는 가볍게 내리는 봄비냐 장맛비처럼 엄청난 물이 몰려오느냐의 차이니까.

당뇨성 케톤산증은 1형 당뇨에서 주로 나타나고 2형 당뇨에서도 나타날 때가 있는 생명을 위협할 정도로 위험한 병리 증상이다. 앞에서 나는 인슐린은 케톤이 만들어지지 못하도록 막는 역할을 한다고 했다. 실제로 1형 당뇨 환자는 인슐린을 아주 조금만 만들거나 전혀 만들지 못한다. 그 때문에 외부에서 적절한 양을 공급 받지 못하면 혈중 인슐린 수치가 매우 낮을 수밖에 없다. 체내에 인슐린이 거의 없기에 혈당 수치가 확 높아질 뿐 아니라 케톤이 생성되는 과정도 막을 수 없다. 따라서 당뇨성 케톤산증이 있는 사람은 혈중 포도당 수치와 케톤 수치가 동시에 올라간다. 혈중 케톤의 양이 많아지면 문제가 되는 이유는 케톤 분자가 산성을 띠고 있기 때문이다. 혈중 케톤의 양이 혈액을 중성으로 유지하는 인체의 능력을 넘어갈 정도로 많아지면 아주 심각한 문제가 생긴다.

하지만 '양질의 식이요법 케톤증'은 완전히 다르다. 영양성 케톤증에서는 혈당 수치가 상당히 낮다. 혈중 케톤 수치도 전혀 위험하지 않을 정도로 낮고 혈액의 산성도도 완벽하게 정상이며 안전 범위를 벗어나지 않는다.

봄비와 장맛비 비유는 정말 탁월하지만 나는 알코올음료 비유를 더 좋아한다. 영양성 케톤증은 통제력은 상실하지 않은 채 기분 좋게 취해 마음이 평온해질 정도로만 마시는 와인 한두 잔이라면 당뇨성 케톤산증은 거동도 하지 못할 정도로 만취한 상태와 같다. 두 경우 모두 알코올음료 때문에 생기는 증상이지만 결과는 완전히 다르다. 〈표 2.2〉에는 다양한 대사 상태에서 나타날 수 있는 케톤 수치를 실었다(이때 측정한 케톤은 혈액에 녹아 있는 베타하이드록시뷰티레이트[beta-hydroxybutyrate, βOHB]이다).

표에서 볼 수 있듯이 당뇨성 케톤산증은 저탄수화물 식사를 했을 때 유도할 수 있는 영양성 케톤증보다 훨씬 많은 케톤을 만든다. 심지어 철저하게 아무것도 먹지 않은 기아 상태에서보다 케톤을 많이 생산한다. 인슐린을 제대로 만들어내는 건강한 사람은 적은 인슐린만 있어도 케톤이 과도하게 만들어지지 못하게 억제한다. 따라서 케톤산증 때문에 걱정할 이유는 없다. 더구나 케톤은 그 자체로 인슐린 분비를 유도한다. 대사작용을 적절하게 유지하는 인체는 케톤 수치가 높아지면 인슐린을 분비해 케톤 생성을 막는다. 스스로 생산량을 조절하는 것이다. 인슐린이 적절하게 분비되면 절대로 케톤 수치는 위험할 정도로 높아지지 않는다.

하지만 그런 일은 제대로 기능하는 몸에서나 가능하다는 사실을 기억해야 한다. 1형 당뇨나 인슐린 의존성 2형 당뇨인 사람은 조심해야 한다. 그렇다고 해도 케토제닉 식이요법은 당뇨인 사람에게도 안전하고 효과적이다.[40]

실제로 플로리다주 의사인 키이스 루니언(Keith Runyan) 박사는 1형 당뇨 환자이기도 한데 케토제닉 식이요법으로 당뇨를 관리하면서 혈중 포도당과 케톤을 안전한 수

표 2.2 ▪▪ 각기 다른 대사 상태에서 케톤 농도

| 대사 상태 | 혈중 케톤 농도(βOHB, mmol/L) |
|---|---|
| 탄수화물 함량이 높은 혼합 음식을 먹은 뒤[34] | 0.1∼0.2 |
| 혼합 식단을 한 뒤 하룻밤 금식[35] | 0.5 이하 |
| 영양성 케톤증[36] | 0.5∼5.0 |
| 치료가 필요한 케톤증[37] | 2.0∼7.0 |
| 완전한 기아[38] | 5.0∼8.0 |
| 당뇨성 케톤산증[39] | 15∼25 |

준으로 유지하고 있다.[41] 그런데도 의사들은 영양성 케톤증과 당뇨성 케톤산증을 구분하지 않고 당뇨 환자들에게 '케톤증은 위험하니' 조심해야 한다고 경고한다.

'인체에서 에너지 대사작용이 어떤 식으로 일어나는지 기본 내용을 모르니 식이요법을 제시하고 의학 조언을 해주어야 하는 사람들이 케톤과 영양성 케톤증을 무시하는'[42] 상황은 정말로 안타깝다. 나는 의사도 아니고 (TV에 나와 의사 역할을 하는 사람도 아니지만) 내가 의사라면 생리학과 물질대사 측면에서 무지의 난관에 빠져 허우적거리는 의사와 영양학자들에게 빛나는 보석 같은 글귀를 찾을 수 있는 생화학 교과서를 다시 읽어보라는 처방을 내릴 것이다. 그런 책에는 "인체의 많은 조직이 산화성 연료로 포도당이 아니라 지방산과 케톤체를 더 선호한다. 그런 조직은 포도당을 태워서 에너지를 얻을 수도 있지만 정말로 좋아하는 연료는 지방산과 케톤체이다"[43]라고 적혀 있다. 그리고 "오랫동안 굶으면 뇌는 포도당이 아니라 아세토아세테이트(acetoacetate)와 베타하이드록시뷰티레이트를 주연료로 사용하게 된다. 굶는 초기에는 근육이 케톤체를 미친 듯이 소비하지만 굶는 기간이 길어지면 지방산 산화로 연료 사용방식을 바꾸기 때문에, 뇌도 케톤체를 연료로 사용할 수 있다. 결국 케톤체는 다양한 신체 조직에서 정상적으로 사용 가능한 연료이며, 복잡한 연료 대사 과정의 일원이다"[44]라고 쓰여 있다.

케톤을 이용한 알츠하이머 치료 연구에 앞장서고 있는 사무엘 헨더슨(Samuel Henderson) 박사의 글을 기억하자.

전체 열량의 50% 이상을 탄수화물에서 얻는 일반적인 서구 식단 때문에 인체는 상당히 오랫동안 케톤을 생산하지 못했다. … 진화의 긴 시간 동안 케토제닉 반응은 식량이 부족할 때 뇌가 제대로 기능하도록 하는 귀중한 연료 생성 방식이었다. 따라서 어떤 의미로는 현대 식단은 '케톤 결핍'이라고 볼 수 있다.[46]

케톤은 뇌가 포도당 대신 쓸 수 있는 연료이기도 하고 훨씬 효율이 높다고 입증되기도 해 인지장애와 알츠하이머를 치료하는 데도 탁월한 효과가 있을 것으로 기대된다. 하지만 앞에서 말한 것처럼 뇌가 전적으로 케톤만 이용하는 것은 아니며 인체에는 케톤을 연료로 사용하지 못하는 세포도 있으니 포도당 역시 반드시 있어야 한다.

저탄수화물 식사를 할 때도 몸과 뇌를 위해 어느 정도는 포도당을 먹어줘야 한다. 저탄수화물 식단에서는 채소, 과일, 견과류, 씨앗류, 유제품에서 포도당을 소량 얻을 수 있다.

하지만 사람은 음식을 전혀 안 먹는, 따라서 포도당을 전혀 먹지 않는 완전히 굶는 상태로 한동안 지내도 죽지 않고 살 수 있다(물은 이틀이나 사흘 안에 반드시 마셔야 하지만 음식은 훨씬 오랫동안 먹지 않아도 살 수 있다). 굶는 동안 몸은 필요한 포도당을 어디에서 얻을까?

> 지금까지 케토제닉 식이요법을 거침없이 비난한 사람들은 케토제닉 식단을 하면 건강해지기는커녕 매우 위험해서 목숨까지 잃을 수도 있다고 했다. 하지만 도대체 누가 죽었다는 것인가? 정말로 케토제닉 식단이 그렇게 위험하다면 어째서 사망률이 치솟지 않을까? 그보다 중요한 의문은 이것이다. 어째서 케토제닉 식단 때문에 목숨을 구한 사람이 그토록 많은가?
>
> — 존 키퍼[45]

## 포도당 신합성: 다른 물질로 포도당 만들기

앞에서 이야기한 것처럼 인체는 재사용과 재활용에 도가 튼 귀재이다. 우리는 한 물질로 다른 물질을 만드는 데 탁월한 재주가 있다. '뇌에 필요한 포도당은 무조건 음식으로 섭취해야 한다'는 것은 편협하고도 틀린 생각이다. 그런 주장은 오렌지에는 비타민C가 많으니 반드시 오렌지를 먹어야 한다는 말과 다르지 않다. 물론 오렌지는 비타민C가 풍부한 식품이지만 비타민C는 브로콜리에도, 피망에도, 시금치에도 많다. 마찬가지로 탄수화물이 풍부한 식품은 분명 포도당 공급원이지만 실제로 포도당은 다른 분자를 가지고도 만들어낼 수 있다.

우리 몸이 반드시 섭취해야 하는 필수 아미노산과 지방산이 있다. 아미노산은 단백질이 분해되어 생성되고 지방산은 지방이 분해되어 생성된다. 하지만 필수 탄수화물은 없다. 필수 탄수화물이 없다는 것은 인체에 포도당이 필요 없다는 뜻이 아니다. 포도당을 얻으려고 무조건 탄수화물을 먹을 필요는 없다는 뜻이다.

제프 볼렉과 스티븐 피니 박사는 함께 쓴 《저탄수화물 식이요법의 기술과 과학(*The Art and Science of Low Carbohydrate Performance*)》에서 "탄수화물로 분류하는 영양소 가운데 사람이 건강을 유지하고 잘 살아가는 데 필요한 필수 영양소는 없다. 이는 혈당이 전혀 중요하지 않다는 의미가 아니다. 그저 혈당은 굳이 탄수화물을 섭취하지 않아도 케톤에 적응력이 있는 인류가 포도당 신합성이라는 대사 과정을 거쳐 충분히 만들어낼 수 있다는 뜻이다"[47]라고 했다. 또 미국국립과학회(National Academy of Sciences) 의학연구소 식품·영양부는 "적절한 양의 단백질과 지방을 섭취할 수 있다면 탄수화물을 전혀 먹지 않고도 살아갈 수 있다"[48]라고 했다.

나는 여기서 탄수화물은 전혀 먹지 말아야 한다거나 먹지 않는 것이 좋다고 말하려는 의도는 없다. 그저 몸은 다른 물질을 가지고도 포도당을 만들 수 있으니 탄수화물을 먹지 않아도 살아갈 수는 있다고 말할 뿐이다. 어떻게 그럴 수 있느냐고? '포도당 신합성'이라는 대사 과정이 있기 때문이다.

포도당 신합성이라는 어려운 용어 때문에 겁을 먹지는 말자. 그저 '포도당을 새로 만든다'라는 뜻이니까.

포도당 신합성은 인체가 뇌와 여러 조직이 포도당을 사용할 수 있도록 다른 분자를 가지고 포도당을 만들어내는 생화학 과정이다. 우리 몸은 베이글 같은 탄수화물 음식으로 섭취한 포도당을 사용하지 않고도 수요가 공급을 채우는 몸으로, 다시 말해 필요할 때마다 스스로 포도당을 만들어 쓰는 몸으로 바뀔 수 있다. 뇌와 몸이 케톤과 지방을 쓸 때는 포도당 소비 비율이 낮아진다는 사실을 기억하자.

포도당 신합성 과정은 우리 몸에서 언제나 일어난다. 인체는 동시에 여러 연료를 사용하며, 늘 재사용·재활용이라는 기예를 부린다. 하지만 일반적으로 포도당 신합성 과정은 탄수화물을 아주 적게 먹지만 여전히 어딘가에서는 포도당을 얻어 와야 할 때처럼 필요한 때만 활발하게 일어난다. 앞에서도 말한 것처럼 제일 먼저 포도당을 가져오는 곳은 간으로, 이때는 글리코겐을 포도당으로 바꾼다. 글리코겐이 연료로 사용할 수 있는 포도당으로 분해된다. 하지만 간에 저장된 글리코겐은 적어서 이 조그만 저장고에 든 글리코겐을 어느 정도 쓰고 나면(간에 저장된 글리코겐이 완전히 고갈되는 경우는 없다), 다른 자원을 찾아야 한다.

또 다른 자원은 단백질이다. 단백질을 구성하는 많은 종류의 아미노산이 포도당으로 전환될 수 있다. 지방과 케톤을 주로 연소하는 과정에 이르기 전까지 인체는 여전히 여러 포도당을 찾아다닌다. 따라서 포도당을 생성하는 아미노산을 얻으려고 인체 구성성분인 단백질을 소량 분해한다. 하지만 단백질을 이용하는 시간은 짧다. 일단 지방과 케톤을 활용하는 몸으로 바뀌면 전체 포도당 필요량은 줄고, 더는 단백질을 태워 포도당을 만들 이유가 없다(더구나 단백질 식품을 섭취해 얻은 아미노산을 이용하면 포도당을 만들 수 있기에 굳이 애써 얻은 근육조직을 분해할 필요도 없어진다).

지방도 포도당을 소량 만들 수 있는 자원이다. 지방을 분해해 몸에 필요한 연료를 얻을 때는 일부는 에너지를 내고 일부는 포도당으로 전환된다(이때 만들어진 포도당도 몸이 에너지를 내는 데 쓰는 연료이다). 지방은 지질 형태로 몸에 저장된다.

간단하게 생각해서 지질을 알파벳 E라고 생각해보자. 지질 분자에서 지방산 3개가 뻗어나가는 척추 역할을 하는 부분은 글리세롤(glycerol)이다(중성지방[triglyceride]에

tri라는 접두어가 붙은 이유는 세 지방산이 붙어 있기 때문이다). 글리세롤 분자가 2개 결합하면 포도당 한 분자가 된다. 따라서 탄수화물을 아주 적게 먹거나 아예 먹지 않으면 인체는 필요한 포도당을 내부에서 만들어낸다. 파스타나 사과주스를 더 먹을 이유가 없는 것이다! 게다가 이 책에서 권하는 식단은 무탄수화물이 아니라 저탄수화물이다.

탄수화물이라고 녹말만 있지는 않다. 보통 탄수화물이라고 하면 감자, 밥, 빵 등을 떠올리지만 상추, 브로콜리, 호박, 아스파라거스, 콜리플라워에도 녹말이 아닌 탄수화물이 조금 들었다. 이런 채소들은 저탄수화물 식단을 짤 때 당연히 넣어도 된다. 이런 채소를 먹으면 곧바로 포도당을 약간 몸에 공급할 수 있다.

## 케톤 수치 상승

지금까지 포도당을 산화하는 것만으로는 충분한 에너지를 얻을 수 없는 뇌가 영양분을 공급 받으려면 몸 전체의 생화학 반응을 바꾸어야 한다는 사실과 그런 변화를 일으키려면 어떤 식이요법 전략을 활용해야 하는지 이해하는 데 필요한 기본 지식과 토대를 살펴보았다. 이 정도면 충분하다. 이제 여러분은 탄수화물 식품을 소량 섭취하고 포도당 신합성 과정을 유도하면 포도당만 연료로 사용하는 신체 조직에 다른 연료를 공급할 수 있음을 알게 되었을 것이다. 또 케톤이 있으면 먹지 못해 괴로워하는 뉴런에 영양을 줄 수 있으니, 케톤 수치를 높여야겠다는 마음을 먹게 되었을 것이다.

하지만 사랑하는 사람이 탄수화물 섭취를 확 줄이고 지방을 많이 섭취하는 식이요법은 조금도 하고 싶지 않다고 고집을 부려 도저히 어찌해볼 수 없다면 다른 방법은 있는지 궁금할 것이다. 인슐린 수치가 매우 높거나 탄수화물을 좋아하는 사람도 케톤 수치를 높일 은밀하고 교묘한 방법은 없을까? 아니, 있다.

언제나 그런 것은 아니지만 대부분의 경우 인슐린 수치가 높아지는 이유는 탄수화물을 많이 먹기 때문인데, 인슐린이 많이 분비되면 인체에 필요한 케톤을 충분히 만들 수가 없다. 하지만 인슐린 수치가 높을 때에도 우회적인 방법을 써서 케톤 수치를 높일 수는 있다. 한 가지 방법은 즉시 케톤으로 전환되는 물질을 다량 몸에 공급하는 것이고 또 다른 방법은 케톤을 직접 몸에 넣는 것이다.

가장 간단하고 비용 대비 효과가 높은 첫 번째 방법부터 살펴보자. 중쇄중성지방 또는 중간사슬중성지방(medium chain triglyceride, 이후 MCT)을 직접 복용하는 것이다. MCT는 다른 지방과는 별개 방식으로 소화, 흡수된다. 올리브오일이나 참기름 같은 지방과 달리 몸 안에 들어가면 곧바로 간으로 가 케톤으로 바뀐 뒤 혈액으로 방출된다. 혈액으로 들어간 MCT의 부산물인 케톤은 다른 조직으로 옮겨져 연료로 쓰인다(인체에서 케톤을 가장 많이 만드는 기관은 간이지만 간은 케톤을 연료로 사용하지 않는다. 간이 방출한 케톤은 다른 조직으로 옮겨가 쓰인다).

MCT를 함유한 천연식품도 있다. 코코넛오일이나 팜핵유에 많다. 하지만 이런 기름에 든 MCT가 식품에서 차지하는 비율은 매우 낮다. 건강식품 전문점과 인터넷을 이용하면 MCT 추출액을 구입할 수 있다. 코코넛오일에 든 MCT가 15%라면 이런 추출액은 100%이다.

(코코넛오일이 함유하고 있는 MCT 함량은 57%라고 적힌 문헌도 있다. MCT를 어떻게 정의할지를 놓고 논쟁이 조금 있기는 하지만 코코넛오일은 매우 좋은 MCT 공급원이다. 100% MCT 추출액에 비하면 그 비율이 57%밖에 되지 않는다고 해도 말이다.)

동물과 사람을 대상으로 진행한 연구에서 MCT를 먹으면 혈중 케톤 수치가 상승한다는 결론이 나왔다. 실제로 남편이 알츠하이머 환자인 한 의사는 다른 식습관이나 생활습관 변화 없이 남편에게 코코넛오일만 먹였는데 인지능력이 눈에 띄게 개선되는 모습을 관찰했다.[49]

MCT가 풍부하게 든 오일로 인지능력을 향상시킨다는 계획이 매혹적인 이유는 인슐린과 혈당 수치에 상관없이 케톤 수치를 높일 수 있기 때문이다. 더구나 뇌가 케톤을 흡수하고 사용하는 방식은 공급이 주도한다. 케톤이 많이 공급되면 공급될수록 뇌가 케톤을 흡수해 사용하는 양도 늘어난다. 그것은 건강한 사람이나 경도인지장애인 사람이나 알츠하이머 환자 모두 마찬가지이다[50](MCT가 든 오일과 코코넛오일은 13장에서 자세히 살펴본다).

인슐린 수치가 높을 때 체내 케톤 수치를 올리는 또 다른 방법은 외인(外因)성 케톤의 활용이다. 외인성이란 '바깥에서 유래'했다는 뜻이다. MCT가 풍부한 오일을 먹거나 저탄수화물 식사가 내부에서 케톤을 만드는 방법이었다면 이는 외부에서 만든 케톤을 직접 공급 받는 방식이다. 그러니까 외인성 케톤을 '케톤 보조제'라고 생각하면 된다. 온라인으로 쉽게 구입할 수 있으며 보통 음료 형태로 시판되거나 음료에 타 먹는 가루 형태이다. 하지만 코코넛오일이나 MCT가 풍부하게 든 오일을 섭취하는 방법과 달리 외인성 케톤 먹기는 많은 사람에게 가격 대비 효율이 높은 방식이라고 권하기는 힘들 것 같다.

저탄수화물 식이요법을 하든, MCT 오일을 먹든, 외인성 케톤을 공급 받든 케톤 수치가 높아지면 경도인지장애나 알츠하이머를 앓는 사람들 모두 인지능력이 향상됐다.[51] 인지능력을 평가하는 표준검사에서도 같은 결과가 나왔을 뿐 아니라 단어 암기라든가 기억력 테스트에서도 높은 점수를 얻었다. 이 사실만으로도 케톤과 케토제닉 식단을 인지장애를 치료하는 과정에(아주 일부분일지라도) 포함시켜야 할 이유가 충분하다.

하지만 외인성 케톤이 알츠하이머를 앓는 모든 사람에게 반드시 도움이 되는 것은 아니다. 예를 들어 알츠하이머 발현 가능성이 아주 높은 ApoE4 유전자형을 가진 사람은 다른 유전자형을 가진 사람들에게서는 기대할 수 있는 좋은 결과를 얻지 못하는 경우가 많다.

MCT가 풍부하게 든 오일과 외인성 케톤이 인지능력 개선에 효과가 있다고 해도, 만병통치약은 아니다. 그보다는 오히려 가슴에 생긴 상처에 붙이는 밴드와 같다. 없는 것보다는 낫지만 상황을 완전히 개선시키는 방법은 아니다. 이런 식으로 생각해봐도 된다. MCT 오일이나 외인성 케톤과 인지능력 개선의 관계는 물이 새는 배 위에서 구멍을 막지 않고 물을 퍼내고 있는 상황과 같다고 말이다. MCT나 외인성 케톤을 가지고 체내 케톤 수치를 높이는 방법은 단순히 인지장애 때문에 생기는 증상을 개선할 뿐이지 근본 원인을 바로잡을 수는 없다.

따라서 나는 어떤 방법이든 한 가지로는 잠시 동안만 케톤 수치를 높일 수 있기에, 정말로 효과를 보고 싶다면, 다시 말해 한 번에 두 마리 토끼를 잡아 제대로 이득을 얻고 싶다면 탄수화물 섭취를 줄이는 동시에 MCT 보조제나 외인성 케톤을 충분히 섭취해야 한다고 말하고 싶다.

일반인이 쉽게 구할 수 있는 케토제닉 보조제를 개발하는 대학과 사기업은 정말로 큰일을 하고 있다. 이 책에서 제시한 식습관과 생활습관 전략에 더해 이런 보조제가 큰 역할을 하리라고 믿는다. 하지만 인지장애를 일으키는 근본 원인을 치료하지 않은 채 외부에서 케톤을 공급하기만 하면 치료는커녕 내부 원인이 더 악화될 수도 있다.

인슐린도 마찬가지이다. 알츠하이머와 경도인지장애인 사람의 혈중 인슐린 수치는 대체로 높지만 뇌 인슐린 수치는 사실 높지 않다(두 인지장애를 앓고 있는 사람의 뇌 구조가 일부 변형되는 이유는 그 때문이다). 따라서 인슐린을 중추신경계로 직접 넣을 방법이 있다면 환자의 상태는 개선될 수도 있다. 이미 그런 연구가 진행되고 있는데, 이때도 외인성 케톤을 넣을 때와 마찬가지 문제가 생겼다. 중추신경계로 직접 인슐린을 넣을 경우 짧은 시간 동안에는 분명 개선 효과가 있었지만 장기적으로 볼 때는 상황이 더욱 나빠졌다. 더군다나 중추신경계로 들어간 인슐린이 모든 사람에게 도움이 되지는 않았다. 오히려 인지능력이 나빠진 사람도 있었다.[52]

ApoE4 유전자를 보유한 사람의 경우 외인성 케톤을 복용해도 다른 사람들처럼 인지능력이 향상되지 않는 이유는 적어도 부분적으로는 개체 간 차이와 유전 차이로 설명할 수 있을지도 모른다. 그렇다면 그저 케톤 공급만으로는 눈에 띄는 효과가 나타나지 않는 사람도 있을 것이다.

7장에서 살펴보겠지만, ApoE4 유전자를 가진 사람은 현대 식습관과 생활습관 때문에 다른 사람보다 훨씬 고통을 받고 있어서, 그저 혈중 케톤 수치를 높이는 것만으로는 특별한 개선 효과가 나타나지 않는 것인지도 모른다. 이런 사람이 혈중 케톤 수치를 높이는 방법으로 엄청난 효과를 보려면 앞으로 우리가 제시할 추가 전략을 실천해야 할지도 모르겠다. 경도인지장애도 알츠하이머도 인체의 대사작용과 생리작용에 생긴 문제가 평생 축적되어온 결과임을 기억해야 한다. 외인성 케톤을 복용해도 전혀 개선되지 않는 사람이 있다는 사실이 놀랍지 않다. 그보다는 엄청나게 많은 사람이 상태가 호전된다는 사실이 놀랍다.

## 집에서 케톤 수치 측정

반드시 진지하게 고민해봐야 할 질문이 2가지가 있다.

첫 번째, 당신은 외인성 케톤을 먹을 것인가, 또는 사랑하는 사람에게 외인성 케톤을 먹일 것인가?

두 번째, 집에서 케톤 수치를 측정할 수 있는가, 또는 측정해야 하는가?

두 질문 모두 답은 '그렇다'이다. 하지만… 고민해야 할 부분이 있다.

첫 번째 질문부터 살펴보자. 앞에서 MCT가 풍부하게 든 오일과 외인성 케톤을 복용하면 인지능력이 손상됐음을 나타내는 증세와 증상이 단기적으로는 크게 개선된다고 했다. 하지만 이 방법은 응급처리에 불과해, 몸에서 케톤이 사라지면 그 즉시 효과도 사라진다. 더구나 식습관이나 생활습관을 바꾸지 않고 케톤만 복용하면 근본 원인은 그대로 남는다. 근본 원인을 치료하지 않고 내버려두면 점점 더 악화되기에 더 많은 양을 복용해야 증상을 개선할 수 있으니 시간이 지나면 오히려 MCT가 든 오일이나 외인성 케톤을 지나치게 많이 먹게 되는 부작용이 생길 수도 있다(외인성 케톤을 먹은 뒤 체내에서 생성되는 베타하이드록시뷰티레이트는 반감기가 고작 1시간에서 1시간 반 정도밖에 안 될 정도로 효과가 지속되는 시간이 짧다).[53]

외부에서 케톤을 공급하는 전략을 가장 강력하면서도 인지능력을 떨어뜨리는 근본 원인인 고인슐린혈증, 염증, 산화 스트레스를 치료하는 저탄수화물 식이요법과 비교해보자. 케톤 생성 식이요법과 외인성 케톤 복용 전략을 따로 구사했을 때도 효과는 있지만, 함께 활용하면 정말 놀라운 결과를 얻을 수 있다. 더구나 부지런히 저탄수화물 식이요법을 실천하면 거의 언제나 내인성(체내에서 만들어지는) 케톤이 끊임없이 생겨난다.

감동적인 이야기지만 현실을 냉정하게 들여다볼 필요가 있다. 나이도 많고 심각한 질병까지 앓는 사람들이 아침으로 토스트와 오렌지주스를 포기하고 코코넛오일로 요리한 달걀을 먹을까? 그럴 것 같지는 않다. 오히려 환자를 간호하는 사람들만 이 전략을 시도해보려다가 좌절하고, 안 그래도 감정적으로 엄청나게 힘든 상태에서 스트레스만 더 받을 것이다. 그럴 때는 차라리 많은 양의 코코넛오일이나 MCT가 풍부한 오일, 외인성 케톤 섭취를 권한다.

우리가 성취해야 할 목표는 지독하게 굶고 있는 뉴런을 먹이는 것이며, 어떤 방법이든지 일단 케톤 수치가 높아지면 그 목표를 달성할 수 있다. 질병이 완화되지는 않아도 아주 짧은 시간이라도 증상이 개선되면 사람들은 식습관만 조절하면 조금이라도 나은 상태로 살아갈 수 있음을 몸으로 깨닫게 된다. 더구나 잠시라도 증상이 개선되면 환자를 간호하는 사람들의 삶도 조금은 나아지고 어깨에 진 짐도 살짝 내려놓을 수 있을 것이다.

한편, 알츠하이머와 경도인지장애는 훨씬 젊은 사람도 괴롭힐 수 있다. 보통 인지장애를 겪는다고 알려진 나이보다 25년이나 30년 앞선 40대나 50대에 이런 증상을 보이는 사람들은 MCT가 풍부한 오일을 복용하면 좋다. 하지만 그보다 식습관과 생활습관을 많이 고쳐야 한다. 식습관과 생활습관은 당연히 고칠 수 있고, 기꺼이 고쳐야 한다. 케톤을 다량 먹는 방법은 상처에서 솟구쳐 나오는 피를 막으려고 지혈대를 대는 것과 같다. 끔찍한 부상을 당한 사람에게 지혈대를 대 응급처리를 했다고 해도 당연히 후속 치료를 해야 한다. 현장에서 응급처치를 받은 뒤 적절한 치료를 할 수 있는 병원으로 들어오는 부상자를 본 적이 있을 것이다. 따라서 케톤 수치를 높이는 일도 중요하지만 근본 원인을 치료해야 한다. 젊은 몸은 변화에 쉽게 반응하고 적응한다. 인체는 스스로 그래야 한다는 마음을 먹으면 훨씬 유연하게 바뀐다.

자, 이제 두 번째 질문을 살펴보자. 집에서도 케톤 수치를 측정할 수 있지만 반드시 측정해야 하는 것은 아니다. 케톤 수치 측정에 관해서는 많은 논란이 있는데, 그런 논란을 야기하는 사람들은 대부분 살을 빼거나 운동능력을 향상시키려고 케토제닉 식이요법을 한다. 그들이 걱정하는 내용을 굳이 인지장애의 향상이라는 목표를 가지고 영양성 케톤증 식이요법을 하는 사람들에게 적용할 이유는 없다.

잠시 다른 이야기를 해보자. 현재 2형 당뇨 환자가 폭발적으로 늘고 있기 때문에 슈퍼마켓이든 동네 약국이든 간에 혈당 측정기를 판매하지 않는 곳이 없다. 2형 당뇨인 사람은 혈당을 조절하려고 저탄수화물 식이요법을 하는 경우가 많지만 경도인지장애나 알츠하이머 환자에게는 혈당을 측정하는 일이 그렇게까지 중요하지는 않다.

결국 신경 써야 할 부분은 혈당이 아니라 인슐린이며, 이 글을 쓰는 동안에도 집에서 인슐린을 측정하는 기구는 나오지 않았다.

(물론 포도당 수치 측정이 전적으로 불필요한 일은 아니다. 혈당을 측정하면 사랑하는 사람의 몸이 특정 음식에 어떤 식으로 반응하는지 조금은 알 수 있다. 단지 혈당이 '정상'일 경우에도 인슐린 수치는 높을 수 있음을 잊지 말자.)

집에서도 케톤 수치를 측정할 수 있지만 이 전략이 제대로 효과를 내는지 알아보는 가장 좋은 방법은 환자의 몸에서 일어나는 반응을 살피는 것이다. 유전적 요인을 비롯한 여러 요인 때문에 사람마다 케톤 생산 능력은 사뭇 다르다. 같은 음식을 먹고 같은 보조제를 복용하고 비슷한 육체활동을 해도 다른 이들보다 훨씬 쉽게 케톤을 만들어내는 사람이 있다. 아직까지는 한 사람이 어느 정도로 케톤을 생성해야지만 인지능력이 향상되고 그 이하를 생산했을 때는 아무 변화가 없는지를 결정하는 '기준량'이 확고하게 정해지지 않았다. 그저 사람마다 케톤을 생산하는 능력이 다르니 케톤에 반응하는 방법도 다르리라는 정도만 알려져 있다.

따라서 케톤을 측정했을 때 알 수 있는 것은 숫자뿐이지 그 숫자를 가지고 여러분이나 사랑하는 사람이 케톤에 어떤 식으로 반응할지는 모른다. 케톤이 조금만 있어도 좋은 효과를 보는 사람도 있고 많아야 효과가 나타나는 사람도 있다.

물론 케톤 수치를 측정했을 때 좋은 점도 있다. 높은 케톤 수치와 인지능력 향상이 반드시 상관관계를 맺고 있는 것은 아니기에(비록 연구 결과는 대부분 두 요소가 관계가 있다고 하지만) 케톤 측정의 가장 좋은 목적은 환자 격려일 것이다. 체내에서 케톤이 꾸준하게 상승하고 있음을 여러분이나 사랑하는 사람이 수치로 확인할 수 있다면 어려운 식이요법을 지속해나갈 동기를 부여 받을 수 있다. 더구나 몇 주 동안이나 저탄수화물 식이요법을 했는데도(또는 외인성 케톤을 복용했는데도) 어떤 효과도 나타나지 않는다면 아직 뇌가 연료로 사용할 만큼은 케톤이 생산되지 않는다는 의미일 수도 있다. 케톤 수치를 측정하면 이 경우에 해당하는지 알 수 있다.

집에서 케톤 수치를 측정하는 방법은 3가지가 있다. 세 방법은 저마다 다른 케톤의 양을 측정한다. 아세톤(acetone)은 호흡으로 측정할 수 있는 케톤이다. (케토제닉 식이 요법을 하는 많은 사람이 호흡할 때 과일 향기가 나기도 하는데, '케톤 호흡'이라고 하는 이 증상은 호흡할 때 아세톤이 나오기 때문에 생긴다. 자세한 내용은 20장에서 다룬다.)

호흡 검사를 하면 몸에서 케톤이 생성되는지 알 수 있지만, 나는 다른 측정 방법을 선호한다. 소변검사와 혈액검사이다.

혈액검사는 베타하이드록시뷰티레이트의 수치를 측정하는데, 그저 손가락에서 피를 한 방울만 내면 된다(혈중 케톤 측정 기구는 혈당 측정기와 동일한 원리로 작동한다). 측정기는 저렴하지만 진단시약은 비싸다. 경제적으로 여력이 안 된다면 혈중 케톤 측정기를 사용 못할 수도 있다. 다시 한 번 말하지만 혈중 케톤의 수치가 1.0~1.5mmol/L만 되어도 눈에 띄게 인지능력이 향상되는 사람도 있지만 그보다 높아야만 변화를 보이는 사람도 있다. 숫자가 아니라 결과가 중요하다(〈표 2.2〉에서 보았듯이 영양성 케톤증에 도달하는 혈중 케톤 수치는 0.5~5.0mmol/L이다. 0.5mmol/L 정도에서 효과가 나타나는 사람도 있고 5.0mmol/L은 되어야 하는 사람도 있다).

소변 케톤을 검사하는 진단시약은 케토스틱스라고도 하는데, 아세토아세테이트라고 하는 케톤을 측정한다. 약국이나 인터넷에서 쉽게 구할 수 있는 소변 케톤 진단시약을 사용하면 저렴하게 케톤 수치를 측정할 수 있다. 혈액검사와 달리 아주 정확하지 않아 몸 안에서 케톤이 어느 정도 생성되는지를 대략적으로만 알 수 있다.

(소변에 케톤이 들었으면 15초 안에 시약기에 베이지색이나 분홍색, 또는 자주색 줄이 나타난다. 색이 짙을수록 아세토아세테이트의 농도가 진한 것이다. 하지만 혈액에 든 케톤과 마찬가지로 소변에 케톤이 많이 들었다고 해서 당연히 사랑하는 사람의 인지능력이 개선됐다는 뜻은 아니다. 어쨌거나 소변에서 검출된 아세토아세테이트는 뇌가 연료로 사용하지 못하고 몸 밖으

로 방출한 케톤이니까. 단지 시약기에 줄무늬 색이 변하는 모습을 보면 의욕이 솟구쳐 오르는 역할을 해줄 뿐이다. 물론 이런 기능을 하찮게 여겨선 안 된다.)

소변검사를 하기로 마음먹었다면 다음 내용을 명심해야 한다.

- 시약기에 나타난 줄무늬가 짙은 자주색이라고 해서 케톤이 많이 생성된다고 단정해선 안 된다. 물을 충분히 마시지 않아 소변이 진하게 농축되었기 때문일 수도 있다. 연한 분홍색이더라도 색이 변했다는 것은 좋은 징후이다. 실망할 필요는 없다. 분홍색 역시 케톤이 생성됐다는 증거이다.
- 손재주가 좋은 사람이라면 시약기를 세로로 길게 반을 잘라 같은 비용으로 두 번 검사를 할 수도 있다(이 방법은 혈액검사가 아니라 소변검사에만 효과가 있다).
- 어느 정도 시간이 흐르면 시약기의 색이 변하는 정도가 줄어들 텐데, 그러면 이제 더는 몸에서 케톤을 만들지 않는구나라고 생각할 수 있다. 하지만 크게 색 변화가 없음은 몸이 케톤을 좀 더 효율적으로 사용하게 되어, 소변으로 내보내는 양이 줄었다는 의미일 수도 있다. 그러니 실망하지 말자. 하지만 식단을 유심히 살펴볼 필요는 있다. 어쩌면 다시 탄수화물 섭취량이 늘어났을 수도 있다.


케톤 수치를 힘들여서 측정할 필요가 없는 또 다른 이유는 일부 케톤은 뇌 속에서 직접 생성되어 혈액 측정으로는 알 수가 없기 때문이다. 뉴런을 '보살피고 연료를 공급하는 데' 중요한 역할을 하는 별아교세포(astrocyte)를 배양해 진행한 실험에서 MCT가 케톤으로 전환된다는 사실이 밝혀졌다.[54] 살아 있는 동물과 사람으로 진행한 연구에서는 별아교세포가 만든 케톤을 근처 뉴런이 흡수한다는 사실도 알아냈다.[55] 이런 과정은 모두 뇌에서 일어나기 때문에 직접 관찰할 수도, 혈액검사로 알아낼 수도 없다. 따라서 혈중 케톤 수치가 낮게 나오더라도 뉴런이 임상적으로 의미가 있는 케톤을 소비하지 않는다고 단정할 수는 없다.

혈액이나 소변에 든 케톤 수치를 측정할 때 문제를 복잡하게 만드는 요인이 또 있다. 베타하이드록시뷰티레이트는 아침보다 저녁에 더 생성되는 사람이 있고 반대인 사람도 있다. 더구나 케톤 생성량을 측정하는 행위는, 특히 혈중 케톤 수치를 측정하는 행위는 사실 한순간만을 기록하는 순간 포착 사진을 찍는 행위와 같다. 고작 1시간 차이로 측정한 케톤 수치도 모두 다를 텐데, 진단시약의 가격을 생각해보면 하루에 여러 번 케톤 수치를 측정하기는 쉽지 않다.

지금까지 동기를 부여 받고 격려하는 목적으로 케톤을 측정하는 데는 찬성한다고 말했다. 하지만 반드시 해야 한다고는 생각하지 않으며 실제로 케톤이 효과가 있음을 보려고 계속해서 케톤을 측정하는 행위는 그다지 의미가 없다고 믿는다. 케톤이 뇌에 연료를 공급한다는 사실은 인지능력이 향상된 정도를 보면 분명하게 알 수 있다.

중요한 것은 숫자가 아니라 결과이다. 혈중 베타하이드록시뷰티레이트의 농도나 소변에 든 아세토아세테이트의 농도는 그저 간접적으로 케톤의 상태를 알려줄 뿐이다. 혈중 베타하이드록시뷰티레이트의 농도가 높다는 것이 케톤의 상태를 정확하게 알려주는 증거는 아니다. 환자의 상태를 확인하는 게 훨씬 좋은 방법이다. 사랑하는 사람의 기억력이 좋아지고 있을 때, 다른 사람들과 만난 자리에서 '옛 모습'이 나오는 것만 같을 때, 돌발행동을 거의 하지 않을 때, 그 사실을 확인하려고 케톤 수치를 측정할 필요는 없다. 숫자는 그저 안내 역할을 할 뿐이다. 본능을 믿어라. 케톤 수치 따위는 몰라도 사랑하는 사람이 낫고 있음은 그저 보기만 해도 알 수 있으니까.

혈액검사나 소변검사를 하지 않더라도 자신이, 혹은 사랑하는 사람이 지방을 태워 연료를 얻는 몸으로, 케톤을 생성하는 몸으로 바뀌고 있는지 알 방법은 있다. 케톤을 생성하는 몸은 다음과 같은 특징이 있다.

- 호흡 시 나쁜 냄새가 나는데(케톤 호흡으로 아세톤이 나오기 때문이다) 입안에서 피맛이 난다거나 과일향이 난다고 표현하기도 한다.
- 식욕이 떨어진다(조금도 배고픔을 느끼지 못하거나 짜증이 나지 않는 상태로 몇 시간이고 먹지 않을 수 있다).
- 기운이 솟는다.
- 즐거워지고, 긍정적으로 세상을 보게 된다.
- 혈당을 측정하는 사람의 경우, 혈당 수치가 상당히 낮아진다(하지만 생리적으로나 육체적으로 저혈당 징후는 나타나지 않는다).
- 머리가 맑아지고 명확하게 생각하게 된다.

지금까지는 체내 인슐린 수치를 낮게 유지하고 인체를 케톤 생산체로 전환하는 일이 알츠하이머 환자와 인지장애를 겪는 사람에게 그토록 중요한 이유를 근본 원리를 기반으로 살펴보았다. 3장부터는 몇 장에 걸쳐 인지장애 질환이 진행될 때 인슐린과 혈당 수치를 낮추고 케톤을 생성하는 방식으로 식습관과 생활습관을 바꾸면 어떤 식으로 육체적, 생화학적 변화가 나타나는지를 중점적으로 알아본다. 또 뇌 건강에 좋은 영양분을 공급하는 것만이 인지장애와 싸우는 우리의 무기고에 채울 수 있는 가장 강력하고 효과 높은 무기임을 설명할 것이다.

# 3장

# 뉴런의 모양과 구조, 알츠하이머와 뉴런의 역할

이 책에서 권하는 특별 식단이 알츠하이머가 유발하는 생리적 손상을 어떤 식으로 줄이는지, 나아가 손상을 막거나 회복시키는 이유를 이해하려면 반드시 뉴런의 기본 구조와 기능을 알아야 한다. 뉴런은 뇌에서 중요한 역할을 하는 세포로, 기억 처리·정서 행동·충동 조절 같은 기능을 담당한다. 일단 〈그림 3.1〉로 뉴런의 구조부터 살펴보자.

뉴런의 중심은 세포체이다. 세포체에서 길게 뻗어 나온 가지는 축삭돌기인데, 끝에 여러 갈래로 갈라진 축삭돌기 말단 부위가 있다. 이 부위는 다른 뉴런의 세포체에서 작게 돌출된 가지와 만나는데, 이 가지들을 수상돌기라고 한다. 축삭돌기는 신호를 보내고 수상돌기는 신호를 받는다. 뉴런들은 자기가 받은 신호를 다른 뉴런에게 전달하는 방식으로 정보를 교환한다. 한 뉴런의 축삭돌기에서 신호가 나가면 옆에 있는 뉴런이 그 신호를 받는다. 축삭돌기 말단 부위와 다른 뉴런의 수상돌기 사이에는 조그만 틈이 있는데, 이 틈을 '시냅스(간극)'라고 한다. 뇌에는 실제로 수조 개에 달하는 간극이 있다.

〈그림 3.2〉는 신경자극이 축삭돌기를 타고 이동하는 모습이다.

뉴런과 뉴런의 말단에 있는 시냅스는 손상되거나 비틀린 부분 없이 반드시 정확한 모양(구조)을 유지해야 한다. 모양이 변형되면 뉴런들은 서로 정보를 주고받지 못한다. 그러면 인지기능은 저하된다.

뉴런이 정보를 주고받는 방식을 대략적으로 알게 되었으니, 이제 알츠하이머 환자의 뇌에서는 어떤 일이 일어나며, 무엇 때문에 인지기능이 손상되는지를 조금 자세하게 살펴보자.

앞에서 알츠하이머가 생기는 근본 원인은 포도당을 제대로 대사하지 못한 뇌세포가 죽거나 기능이 저하되기 때문이라고 했다. 이런 뉴런의 오작동이 알츠하이머를 일

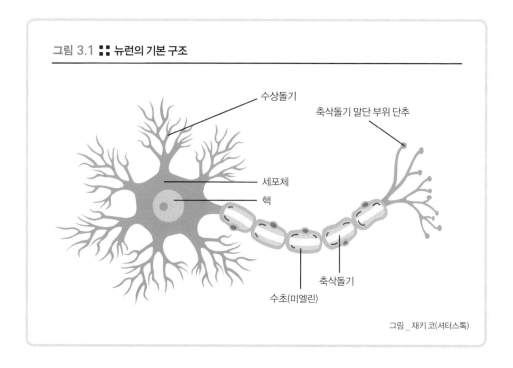

그림 3.1 ▋▋ 뉴런의 기본 구조

수상돌기

축삭돌기 말단 부위 단추

세포체

핵

수초(미엘린)

축삭돌기

그림 _ 재키 코(셔터스톡)

그림 3.2 ▦ 신경자극 이동 경로

세포는 세포체에서 축삭돌기로 내려가는 전기자극을 이용해 세포끼리 대화한다(축삭돌기에서 수초로 싸인 부분은 전기가 통하지 않는다). 축삭돌기 말단 부위로 이동한 전기자극은 신경세포 밖으로 빠져나 간다.

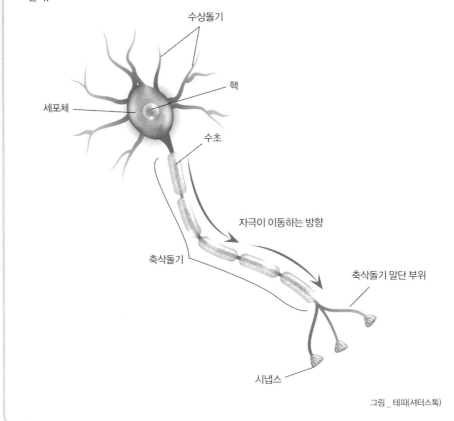

그림 _ 테피(셔터스톡)

으키는 가장 큰 원인이라고 생각되지만, 질병을 일으키는 원인은 그 외에도 더 있다. 오랫동안 사회에서 권하는 대로 콜레스테롤을 조금만 섭취하고, 소화불량·위산 역류·콜레스테롤 수치 감소 등을 이유로 스타틴 약물과 제산제를 남발하고 있으니 뇌세포는 버텨낼 재간이 없다.

## 시냅스 변형: 인지장애를 유발하는 축삭돌기와 수상돌기 수축

앞에서 말한 것처럼 축삭돌기와 수상돌기 사이에는 시냅스라는 공간이 있다. 뉴런은 시냅스에서 신경자극이라는 형태로 서로 연결된다. 따라서 시냅스의 형태가 변형되면 정보가 제대로 전달되지 않는다. 그런데 시냅스의 형태는 다양한 이유로 변형될 수 있다. 그 이유들을 살펴보자.

이미 간단하게 설명했고 6장에서 자세하게 다루겠지만, 뇌에 베타아밀로이드가 축적되어 있으면 알츠하이머라고 진단한다. 베타아밀로이드 축적이 알츠하이머의 원인이라고 생각하는 연구자들도 있지만, 베타아밀로이드가 생성되고 제거되는 생화학 과정을 들여다보면 이는 알츠하이머가 발병했기에 나타나는 결과이며, 오랜 시간 인슐린 수치가 상승해 있었던 상황과 밀접한 관련이 있다.

베타아밀로이드 축적이 알츠하이머 환자가 물질대사를 제대로 하지 못하게 하는 원인인지 혹은 그 결과인지는 알 수 없지만, 한 가지 분명한 사실은 베타아밀로이드라는 단백질 파편은 시냅스의 기능을 저하시킨다는 것이다. 베타아밀로이드가 서로 뭉치기 시작하면 물에 녹지 않는 플라크를 형성한다. 시간이 흐르면 이 플라크는 점점 커지고, 다른 플라크와 합쳐져 시냅스를 먹거나, 신경자극이 지나가지 못하게 막거나, 이동 속도를 늦춘다.

수많은 사람이 비상구로 빠져나가려는 상황을 생각해보자. 방화문 앞에 상자 같은 물건이 쌓여 있으면 입구가 막힐 테고 이 같은 상황은 당연히 엄청난 재앙으로 이어진다. 뇌에서 출입구(시냅스)가 막혀 신경자극이 통과하지 못하면 어떤 일이 벌어질까? 인지기능에 벌어질 일을 유추하기란 어렵지 않다. 정말 무서운 일이다.

인지기능에 문제를 일으킬 수 있는 두 번째 뉴런과 시냅스 변형은 축삭돌기와 수상돌기의 수축이다. 시냅스를 자세히 들여다보자(《그림 3.3》). 신경자극을 내보내는 축삭돌기 말단 부위와 신경자극을 받는 수상돌기 사이에는 아주 좁은 공간이 있다.

영양분이나 다른 물질과 마찬가지로 전기자극도 한 뉴런에서 다른 뉴런으로 이동하려면 이 작은 공간을 지나야 한다. 이 상황은 땅에서 구멍 위를 펄쩍 뛰어서 건너는 것과 같다. 구멍의 지름이 크면, 즉 축삭돌기와 수상돌기 사이의 거리가 멀면 멀수록 신경자극이 구멍을 건너뛰기가 어려워진다.

알츠하이머 환자의 뇌에서는 뉴런 간 공간(시냅스)의 크기가 실제로 커져 뉴런이 주고받는 정보의 양이 감소한다.

작동 방식은 이렇다. 알츠하이머에서 가장 중요한 문제는 뇌세포가 굶주려 뉴런이 퇴화되는 일이라고 했던 말을 기억할 것이다. 하지만 뉴런은 곧바로 죽지는 않는다.

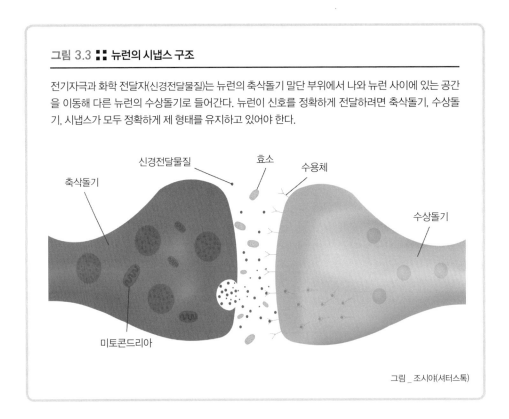

**그림 3.3 ▪▪ 뉴런의 시냅스 구조**

전기자극과 화학 전달자(신경전달물질)는 뉴런의 축삭돌기 말단 부위에서 나와 뉴런 사이에 있는 공간을 이동해 다른 뉴런의 수상돌기로 들어간다. 뉴런이 신호를 정확하게 전달하려면 축삭돌기, 수상돌기, 시냅스가 모두 정확하게 제 형태를 유지하고 있어야 한다.

신경전달물질

효소

수용체

축삭돌기

수상돌기

미토콘드리아

그림 _ 조시아(셔터스톡)

우리 몸을 이루는 세포는 강력하고 튼튼하다. 세포들은 살아 있기를 원한다. 연료를 얻기 힘든 상황에서 뉴런이 생존하려고 사용하는 방법 가운데 하나는 축삭돌기와 수상돌기를 짧게 해 세포체를 유지하는 데 필요한 에너지를 줄이는 것이다. 아주 길고 멋진 축삭돌기와 수많은 수상돌기에 공급할 영양분을 아낄 수만 있다면 세포가 살 가능성이 좀 더 커진다. 축삭돌기와 수상돌기가 짧아지면 세포도 줄어든다.

진공청소기 안으로 쭉 말려들어가는 전선을 생각해보면 이 상황을 좀 더 쉽게 이해할 것이다. 뉴런 세포체도 진공청소기가 전선을 빨아들이는 것처럼 축삭돌기를 안으로 쭉 빨아들인다. 축삭돌기와 수상돌기가 짧아지면 시냅스는 제 기능을 하지 못한다. 신경자극을 전달하기에는 간격이 너무 크기 때문이다. 신경자극을 만들 정도로 뉴런에 에너지가 있는 경우에도 마찬가지이다.


## 신경섬유매듭: 형태가 바뀐 세포, 제대로 기능하지 못하는 뇌

지금까지 살펴본 뉴런의 심각한 구조 변화는 인지장애를 일으키는 충분한 이유가 된다. 하지만 더 중요한 게 있다. 알츠하이머를 구별하는 가장 중요한 대사작용은 뇌의 포도당 대사율 감소이다. 실제 눈에 보이는 판단 기준은 베타아밀로이드 응집이다. 눈으로 관찰할 수 있는 두 번째 징후는 과인산화된 타우 단백질(tau protein)이 만드는 신경섬유매듭(neurofibrillary tangle, NFT)이다. (과인산화된 타우 단백질과 신경섬유매듭이라니, 정말 생소한 전문용어들이다!)

타우 단백질은 세포골격(cytoskeleton, cyto는 세포)의 구성성분이다. 세포골격이란 세포가 제대로 모양을 갖추도록 세포 내부에서 세포를 지지하는 축대 역할을 한다. 즉 건물의 토대이자 하중을 지탱하는 벽이다. 이런 토대나 벽이 없으면 건물(세포)은 무너지고 말 것이다. 세포골격의 형태가 변하거나 약해지거나 손상되면 세포 자체에 이상이 생기고 결국 세포는 제대로 기능하지 못하게 된다.

모양이 아주 독특한 뉴런의 세포골격은 반드시 정해진 구조대로 만들어져야 한다. 잘못 만들어지면 축삭돌기와 수상돌기가 제대로 기능하지 못한다. 인지장애를 유발하는 인슐린 저항성의 역할을 살펴보았으니 인슐린 민감성과 인슐린 신호를 보내는 방식에 문제가 생길 경우 그 즉시 타우 단백질이 모여 세포골격을 형성하는 과정에도 문제가 생긴다는 사실을 말해도 놀라지 않을 것 같다. 글리코겐생성효소인산화효소3베타(glycogen synthase kinase-3β, GSK3β)는 여러 세포 작용에 관여하는데, 타우 단백질 수송에 관여해 세포골격을 형성하는 것도 그 가운데 하나이다.

글리코겐생성효소인산화효소3베타가 지나치게 활성화되면 타우 단백질이 너무 쌓여 제대로 된 세포골격을 만들지 못하고 '신경섬유매듭'이 만들어진다. 글리코겐생성효소인산화효소3베타를 조절하는 일에는 인슐린도 일부 관여한다. 인슐린은 글리코겐생성효소인산화효소3베타의 활성화를 막아 지나치게 활동하지 못하게 하고 신경섬유매듭이 만들어지지 못하게 한다.

알츠하이머 환자는 많은 경우 혈중 인슐린 농도가 높은 고인슐린혈증이지만, 뇌와 중추신경계에는 인슐린이 그다지 많지 않다. 뇌에 인슐린이 '많지' 않으면 뇌에서는 글리코겐생성효소인산화효소3베타가 많이 분비되고, 결국 세포골격이 제대로 형성되지 않아 뉴런이 제 기능을 못하게 된다.

게다가 글리코겐생성효소인산화효소3베타는 베타아밀로이드 응집에 직접 영향을 미칠 가능성도 있다.[1] 알츠하이머 치료약이 글리코겐생성효소인산화효소3베타를 억제하는 데 초점을 맞추는 이유는 바로 그 때문이다.[2]

2장에서 살펴본 것처럼 문제를 해결하려고 중추신경계에 인슐린을 직접 주입하는 방법은 단기적으로는 효과가 있어 보이지만 뇌에서 인슐린이 적절하게 분비되지 않는 이유나 인슐린이 뇌에 도달해도 뉴런이 제대로 반응하지 않는 이유를 근본적으로 해결해주지는 않는다. 베타아밀로이드 응집이나 글리코겐생성효소인산화효소3베타 과다 분비 같은 개별 증상만을 치유하는 약물로는 알츠하이머 환자의 증상을 일시적으로 완화할 뿐이다. 지금까지 개발된 거의 모든 알츠하이머 약이 실망스러운 이유는 근본 원인은 치료하지 못하기 때문이다.

## 뉴런의 수초와 비타민B$_{12}$가 하는 중요한 역할

뉴런을 전기가 통하는 전선이라고 생각해보자. 사실 그렇게 엉뚱한 비유도 아니다. 뉴런은 실제로 전선처럼 전기자극을 운반하고 전송한다. 또 전선처럼 옆에 있는 세포가 감전되지 않도록 절연체로 둘러싸여 있다. 이 절연체를 수초(미엘린)라고 한다.

수초를 구성하는 주성분은 콜레스테롤이다. 콜레스테롤은 '동맥을 막는다'는 말을 자주 들었겠지만, 실제 콜레스테롤은 인체 구석구석에서 세포와 조직을 만드는 중요 성분이다. 수많은 뇌세포가 수조 개가 넘는 시냅스를 형성하며, 축삭돌기는 수초에 둘러싸여 있어 뇌에는 열량이 높은 콜레스테롤이 많다. 평범한 사람은 뇌 무게가 전체 몸무게의 2%밖에 되지 않지만 뇌는 몸 전체 콜레스테롤 가운데 25%를 가지고 있다. 뇌가 제대로 기능하려면 반드시 콜레스테롤이 있어야 한다[3](나이가 많아 콜레스테롤을 먹지 말아야 한다는 말을 듣지 않았던 시대에도 살았던 사람이라면 달걀은 콜레스테롤과 여러 영양소가 풍부해 '뇌 기능 강화 영양 식품'이라는 평가를 받았던 시기도 있었음을 기억할 것이다).

오랫동안 콜레스테롤이 든 음식을 먹지 않았거나 생명을 유지하려면 반드시 있어야 하는 콜레스테롤이 신체 내부에서 합성되지 못하게 막는 약을 수년 동안 먹으면 어떤 일이 벌어질까? 9장에서 자세히 다루겠지만 뇌 건강과 인지기능에 콜레스테롤이 얼마나 중요한 역할을 하는지는 지질을 연구하는 로저 레인(Roger Lane)과 마틴 팔로(Martin Farlow)가 이 매혹적인 분자를 설명한 글만 읽어봐도 알 수 있다.

"인체에 든 전체 콜레스테롤 가운데 약 25%는 뇌에 있다. 수초를 이루는 특별한 막, 다시 말해 대부분 신경세포와 신경아교세포(glial cell)를 이루는 막에 들어 있다."[4]

영양학적으로 보았을 때 콜레스테롤은 '필수'는 아닌데, 인체가 직접 합성할 수 있기 때문이다. 지방산 같은 재료로 인체는 콜레스테롤을 직접 만들 수 있다. 하지만 콜레스테롤은 신체 구조를 형성하고 생화학 반응을 하는 데 꼭 필요해서 충분한 양이 합성되지 못할 때도 있다. 그러니까 언제나 남아도는 것은 아니라는 뜻이다. 우리 몸이 재료만 가지고도 콜레스테롤을 합성할 수 있는데도 어느 정도는 식품으로 섭취해야 하는 이유는 바로 이 때문이다. 특히 저하된 인지기능을 치료하고자 하는 사람은 콜레스테롤을 먹어야 한다.

뇌에 공급되는 콜레스테롤의 양이 적을 때에 콜레스테롤 수치를 낮추는 스타틴 같은 약을 먹으면 상황은 더욱 나빠진다. 스타틴 제제는 콜레스테롤이 체내에서 합성되지 못하게 막는다. 그러면 수초를 만들지 못한다는 것 외에도 여러 중요한 문제가 생긴다. 알츠하이머 환자가 체내에서 콜레스테롤이 합성되지 못하게 하는 약을 복용하면서 콜레스테롤이 풍부한 음식(버터, 달걀노른자, 붉은 살코기, 조개류, 돼지 지방)을 적게 먹는다면 안 그래도 굶주리고 있는 뇌의 영양 상태는 걷잡을 수 없이 심각해질 것이다.

건강한 수초를 만드는 과정을 복잡하게 만드는 또 다른 요소는 비타민B$_{12}$ 결핍이다. 수초가 정확하게 생성되고 기능하려면 비타민B$_{12}$가 필요한데, 연령별로 보았을 때 나이가 든 사람은 비타민B$_{12}$ 수치가 낮은 경우가 많다.[5] 그에는 몇 가지 이유가 있다. 한 가지 이유는 식품에 든 비타민B$_{12}$를 흡수하려면 위산이 제대로 분비되어야 하는데, 위산 분비는 나이가 들수록 줄어든다. 나이가 많은 사람은 수년 동안, 혹은 수십 년 동안 꾸준히 제산제를 복용했기 때문에 문제는 더욱 심각해진다. 약국에서 쉽게 살 수 있는 제산제나 의사에게 처방 받은 제산제나 결과는 동일하다. 제산제는 모두 위산 분비를 줄인다. 위산이 적어지면 음식에 든 비타민B$_{12}$가 소화관 안으로 흡수되지 못한다(소화 기능은 21장에서 자세하게 살펴본다).

나이가 들면 보통 비타민B$_{12}$가 풍부한 음식은 적게 먹게 된다는 사실도 비타민B$_{12}$ 결핍을 더욱 악화시킨다. 비타민B$_{12}$는 붉은 살코기나 내장(특히 간), 조개류(굴, 홍합, 대합 등) 같은 동물성 단백질에 많다. 하지만 현대인은 콜레스테롤 때문에 내장이나 조개는 먹지 말아야 한다는 소리를 듣는다.

또 나이가 많은 사람은 (특히 혼자 사는 노인은) 굳이 힘들여서 스테이크를 구워 먹거나 양파를 곁들여 간을 삶아 먹는 대신 오트밀 한 그릇을 먹거나 빵 한 조각으로 끼니를 때운다. 안타깝게도 거동이 불편한 노인은 만들어 먹기 쉬운 녹말음식을 주로 섭취하기에 뇌 기능이 저하되고 만다. 뉴런의 수초 형성을 방해하는 영양학적인 문제는 더 있다. 나이가 들면 먹은 음식을 소화하고 흡수하는 능력도 저하된다는 것이다.

더구나 비타민B$_{12}$가 풍부한 음식은 녹말이 주성분인 탄수화물 음식보다 훨씬 씹기 어렵다. 의치를 했거나 이가 약해지는 등, 치아에 문제가 있다면 고기를 제대로 씹을 수 없어 국수나 스파게티, 머핀 같은 쉽게 씹을 수 있는 음식을 주로 먹으려고 할 것이다. 하지만 사실 그런 음식들은 피해야 한다.

주의해야 할 일도 있다. 비타민B$_{12}$ 결핍증(악성빈혈[pernicious anemia]이라고 한다)은 가끔 치매로 잘못 진단된다. 비타민B$_{12}$ 결핍이 오래 지속되면 우울증, 손발 저림·통증·아린감·끔찍하게 추운 느낌 같은 말초신경병증(peripheral neuropathy), 기억상실, 인지기능 변화 같은 서서히 진행되는 증상이 나타난다. 빨리 전문의를 찾아가 비타민B12 수치를 측정해달라고 부탁하고, 수치가 낮게 나오면 비타민B12를 보충하자. 이미 오랫동안 비타민B12가 심하게 결핍된 상태라면 이미 신경이 돌이킬 수 없을 정도로 손상된 부위가 있을지도 모르지만, 비타민B12를 보충하면 더한 손상은 막을 수 있다.

비타민B12 수치가 낮으면 당연히 인지기능과 뇌 건강에도 문제가 생긴다. 노인을 대상으로 비타민B12 수치를 조사한 연구팀은 "비타민B12 수치가 낮게 나오면 비타민B12 결핍 때문에 뇌가 수축되었고 그 결과 인지기능이 떨어진 것인지, 그 같은 원인을 고쳐 증상을 개선할 수 있는지를 알아보는 추가 검사를 진행해야 한다"[6]라고 했다. 계속해서 이렇게도 말했다.

우리 자료가 의미하는 바는 측정한 비타민B12 수치가 정상범위라 해도 인지능력이 저하되는 초기 단계에서 비타민B12 결핍이 뇌의 부피 변화에 영향을 미치고, 뉴런의 수초를 망가뜨리거나 염증을 일으킬 때가 많다는 것이다. 따라서 비타민B12 수치가 낮을 때는 조기에 치료를 시작해야만 추가 뇌 부피 감소를 막을 수 있다.

여기서 '측정한 비타민B12 수치가 정상범위라고 해도'라는 표현에 주목해야 한다. 이 말은 비타민B12의 수치가 정상범위여도 비타민B12를 섭취하면 도움이 될 수 있다는 뜻이다. 연구에 따라 비타민B12 수치의 정상범위는 다양하지만 보통은 260~935pg/mL이다. 그러니까 정상범위가 상당히 넓다. 비타민B12 수치가 930pg/mL인 사람도 정상이고 그보다 3.5배나 낮은 260pg/mL도 정상이다. 사랑하는 사람의 비타민B12 수치가 정상이지만 아주 낮다면 수치를 높이면 훨씬 좋은 결과가 나올 것이다. 반드시 명심하자. 어떤 영양소가 '정상'이라고 해서 반드시 최적의 상태라고 생각해선 안 된다.

특히 정상범위가 아주 넓을 때는 말이다.

같은 연구팀은 계속해서 "우리 연구는 비타민B12 수치가 낮은 상태는… 공동체 생활을 하는 노인들의 뇌 상실을 일으키는 아주 중요하고 위험한 인자(因子)임을 보여준다. 이 같은 발견은 혈장의 비타민B12 수치는 뇌가 퇴화하고 있다는 사실을 이른 시기에 발견할 징후이며 노인의 인지능력 저하를 유발하는 아주 중요하고 수정 가능한 위험요소일 수 있다는 뜻이다"[7]라고 했다.

소화 기능에 문제가 있는 사람이라면 비티민B12 보조제로 효과를 볼지 모른다. 보조제 형태의 비타민B12는 식품으로 섭취한 비타민B12와 달리 위산이 많이 분비되거나 소화관이 튼튼해야 할 필요가 없다. 비타민B12 보조제는 알약과 캡슐도 있지만 혀 밑에 넣고 녹여 먹는 설하제가 가장 효과적이다(설하제는 딱딱한 사탕처럼 그냥 입에 넣고 녹여 먹어도 된다).

《건강을 위한 비타민B12(Vitamin B-12 for Health)》의 저자 데이비드 브라운스테인(David Brownstein) 박사는 메틸기나 수산기가 있는 비타민B12는 흔히 복용하는 종합비타민제에 든 '시아노코발라민(cyanocobalamin)'보다 훨씬 효과가 좋다고 했다.[8] 그러니 종합비타민제로 '메틸노코발라민'이나 '히드록소코발라민'이 함유된 제품을 구입하자. 건강식품 전문점이나 인터넷에서 메틸노코발라민 사탕도 살 수 있다.

비타민B12 수치가 특히 낮다면 주사를 맞는 것이 수치를 올리는 가장 효과적인 방법이다. 그러면 비타민B12가 체내에 흡수되는 것을 막는 온갖 소화관 장애를 우회해 직접 혈관으로 비타민B12를 들여보낼 수 있다. 의료 행위는 늘 자격을 갖춘 의료 전문가와 상의해야 한다. 체내 비타민과 미네랄 수치를 측정하고 문제를 해결할 적절한 처치를 받아야 한다.

이제 당신은 지난 수십 년 동안 '건강 식단'이라며 받아온 조언들이 뇌 건강에 얼마나 커다란 재앙을 불러왔는지 알게 됐을 것이다. 우리는 뇌가 필요로 하는 중요한 영양분 중 하나인 콜레스테롤을 되도록 적게 먹어야 한다는 소리를 들었다. 우리 식단은 녹말로 이루어진 탄수화물이라는 토대 위에(말 그대로 토대 위에 말이다. 교과서에 실린 먹이 피라미드를 떠올려보라) 세워야 한다는 소리도 들었다. 그것도 혈당지수가 높아서 많은 사람에게 만성적으로 혈당과 인슐린 수치를 높이고, 결국 인슐린 저항성을 유발하는 곡물을 토대로 해야 한다는 소리를 들어왔다. 또 '심장에 좋은' 고도불포화지방산이 많은 식물성기름을 먹어야 한다며 안정적인 천연 포화지방은 먹지 못하게 했다. 사람이 만든 지방은 뇌뿐만이 아니라 몸 전체 세포막의 구조와 기능을 바꾼다(더 자세한 내용은 4장에서 살펴본다).

마지막으로 하고 싶은 말은 지금까지 살펴본 내용만큼이나 중요한데, 콜레스테롤과 지방이 많이 든 음식을 먹어선 안 된다는 조언 때문에 결국 우리는 의도하지는 않았지만 비타민$B_{12}$가 많이 든 음식도 함께 먹지 않게 되었다는 것이다.

인지능력을 개선하고 영양가가 풍부하며 건강한 음식을 먹고 싶다면 탄수화물 섭취를 줄이고 굶주리는 뇌가 가장 필요로 하는 영양분들, 콜레스테롤·천연 지방·오메가-3 고도불포화지방에 항산화제·비타민이나 미네랄 같은 미량영양소를 먹어야 한다.

# 4장

## 세포막:
## 우리 몸의 문지기

4장 제목을 읽으니 갑자기 고등학교 생물 시간이 생각난다는 사람이 있을지도 모르겠다. 하지만 절대로 겁먹을 필요는 없다. 되도록 간단하게 설명할 테니까. 세포막을 비롯해 인체에 있는 생체막의 구조와 기능(무엇으로 만들어졌고 어떤 일을 하는지)을 이해하는 일은 정말로 중요하다. 뇌 건강을 유지하려면 반드시 세포막을 건강하게 유지해야 한다.

세포는 우리 몸을 구성하는 아주 작은 기본 단위이다. 머리부터 발끝까지, 우리 몸은 모두 세포로 이루어져 있다. 적혈구, 간세포, 지방세포, 소장세포, 근육세포, 신경아교세포, 신경세포 등, 다양한 신체 조직과 기관이 세포로 이루어져 있다. 우리 몸을 구성하는 세포는 수조 개가 넘는다. 본질적으로 우리는 세포를 담고 있는, 말하고 걷는 부대자루이다.

(천문학자 칼 세이건[Carl Sagan]의 팬이라면 우리는 사실 재활용하고 있는 별의 잔해라는

말을 더 선호하겠지만 여기서는 이 책의 목적에 맞게 세포 부대자루라고 쓴다. 세이건은 '수십억에 수십억을 곱한'이라는 유명한 말을 했지만 우리는 '수조에 수조를 곱한'이라는 표현을 쓰겠다.)

우리 몸의 내부에서 일어나는 일은 모두 세포가 어떤 활동을 하기 때문이다. 뜨거운 프라이팬을 만진다면 그 즉시 손을 뒤로 뺄 텐데, 그런 일이 가능한 이유는 손에 있는 감각세포가 뜨거움을 느끼고, 그 느낌을 뇌로 전달했고, 그 신호를 받은 뇌가 운동세포에게 손을 떼면 좋겠다는 의견을 제시했고, 그 의견을 받은 운동세포가 손을 멀리 뺐기 때문이다. 우리가 먹은 음식을 소화할 수 있는 이유는 위벽과 장벽에 있는 세포들이 염산과 여러 소화효소를 분비하기 때문이다. 호흡은 폐에 있는 세포들이 열심히 혈관으로 산소를 공급하고 이산화탄소를 내보내기 때문에 일어난다.

어떤 세포를 말하든, 인체를 구성하는 세포에는 모두 세포막이 있다. 좀 더 정확하게 말해 원형질막(plasma membrane)이라고 부르는 세포막은 세포소기관(organelle)이라고 하는 작은 세포 구조물들과 세포 전체를 감싸고 있는 보호막이다. 세포막 덕분에 세포 내부는 세포 외부와 구분된다. 세포막은 나이트클럽의 문지기와 같다. 나이트클럽 문지기는 안으로 들여보낼 손님과 내쫓을 손님을 결정한다. 문지기가 자기 일을 잘해내려면 특별한 기술이 필요하다. 아무도 뼈와 가죽만 있는 소심하고 빈약한 사람을 문지기로 세우지는 않을 것이다. 나이트클럽 문지기는 일종의 경호원이다. 당연히 힘이 세고 덩치가 크고 거칠고 건장한 사람을 문 앞에 세울 것이다.

우리 세포막도 마찬가지이다. 세포막이 제대로 기능하려면 알맞은 구조를 갖추어야 한다. 세포막이 세포 안팎으로 드나드는 물질을 통제하지 못하면 비타민이나 미네랄, 아미노산, 포도당같이 좋은 물질이 세포 안으로 들어가지 못하고 독성물질이나 노폐물도 세포 밖으로 나가지 못할 수 있다. 그렇게 되면 재앙이 발생한다.

그렇다면 세포막의 역할과 알츠하이머에 영향을 미치는 현대 식단은 어떤 관계가 있을까? 세포막은 지방산으로 이루어져 있다(정확하게 말하면 세포막은 인지질, 당단백질, 콜레스테롤 같은 여러 물질로 이루어져 있지만, 가장 중심이 되는 물질은 인지질인데, 인지질은 지방이다). 세포막을 이루는 지방산은 포화지방산, 단일불포화지방산, 고도불포화지방산이 모두 쓰인다. 세 지방산이 다 있어야 구조적으로나 기능적으로 아무 문제가 없는 세포막이 만들어진다. 세포의 종류가 다르면 세포막의 형태와 기능도 달라져서 포화지방산 대 불포화지방산의 비율이 바뀐다. 신경세포, 심장의 근육세포, 췌장의 베타세포 같은 다양한 세포들이 저마다 만드는 세포막을 모두 살펴볼 여력은 없기에 여기서는 그저 세포막을 만들려면 3가지 지방산이 모두 어느 정도는 필요하다는 사실을 아는 것으로 족하다. 세 지방산이 어떤 방식으로 쓰이는지 보려면 세포막의 실제 구조를 알아야 한다(《그림 4.1》). 세포막은 인지질 2중층으로 이루어져 있다.

(인지질 2중층이라고 하면 너무 전문적으로 들리지만, 걱정할 필요는 없다. 그냥 용어만 그런 것이니까. 세포막이 이중문처럼 생겼다는 사실만 기억하면 된다. 세포막은 인지질이 2개의 층을 이루고 있다.)

인지질에서 '인'은 인산기를 뜻하는데, 〈그림 4.1〉에서 위아래로 가장 바깥쪽에 있는 동그란 공이 바로 인이다. '지질'은 공처럼 생긴 인에 매달려 있는 '꼬리'인데, 이게 바로 우리가 살펴볼 물질이다. 이 꼬리 부분은 지방산으로 이루어져 있는데, 일부는 포화지방산이고 일부는 단일불포화지방산, 일부는 고도불포화지방산이다. 이 세 지방산이 손상되지 않은 상태로 적절하게 섞여 있어야만 세포막이 제 기능을 해낼 수 있다. 건장한 문지기가 있어야만 드나드는 손님을 통제할 수 있듯 세포막도 적절한 재료로 제대로 구조를 갖추어야 한다.

그런데 세포막은 지방산만으로는 만들 수 없다. 다양한 분자가 함께 있어야 한다. 광활하게 뻗은 영지를 생각해보자. 누군가 아주 부자인 사람의 집, 샹보르 성처럼 주소가 아니라 저택 이름으로 부르는 건물이 들어선 영지를 생각해보는 거다. 이런 영지로 들어가고 나오는 방법은 여러 가지이다. 정문, 뒷문, 창문, 고용인들이 드나드는 문, 발코니 문, 무도회장 문, 배달꾼들이 드나드는 지하 문 등. 사람들이 이런 문들로 출입하려면 건물 자체가 제대로 서 있어야 한다. 건물을 제대로 짓지 않으면, 복도나 창문 모양이 잘못됐거나 크기가 틀리다면, 결국 건물은 무너져 내린다.

세포막도 같은 방식으로 작용한다. 〈그림 4.1〉에서 보이는 것처럼 세포막의 표면과 내부에는 문이나 창문처럼 특정 물질을 세포 안으로 집어넣거나 밖으로 빼도록 설계된 이온 통로나 수송 물질들이 있다. 외부 물질은 이들의 도움을 받지 않으면 절대로 세포막을 통과할 수 없다. 세포막은 반투과성 막이다. 그 말은 어떤 물질은 아무 문

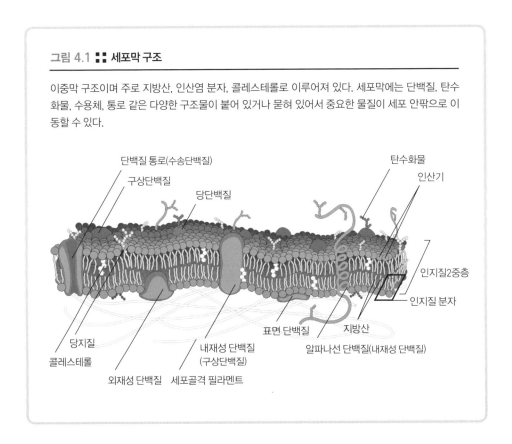

**그림 4.1 :: 세포막 구조**

이중막 구조이며 주로 지방산, 인산염 분자, 콜레스테롤로 이루어져 있다. 세포막에는 단백질, 탄수화물, 수용체, 통로 같은 다양한 구조물이 붙어 있거나 묻혀 있어서 중요한 물질이 세포 안팎으로 이동할 수 있다.

단백질 통로(수송단백질)
구상단백질
당단백질
탄수화물
인산기
인지질2중층
인지질 분자
당지질
콜레스테롤
내재성 단백질
(구상단백질)
표면 단백질
지방산
알파나선 단백질(내재성 단백질)
외재성 단백질　세포골격 필라멘트

제없이 세포막을 통과하지만 어떤 물질은 얼굴을 알고 있는 경비원이 안내해야만 저택 안으로 들어갈 수 있는 것처럼 특별한 통로나 다른 분자의 도움을 받아야 한다. 세포막에 있는 특별 수용체와 결합해야만 안으로 들어갈 수 있는 갑상선 호르몬, 인슐린, 테스토스테론, 신경전달물질인 세로토닌과 도파민 등이 그런 물질이다.

이제 세포막이 제대로 만들어지지 않으면 어떤 일이 생기는지 알아야 한다. 당연히 세포 안으로 들어가야 하는 물질이 들어가지 못하고 나와야 하는 물질이 나오지 못한다. 그것이 전부가 아니다. 창문이나 문 모양이 맞지 않거나 크기가 다르면 집에 문제가 생기는 것처럼 세포막이 제대로 만들어지지 않으면 세포막에서 물질 수송을 담당하는 물질과 통로, 수용체들이 기능하지 못한다.

이 문제를 좀 더 자세히 살펴보자. 세포막에 있는 LDL 수용체가 제대로 작동하지 못하면 LDL이 세포 안으로 들어가지 못하기에 혈관에는 많은 LDL이 떠다닐 것이다. (LDL이라니, '나쁜 콜레스테롤'이라고 부르는 그거 말이야? 이런 생각을 할지도 모르겠다. 맞다, 바로 그 콜레스테롤이다. 하지만 그런 명칭은 콜레스테롤의 특성을 지나치게 단순화한 표현이다. 콜레스테롤은 9장에서 자세하게 살펴보자.)

세포막 구조가 잘못되어 인슐린 수용체와 포도당 운반체가 자기 역할을 제대로 하지 못하면 인슐린이 포도당을 세포 안으로 넣을 수 없어 혈당 수치가 지나치게 높아진다. 세포막을 만드는 기본 재료를 제대로 갖춘다는 의미는 그렇지 못할 경우 생리적으로 잘 기능하는 세포막과 그렇지 않은 세포막이 생겨 뇌와 몸 전체에 엄청난 재앙이 발생할 수 있음을 뜻한다.

그렇다면 세포막이 제대로 만들어지지 않는다는 것은 무슨 뜻일까? 세포막의 토대를 이루는 기본 성분이 지방산이었음을 기억하자. 세포막을 만들려면 포화지방산, 단일불포화지방산, 고도불포화지방산이라는 세 지방산이 모두 있어야 한다. 하지만 지난 50여 년 동안 우리는 포화지방산은 먹지 말고 불포화지방산을 많이 먹으라는 권고를 들었다. 버터, 치즈, 베이컨 지방, 소고기 기름, 달걀노른자, 살코기에 붙은 지방은 안 되고 올리브오일, 콩기름, 옥수수기름, 카놀라유, 해바라기씨유, 홍화씨유 등을 섭취하라고 했다.

이런 영양 불균형은 세포막 구조에 영향을 미쳤다. 불포화지방산을 너무나도 많이 먹어 세포막으로 많은 불포화지방산이 들어갔다. 결국 세포막은 약해지고 불안정해졌다. 그러면 몸은 하중벽이나 샛기둥처럼 세포를 보강할 물질을 보낸다. 집(세포막)이 무너지지 않도록 외벽을 지탱할 자재를 보내주는 것이다. 이 자재는 무엇으로 이루어져 있을까? 콜레스테롤이다.

불포화지방산이 많은 음식을 먹는다는 것도 혈청 콜레스테롤 수치가 낮은 이유일 수 있다. 불포화지방산이 많은 음식을 먹으면 세포막이 제대로 만들어지지 않기에 세포막을 보강해 안정하게 만들 콜레스테롤이 필요하다. 그 때문에 콜레스테롤은 혈관을 빠져나와 세포막으로 들어가야 한다. 인체는 콜레스테롤을 만들 수 있는 것처럼 포화지방도 만들 수 있다. 포화지방이 필수영양소가 아닌 이유는 그 때문이다. 하지만 내부에서 생성하는 포화지방산이 요구량을 충족시킬 수 없는 사람도 있고, 특정 질병을 앓고 있거나 큰 상처를 입어 세포막을 수선할 포화지방산과 콜레스테롤이 더 많이 필요한 사람도 있다.

우리 몸에서 막이 있는 곳은 세포 경계만이 아니다. 세포 안 세포소기관도 막으로 둘러싸여 있다. 그런 세포소기관 가운데 뇌 기능과 알츠하이머와 가장 관계가 있는 것은 미토콘드리아이다. 미토콘드리아는 5장에서 자세하게 살펴보자.

# 5장

# 미토콘드리아의 기능과
# 기능 장애

4장에서 말한 것처럼 세포소기관이라는 세포 내부의 작은 구조물에도 막이 있다. 그 중 우리는 미토콘드리아 막을 중점적으로 살펴본다(미토콘드리아는 복수형, 단수형은 미토콘드리온[mitochondrion]). 미토콘드리아는 세포의 에너지 공장(발전소)이다. 〈그림 5.1〉을 보면 미토콘드리아의 기본 구조를 알 수 있다.

미토콘드리아는 안쪽과 바깥쪽에 막이 하나씩 있는 이중막 구조이다. 에너지가 생산되는 과정은 미토콘드리아의 내막에 있는 전자전달계에서 일어난다. 에너지 생산을 마무리 짓는 효소는 ATP 생성효소(ATP synthase)이다. 〈그림 5.2〉에서 보는 것처럼 미

미토콘드리아 기능 이상이 알츠하이머에서 나타나는 병리·생리적 이상증후와 밀접한 관련이 있다는 증거가 쌓이고 있다. … 미토콘드리아의 기능에 이상이 생기고 그 결과 에너지가 결핍되면 신경세포가 퇴화하거나 죽는 과정이 시작된다.

—파울라 I. 모레이라 연구팀[1]

토콘드리아 내막에는 ATP 생성효소가 수천 개 박혀 있다.

ATP는 몸이 가지고 있는 '에너지 통화(energy currency)'이다. 미국에서 경제 활동을 하려면 달러를 써야 한다. 마찬가지로 우리 몸에서 세포가 생리적으로, 생화학적으로 사업을 하려면 ATP를 사용해야 한다. 그런데 미토콘드리아는 ATP 통화를 제조하는 조폐공사라 할 수 있다.

알츠하이머, 파킨슨병, 근위축성측색경화증(루게릭병), 다발성경화증 같은 신경질환의 발병 원인을 설명할 때 '미토콘드리아 기능 장애(mitochondria dysfunction)'라는

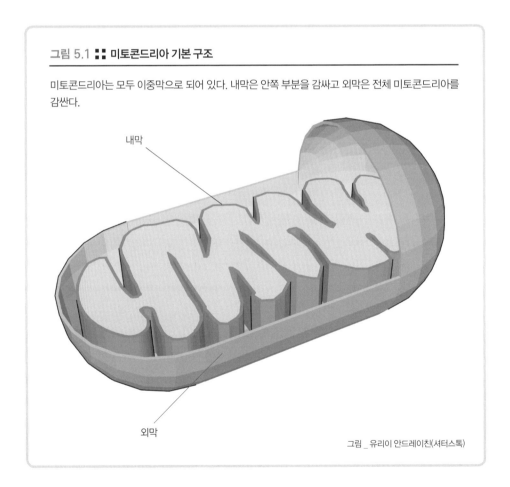

**그림 5.1 ▟▙ 미토콘드리아 기본 구조**

미토콘드리아는 모두 이중막으로 되어 있다. 내막은 안쪽 부분을 감싸고 외막은 전체 미토콘드리아를 감싼다.

내막

외막

그림 _ 유리이 안드레이친(서터스톡)

용어를 사용하는 경우가 점점 늘고 있다.[2] 미토콘드리아가 문자 그대로 에너지를 생산하는 세포소기관이라면, 미토콘드리아가 손상되면 세포는 에너지를 공급 받지 못한다. 그리고 이제 우리는 알츠하이머는 뇌세포가 에너지를 제대로 공급 받지 못해 생기는 병임을 조금은 알고 있다.

### 그림 5.2 ▪▪ 미토콘드리아의 내막을 자세히 들여다본 그림

미토콘드리아 내막에는 ATP를 생성하는 효소가 점점이 박혀 있다. 많은 세포에 미토콘드리아가 수천 개씩 들어 있는데, 또 각 미토콘드리아에 에너지 생산효소가 수천 개씩 들어 있다.

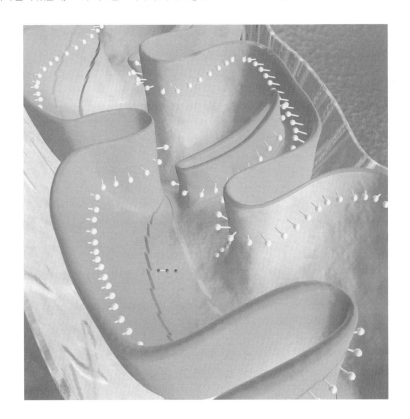

그림 _ 사이언스픽스(셔터스톡)

태어날 때부터 가지고 있던 유전자 이상이나 돌연변이를 비롯해 미토콘드리아가 제대로 기능하지 못하는 이유는 많다. 이번 장에서는 미토콘드리아의 기능 장애를 일으키는 가장 큰 2가지 원인이며, 우리가 충분히 영향을 미칠 수 있는 당화반응(glycation)과 산화(oxidation)를 살펴본다. 현대인의 식단에서 많은 부분을 차지하고 있는 정제 탄수화물, 채소와 씨앗의 농축 오일 과다 섭취는 당화반응과 산화를 일으키는 큰 원인이다. 이 책을 읽는 동안 독자들은 풍부한 영양소를 섭취하고 탄수화물 소비를 줄이고 충분히 잠을 자고 스트레스 수치를 낮추면 미토콘드리아를 건강하게 만들 수 있음을 알게 될 것이다. 걷기나 자전거 타기, 정원 가꾸기, 역도, 골프, 요가, 필라테스, 수영, 시니어 에어로빅이든 즐기며 꾸준히 할 수 있는 운동을 규칙적으로 하면 미토콘드리아도 건강해진다. 운동 이야기는 17장에서 다시 할 테지만, 두 번 반복해도 지나치지 않다.

미토콘드리아를 생각할 때면 이 말을 떠올리자. '사용하라, 안 그러면 잃을 것이다.' 계속해서 활동하면 몸에서 건강하고 새로운 미토콘드리아가 만들어진다. 육체활동을 하면(특히 강도 높게 움직이면) 몸이 자극을 받아 미토콘드리아를 더 많이 만든다. 강도 높은 운동을 하면서 규칙적으로 강도가 낮은 활동(걷기나 정원 가꾸기 같은)을 같이하면 미토콘드리아가 건강한 상태를 유지할 수 있다. 우리 몸은 건강하게 기능하는 미토콘드리아를 만들어야 할 이유가 생기면 당연히 그렇게 한다.

이 책에서 소개하는 영양학 전략을 좀 더 완벽하게 이해하려면, 무엇보다 반드시 인슐린 민감성을 개선하고 혈당을 조절해야 하는 이유를 알아야 한다. 섭취해야 하는 지방과 섭취하면 안 되는 지방을 좀 더 자세히 알고 싶다면, 당화반응과 산화라는 용어에 익숙해져야 한다.

당화반응과 산화는 인체에서 정상적이고 건강한 물질대사 반응이 일어날 때 진행되는 과정이다. 살아서 숨 쉬고 음식을 소화, 흡수하며 우리 몸이 움직일 때 자연스럽게 일어나는 반응이다. 하지만 두 반응은 아주 느린 속도로 오랫동안 조금만 일어나야 한다. 아주 많이, 빠르게 일어나면 세포와 조직을 수선해야 하는 우리 몸이 그 속도를 따라갈 수 없어 문제가 생길 수 있다. 제대로 조절하지 못한 당화반응과 산화 스트레스는 알츠하이머를 비롯한 현대인의 수많은 만성질환과 관계가 있다(직간접적인 원인일 것이다).

뇌에서 당화반응과 산화를 제대로 조절하지 않으면 2기지 유형의 '뇌 손상'이 생긴다. 이는 알츠하이머에서 나타나는 악순환의 일부이다. 이유는 탄수화물 불내성이라는 대사장애가 먼저 시작되기 때문인데, 일단 당화반응과 산화가 맹렬하게 진행되면 뉴런은 제 기능을 하기가 힘들어지고 뇌세포들은 서로 원활하게 소통하지 못하게 된다. 이제 당화반응부터 시작해 이 과정을 좀 더 자세하게 살펴보자.

## 당화반응

뜨거운 여름날 자동차 대시보드 위에 막대사탕이나 딱딱한 사탕을 놓고 내린 적이 있는가? 자동차 안에 갇힌 사탕은 어떻게 될까? 분명 녹아 내려서 대시보드 위에 넓게 퍼지고 끈적끈적해져서 떼어내기 어렵게 될 것이다. 녹은 설탕이 굳으면 딱딱해지면서 고체가 되는데, 이 고체는 유리처럼 쉽게 깨진다.

아주 오랫동안 설탕(포도당)을 엄청나게 많이 먹으면 우리 몸 안에서도 비슷한 일이 일어난다. 앞에서 살펴본 헤모글로빈 A1c라는 의학 용어는 혈액에서 산소를 운반하는 단백질인 헤모글로빈이 설탕과 결합해 끈적끈적해진 상태를 가리킨다. 다시 말해 당화(糖化)된 헤모글로빈이라는 뜻이다. 포도당에 노출된 채로 오랜 시간이 흐르는 것, 이것이 당화작용을 유도하는 2가지 요소이다.

혈액에 든 혈당이 많을수록, 혈당 수치가 높은 상태로 지내는 시간이 길수록 몸에서는 더 많은 당화반응이 일어난다. 혈당을 제대로 조절하지 못하는 당뇨 환자는 거의 늘 건강한 사람보다 혈당 수치가 높아 헤모글로빈 A1c 수치도 높다(2장에서 헤모글로빈 A1c의 수치는 이전 3개월가량의 혈당 수치 평균치와 거의 비슷하다고 했던 사실을 기억할 것이다). 따라서 헤모글로빈 A1c의 수치가 높아진다는 것은 혈액이 찐득해진다는 뜻이다. 농도와 점성이 물이 아니라 메이플시럽이나 당밀 같아진다는 의미이다. 혈액이 찐득해지면 당연히 혈관에서 제대로 흘러가지 못한다. 산소와 영양분도 혈액에서 조직으로 흘러들어가지 못해 여러 문제가 생긴다.

몸 안에서 당화되는 물질은 헤모글로빈만이 아니다. 동맥과 모세혈관을 비롯한 혈관을 만드는 구조단백질을 비롯해 인체 내부에 있는 모든 구조물은 설탕이 달라붙어 끈끈해질 수 있다. 건강한 혈관은 매끈한 고무관과 같아 많은 혈액을 감당할 수 있다. 혈액이 쉽게 흘러가도록 언제라도 넓게 팽창할 수 있다는 뜻이다. 하지만 당화된 혈관은 쉽게 팽창하지 않는다. 오히려 유리관처럼 단단해져서 조금만 힘을 줘도 부서지거나 망가질 수 있다. 따라서 혈당이 만성적으로 높은 상태라면 혈관은 고무관에 물이 흘러가는 상태가 아니라 확장되지도 않고 많은 혈액을 수용할 수도 없는데다 부서지기 쉬운 유리관에 끈적끈적한 당밀이 흘러가는 상태가 된다.

이런 상태에서 심장이 이 좁은 유리관 속으로 혈액을 밀어내려면 얼마나 많은 힘을 들여야 할지, 심장이 힘껏 밀어낸 혈액이 얼마나 강한 힘으로 혈관 벽을 치게 될지는 굳이 말하지 않아도 알 것이다. 결국 단단한 혈관에 끈적끈적한 혈액이 흐르면서 고혈압 상태가 될 텐데, 2형 당뇨나 인슐린 저항성이 있는 사람의 혈관에서는 바로 이런 일이 일어난다. 고혈압은 대사증후군임을 진단하는 아주 분명한 진단 기준으로, 인슐린 수치가 만성적으로 높다는 것은 본태성 고혈압(essential hypertension)과 특발성 고혈압(idiopathic hypertension)을 유발하는 숨은 원인일 가능성이 있다[3](탄수화물을 적게 섭취하면 고혈압을 치료할 수 있는 경우가 많은 것은 이 때문이다).

높은 혈당과 인슐린 수치 때문에 혈관 건강이 나빠져 제 기능을 하지 못하면 당연히 당뇨 환자는 고혈압뿐 아니라 심장마비, 안구 혈관 파열, 혈액순환 장애, 신장질환(혈액을 거르는 작은 혈관이 손상되기 때문이다), 당뇨병성 말초신경병증 같은 다양한 심혈관계 합병증 때문에 고생할 가능성이 높아진다.[4]

심혈관계에서 혈당과 인슐린을 제대로 조절하지 못하면 재앙이 발생한다. 심혈관계가 뇌에 미칠 영향을 생각해보라. 앞에서 예로 들었던 자동차 대시보드처럼 뇌세포도 당화될 수 있다. 뇌세포가 끈적끈적한 설탕에 덮이고, 그 설탕이 유리처럼 단단하고 부서지기 쉬운 상태가 되면 더는 제대로 기능할 수 없다. 비정상적으로 높은 혈당과 인슐린 수치 때문에 뇌가 손상될 때 당화반응은 원인과 결과를 잇는 여러 다리 가운데 한 다리 역할을 한다.

그런데 당화반응이 야기하는 손상은 거기서 끝나지 않는다. 때로는 당화된 구조물들이 서로 연결해(결합해) '최종당화산물(advanced glycation end-products)'을 형성하기에 조직과 세포는 더욱 끈적끈적해지고 단단해진다. 최종당화산물은 흔히 'AGES'라고 부르는데, 노화(aged)와 관계가 있어서 그렇게 부르는 것은 아니다. 하지만 실제로 피부를 구성하는 단백질이 당화되면 피부가 건조해지고 푸석해지며 축 늘어진다거나 주름이 생기는 등, 눈에 띄는 노화 현상이 나타난다. 그러나 피부 바깥쪽 일은 안쪽에 있는 뇌에서 일어나는 일과 비교하면 아무것도 아니다. 스테파니 세네프(Stephanie Seneff) 연구팀은 "계속해서 포도당에 노출되는 수위가 높아지면 별아교세포와 뉴런을 구성하는 다양한 단백질이 당화될 위험이 있다. 단백질이 당화되면 제대로 기능하지 못해 산화반응이 일어나 손상될 가능성이 높아지며, 이를 분해하거나 제거하기 힘들어진다"[5]라고 했다.

최종당화산물을 확인하는 또 다른 방법은 시커멓게 타버린 고기를 떠올리는 것이다. 고기를 구울 때 고기 표면에 생기는 바삭한 부분도 최종당화산물이다. 이런 최종당화산물과 우리 몸 안에서 만들어지는 최종당화산물은 사뭇 다르다. 하지만 고기에 나타나는 그런 손상이(탄 부분이) 우리 뇌 안에서 만들어진다면 어떤 문제가 생길지 쉽게 상상할 수 있도록 해준다.

- 뇌세포가 끈끈해지면서 손상된다
- 뇌세포가 더는 신경자극을 다른 곳으로 보내지 못한다
- 뇌세포가 손상되어 장기기억과 단기기억에 문제가 생긴다
- 자극을 조절하고 몸을 움직이는 데 문제가 생긴다
- 알츠하이머 증상이 나타난다

## 산화 손상

알츠하이머 환자들을 괴롭히는 또 다른 '뇌 손상'은 산화 스트레스, 줄여서 산화라고 부르는 반응이다. 당화반응처럼 인체는 정상적인 물질대사 작용을 하면서 어쩔 수 없이 산화반응이 조금은 일어날 수밖에 없다. 하지만 산화를 통제할 수 없고 만성적이며 압도적으로 끊임없이 일어나면 뇌에 인지장애를 일으킨다. 이런 무지막지한 산화 스트레스를 유발하는 원인은 많다. 가장 중요하고, 쉽게 바꿀 수 있는 2가지 원인은 빈약한 식단과 만성 스트레스이다(제대로 자지 않는 것 역시 중요한 원인이다).

건강 관련 서적을 읽거나 TV 뉴스에 나오는 관련 보도를 보았다면 아마 '자유라디칼(free radical)'이라는 말을 접해봤을 것이다. 과학적으로 자유라디칼이 무엇인지 정

확하게 파헤치는 일은 이 책의 범위를 벗어난다. 여기서는 그저 자유라디칼이란 우리 세포 안에서 핀볼처럼 작용하는 물질이라고 생각하는 것으로 족하다. 아무 곳이나 돌아다니면서 마구 부딪친다.

우리 몸 안에 있는 이런 '핀볼'의 정체는 무엇일까? 공학적으로 말하면 자유라디칼은 '활성산소종(reactive oxygen species, ROS)'이라고 할 수 있다. 생화학적으로는 짝이 없는 전자를 가진 분자이다. 당연히 불안정해서 혼자 있는 전자를 짝지어주려고 어디에서든 전자를 '훔쳐'온다. 전자를 도둑맞은 분자는 불안정해져 또 다른 분자에게서 전자를 훔쳐오고… 그런 일이 계속해서 반복된다. 활성산소는 세포막을 구성하는 지방산에서도 전자를 훔쳐올 수 있다. 분자가 전자를 잃으면 그 분자는 산화되었다고 말한다. 지방산이 전자를 빼앗기면 그 지방산은 산화된 것으로 곧 그 부분이 손상됐다는 뜻이다. 손상된 부위가 생기면 산화된 물질(핀볼에 맞은 물질)은 어떻게 해서든지 다른 곳에서 수선할 재료를 훔쳐오려고 하고, 그 때문에 결국 앞에서 말한 것처럼 훔치고 훔치는 과정이 계속될 수밖에 없다. '항산화물질'이라고 부르는 영양소는 이런 손상을 최소로 하고 연쇄 절도반응이 일어나지 않도록 막아준다.

그런데 세포에서 세포로, 몸의 구조물에서 구조물로 마구 돌아다니며 해를 끼치는 이 자유라디칼 분자는 어디에서 왔을까? 자유라디칼을 생성하는 주요 식품군은 고도불포화지방산이 많이 든 식물성기름이다. 콩기름, 옥수수기름, 목화씨유, 홍화씨유 같은 식품은 자유라디칼을 많이 생성시킨다. 고도불포화지방산은 열이나 빛, 공기에 노출되면 산화되어 활성산소를 만든다. 이런 식물성기름이 든 음식이나 식물성기름으로 조리한 음식을 먹을 때 우리는 활성산소도 함께 먹는다(이 내용은 12장에서 좀 더 자세하게 다룬다).

인체에서 매일 일어나는 신진대사작용도 활성산소를 만들어낸다. 세포 단계에서는 미토콘드리아가 활성산소를 만든다(미토콘드리아는 세포 안에서 에너지를 만들어내는 작은 용광로이다). 우리 몸에는 활성산소로 손상되는 부위를 최소화시키는 자체 복구 물질이 있다. 이런 천연 항산화제 중 가장 잘 알려진 물질이 글루타티온(glutathione)과 과산화물제거효소(superoxide dismutase)이다. 하지만 활성산소가 너무 많아 몸에서 분비하는 천연 항산화제만으로 모두 제거할 수 없으면 손상되는 부위가 많아질 수밖에 없다. 에너지를 생산하는 동안에는 어쩔 수 없이 활성산소가 만들어질 수밖에 없다. 그러나 지방이 아닌 포도당으로 에너지를 얻으면 우리 몸이 감당할 수 없을 정도로 많은 활성산소가 만들어진다. 앞에서 말한 것처럼 지방은 포도당보다 훨씬 효율이 높고 '깨끗한' 연료이다. 분자 단계에서 보았을 때 포도당이 ATP를 생성하는 방식과 지방이 ATP를 생성하는 방식이 조금 다른데, 이 조금 다름이 커다란 차이를 만들어 포도당을 대사하는 동안 해로운 자유라디칼 분자가 아주 많이 생성된다. 파울라 모레이라(Paula Moreira) 연구팀은 자유라디칼이 인지기능에 영향을 미치는 과정을 설명했다.

"뉴런이 제거할 수 없을 만큼 많은 자유라디칼 분자가 생산되면 산화 스트레스가 발생하고, 그 결과 미토콘드리아가 기능 이상을 일으켜 뉴런이 손상된다."[6]

탄수화물을 끊임없이 태워 에너지를 얻는 대신 지방을 기반으로 물질대사가 일어나게 하는 것도 몸과 뇌가 받는 산화 스트레스를 줄이는 한 방법이다.

항산화물질은 산화 스트레스가 확산되지 못하게 막는다는 중요한 역할을 하니 항산화 보조제를 다량 먹는 것이 건강에 도움이 된다고 생각할지도 모르겠다. 체내에 항산화물질이 증가하면 분명 하는 역할이 있겠지만, 생리학적으로 필요한 만큼의 항산화물질 이상은 섭취하지 않는 것이 좋다. 산화라고 무조건 나쁘지는 않다. 산화는 체내 생리작용 과정에서 자연스럽게 일어나는 정상적인 부분이다. 산화는 체내로 침입한 병원균을 중성화하려고 면역계가 사용하는 도구이기도 하다. 면역반응을 담당한 세포들은 산화반응을 이용해 병원균을 죽이거나, 밖으로 배출될 수밖에 없는 표지를 단다. 세포가 스스로를 파괴하는 세포자살과정(세포자멸[apoptosis]이라고도 부른다)에도 산화는 필요하다. 세포자멸은 나이가 들어 제 기능을 못할 정도로 힘이 빠져 몸에서 제거해야 하는 세포를 분해하거나 처리하는 한 가지 방법이다(암세포는 세포자멸을 하지 않는데 제 기능을 하지 못하면서도 암세포가 계속 증식하고 퍼져나가는 이유는 그 때문이다). 인체 조직을 압도할 정도로 많은 산화 손상이 일어나지 않도록 항산화물질을 적절한 양으로 유지하는 일은 중요하지만 항산화제를 과도하게 섭취하면 균형이 깨질 수 있어 오히려 해가 된다. 체내 항산화물질을 늘리는 가장 현명한 방법은 항산화물질이 풍부하게 든 식품을 먹는 것이다. 저탄수화물 식사를 하면서 여러 채소와 당지수가 낮은 과일을 먹자. 강황, 로즈마리, 바질, 마늘, 오레가노, 올스파이스, 타임 같은 향신료에도 항산화물질이 많이 들었다. 이런 식품들을 다양한 방법으로 조리해 먹자. 음식으로 먹는 항산화물질에는 '지나치다'라는 말이 어울리지 않는다.

---

뇌는 산소를 대량으로 소비하기에 신체 어떤 기관보다 산화 손상을 입기 쉽다. 뉴런은 다른 뇌세포보다 대사율이 다섯 배나 높아 산소 스트레스에 특히 취약하다. 더구나 뉴런을 이루는 지방산에서 활성산소와 결합하는 고도불포화지방산이 차지하는 비율이 높아 연쇄적인 과산화지질 반응이 일어나 분자가 붕괴된다.

— 모티머 마멜랙[7]

---

## 미토콘드리아 대참사

미토콘드리아는 세포가 사용할 에너지를 만드는 발전소로 자유라디칼을 생산하는 곳이자 자유라디칼의 공격을 받는 곳이기도 하다. 실제로 아주 취약한 고도불포화지방산이 미토콘드리아 내막과 외막의 많은 부분을 차지하기에 이 작은 세포소기관은 특히 산화 스트레스에 취약하다. 정제 설탕과 곡물, 활성산소를 만드는 식물성기름이 가득 든 현대인의 식단이라는 측면에서 미토콘드리아가 짊어지고 있는 짐을 고민해보자. 미토콘드리아는 당화될 테고, 산화 때문에 끊임없이 고통 받는다. 이중으로 괴로워야 하는 것이다.

알츠하이머의 큰 문제 중 하나가 미토콘드리아 기능 장애이다. 미토콘드리아는 말 그대로 생체가 필요로 하는 에너지를 거의 대부분 생산한다. 따라서 미토콘드리아의 총량이 줄어들거나 손상되면 당연히 전체 몸에서 생산되는 에너지가 줄어들고, 말할 것도 없이 뇌가 써야 하는 에너지도 제대로 만들어내지 못한다. 그 위에 뇌세포에 든 미토콘드리아가 당화되고 산화되면 결국 '퍼펙트 스톰(개별 위력은 크지 않은 태풍 같은 자연현상이 서로 맞물려 엄청난 파괴력을 갖는 상황-옮긴이 주)'을 맞은 것처럼 신경세포는 크게 훼손되고 인지기능이 악화될 것이다. 애초에 손상이 아주 조금만 일어나도록 미토콘드리아를 보호하고, 자연적으로 결국 일어날 수밖에 없는 손상은 재빨리 치유하고 제거해야 한다. 건강한 사람도 미토콘드리아를 보호하고 손상 부위를 제거해야 하지만 알츠하이머 환자에게 이는 훨씬 중요하다.

알츠하이머 환자의 뇌는 수년, 혹은 수십 년 동안 극심한 당화반응과 산화 스트레스 때문에 고통 받고 있었을 것이다. 따라서 알츠하이머 환자의 미토콘드리아에 발생한 손상을 빠르고 효과적으로 제거할 수 있다면 인지능력도 그만큼 빠르게 개선할 수 있다. 이 책에서 강력한 영양학 전략을 제시하는 이유도, 식사와 함께 복용해야 하는 특별 영양보조제를 소개하는 이유도 바로 그 때문이다. 대충 임시로 변통할 시간이 없다. 이제는 흘러가는 시간에 맞서 과감하게 행동해야 할 때이다. 미토콘드리아를 다시 건강하게 만들면 인지능력이 더는 떨어지지 않으며, 어쩌면 떨어진 인지능력도 조금쯤은 회복할 수 있을지도 모른다.

뉴런의 모양 변형도 산화 손상이 인지능력을 떨어뜨리는 한 가지 방법이다. 3장에서 살펴본 것처럼 뉴런은 수초에 감싸여 있는데, 수초를 구성하는 주성분은 콜레스테롤과 지방산이다. 우리가 잘못된 지방산만 많이 섭취하면 산화된 지방 때문에 수초의 구조가 바뀌고, 결국 수초는 제 기능을 못하게 된다. 수초에 문제가 생기면 세포끼리 신호를 주고받지 못하고, 뉴런은 신경자극을 다른 뉴런으로 전달하지 못해, 알츠하이머 증상인 기억력 상실과 인지능력 저하가 나타난다. 간단하게 말해 뇌세포가 '고장'나면서 당연히 인지장애, 기억력 상실, 행동 변화가 생기는 것이다.

세포막에서도 같은 일이 벌어진다. 세포막은 지방산과 콜레스테롤, 그 밖에 여러 물질로 이루어져 있다. 적절하게 균형 잡힌 지방산을 먹지 않고, 세포막으로 들어가선 안 되는 지방산이 너무 많이 들어가면 이 지방산들이 산화되면서 세포막은 제대로 기능하지 못한다. 적절한 지방산을 섭취하는 일이 왜 그렇게 중요하며, 얼핏 보기에는 사소한 세포막 같은 구조물의 생김새나 기능 변화가 어째서 모든 측면에서 건강(과 인지능력)을 해치는 결과가 나오는지 제대로 이해하려면 세포막이 하는 일을 기억하고 있어야 한다.


지금까지 기억력 상실, 행동 변화 같은 알츠하이머 증상을 유발하는 세포와 세포 하위 구조들의 몇 가지 손상을 살펴보았다. 생화학적으로 중요한 알츠하이머 유발 요소는 또 있다. 바로 베타아밀로이드 응집이다. 다음 장에서는 베타아밀로이드 응집, 이 병리 현상과 알츠하이머의 진행 관계를 둘러싸고 벌어지는 논쟁을 살펴보자.

# 6장

# 베타아밀로이드,
# 알츠하이머를 일으키는 원인인가,
# 억울한 누명인가

자신이나 사랑하는 사람이 알츠하이머 검사를 받았다면 분명 베타아밀로이드라는 용어를 들어봤을 것이다. 1장에서 짧게 살펴본 것처럼 베타아밀로이드 응집이 알츠하이머에 어떤 역할을 하는지는 의견이 분분하다. 알츠하이머 발병의 주원인이라고 주장하는 연구자도 있지만 결과라고 하는 연구자도 있다. 이 책에서 개괄적으로 소개한 알츠하이머 발병 원인과 사람의 생리 반응은 다양한 형태로 발현될 수 있음을 생각해보면 두 주장 모두 어느 정도는 일리가 있다.

베타아밀로이드 응집은 열(熱)에 견줄 수 있다. 열은 몸 안으로 침입한 병원체를 중성화하거나 죽이려고 몸이 채택하는 천연 방어 전략이다(우리 몸이 체온을 높이는 목적은 병을 일으키는 박테리아나 바이러스를 뜨거운 열기로 죽이려는 데 있다). 하지만 이 천연 방어 전략을 과도하게 사용해 체온이 너무 높아지면 인체의 다른 생리작용에 끔찍한 영향을 미친다. 베타아밀로이드도 마찬가지이다. 베타아밀로이드는 뇌를 보호할 목적으로 생성되는 물질이지만 한도를 넘어 지나치게 생성되면 도움은커녕 해가 된다.

나는 베타아밀로이드가 쌓여 넓은 범위에 응집하는 것이 알츠하이머의 원인이 아니라는 추론에 상당한 확신을 가지고 있다. 베타아밀로이드 응집보다 훨씬 강력한 알츠하이머 증표라고 알려진 뇌 포도당 대사율 감소는 베타아밀로이드 응집이 나타나기 수년 전, 심지어는 수십 년도 전에 시작되기 때문이다. 알츠하이머의 진행 과정에서 베타아밀로이드 응집이 맨먼저 나타나지는 않는다는 사실은 알츠하이머 시작의 기폭제는 아닐 가능성이 높다는 뜻이다.

더구나 알츠하이머 환자라 해서 베타아밀로이드가 과도하게 생성된다는 증거는 없다. 베타아밀로이드와 이 물질이 만드는 불용성 플라크는 과도하게 만들어져서가 아니라 제대로 청소를 하지 않기 때문에 쌓이는 것이라 여겨진다. 다시 말해, 제대로 분해되어 밖으로 배출되지 않기 때문이다. 혈당 인슐린 수치가 높은 것은 베타아밀로이드를 효과적으로 제거할 수 없게 하는 주원인이다. 소니아 코헤이아(Sónia Correia) 연

> 베타아밀로이드는 신체를 방어할 목적으로 만들어지는 물질이다. … 따라서 이 물질이 만들어지는 실제 이유를 고민하지 않고 그저 몸 안에서 베타아밀로이드를 제거하려는 생각은 생물학적으로 그다지 현명하지 않다.
>
> – 데일 브레드슨[1]

---

가장 잘 알려지고 두드러지게 드러나는 알츠하이머의 한 가지 특징은 뇌의 특정 지역에서 서서히 포도당 대사율(CMRglc)이 감소하는 현상이다. … 알츠하이머에 특히 취약한 ApoE4 유전자를 가진 사람은 치매가 시작되기 수십 년도 전인 젊은 나이에 이미 뇌 기능에 문제가 나타난다. 따라서 뇌 포도당 대사율 저하는 세포가 소실되거나 베타아밀로이드가 응집되었을 것으로 예측되는 시기보다, 치매의 임상학적 증상들이 명확하게 나타나는 시기보다 훨씬 앞선 알츠하이머 초기 진행기에 시작된다고 여겨진다.

– 사무엘 헨더슨[2]

---

인슐린 억제효소(Insulin-degrading enzyme, IDE)는 베타아밀로이드를 분해하는데, 인슐린은 베타아밀로이드와 경쟁해 먼저 분해되기 때문에 결과적으로 베타아밀로이드 분해를 막는다. 2형 당뇨 환자는 인슐린 수치가 상승하고, 인슐린과 베타아밀로이드가 인슐린 억제효소를 놓고 서로 경쟁을 벌이는 동안 베타아밀로이드는 점점 더 쌓인다.

– 소니아 코헤이아 연구팀[4]

구팀은 "고인슐린혈증인 사람은 인슐린 억제효소를 놓고 인슐린이 베타아밀로이드와 경쟁하기 때문에 결국 베타아밀로이드가 쌓여 나이가 들면 베타아밀로이드 응집이 생긴다"[3]라고 했다.

인슐린 억제효소는 인슐린과 베타아밀로이드를 동시에 분해하지만, 더 선호하는 것은 인슐린임을 기억해야 한다. 이는 인슐린 수치가 높을 때는 인슐린 억제효소가 인슐린을 먼저 청소해 베타아밀로이드가 몸 안에 쌓인다는 뜻이다. 탄수화물을 적게 섭취하고 생활습관을 바꿔 인슐린 수치를 낮춰야만 인슐린 억제효소가 베타아밀로이드에 집중할 수 있다.

## 방어인자인 베타아밀로이드

정제 탄수화물과 세포막을 손상시키는 고도불포화지방산이 많이 든 식물성기름을 오랫동안 섭취하면 몸은 물론이고 뇌에서도 과도하게 당화반응과 산화반응이 일어난다. 이런 '뇌 손상'이 일어나지 않도록 뇌는 포도당을 막을 마개처럼 쓸 도구로 베타아밀로이드를 활용한다고 여겨진다. 뇌가 포도당을 소비하는 양이 줄어들면 당화반응과 산화 스트레스도 줄어들 것이다.

베타아밀로이드가 포도당 대사를 줄이는 한 가지 방법은 포도당을 소비해 에너지를 만드는 데 관여하는 일부 효소를 억제하는 것이다. 이런 작용이 알츠하이머의 발병 원인이라고 생각하는 과학자도 있는 이유는 충분히 이해 가능하다. 베타아밀로이드가 부분적으로는 포도당 대사에 관여하는 효소가 활동하지 못하게 막음으로써 뇌의 포도당 사용량을 줄이며, 뇌의 포도당 소비량이 줄어드는 것이 알츠하이머 환자의 뇌에서 뚜렷하게 나타나는 특징이라면, 늘어난 베타아밀로이드의 양 때문에 뇌가 포도당을 적게 사용하게 된 것이라는 추론이 논리에 맞을 것이다. 하지만 연구 결과는 베타아밀로이드가 축적되기 훨씬 전에 뇌에서는 이미 포도당 대사율이 감소한다고 말한다. 더구나 오랫동안 대사작용에 문제가 있어 뉴런이 손상됐디면 베다아밀로이드는 애초에 너무 많아 대사작용을 교란하는 포도당이 끊임없이 유입되는 것을 막는 방어 역할을 하는지도 모른다. 그러면 세포 단계에서 베타아밀로이드는 사실상 뇌에 도움이 되는 일을 하는 것이다.

안타깝게도 탄수화물을 다량 섭취하는 현대 서구식 식단에서는 뇌가 포도당을 주연료로 쓰기에 포도당 사용에 제동을 걸면 재앙이 발생할 수도 있다. 탄수화물을 다량 섭취하면 뇌가 포도당을 주연료로 사용한다. 따라서 포도당 활용 능력에 이상이 생기면

> 베타아밀로이드는 어쩌면 산화 스트레스에 대항하려고 뇌가 만드는 방어물질일 수도 있다. … 산화 스트레스의 방어기작으로 베타아밀로이드가 방출되는 것인지도 모른다.
>
> – 모티머 마멜랙[5]

대체 연료를 구할 수가 없어 뉴런은 제대로 기능하지 못한다. 뇌의 또 다른 연료(케톤)는 인슐린 수치가 아주 낮을 때(또는 MCT나 외인성 케톤을 섭취했을 때)만 사용할 수 있을 만큼 충분히 생성된다는 사실을 기억하자.

인슐린 수치를 낮추는 몇 가지 방법이 있지만, 탄수화물 섭취를 극적으로 줄이는 게 가장 효과적이다. 현대 미국인처럼 녹말이 든 곡물 음식을 먹으면 케톤은 충분히 생성되지 않는다. 결국 뇌는 굶주린 채 연료를 얻지 못하고 퇴화될 수밖에 없다. 이런 일이 아주 오랜 시간에 걸쳐 일어난다.

(알츠하이머는 하루아침에 발병하는 질병이 아님을 반드시 기억해야 한다. 초기 단계에서 뇌는 에너지 감소량을 충분히 보충할 수 있다. 하지만 결국 에너지가 부족하게 되고 알츠하이머 징후와 증상이 나타나기 시작한다. 이때쯤이면 경도인지장애라는 진단을 받게 될 텐데, 이런 인지장애를 일으키는 대사이상을 바로잡지 않으면 결국 심각한 알츠하이머로 발전할 것이다.)

결국 베타아밀로이드는 우리 몸이 통제력을 상실했을 때에만 해로운 작용을 한다. 그렇다면 어째서 방어물질로 만든 베타아밀로이드가 해로운 물질로 바뀌는 걸까? 그 이유는 부피를 많이 차지하게 된 베타아밀로이드 응집이 시냅스의 형태를 바꾸기 때문이다(신경자극이 이동하는 통로에 플라크를 형성해 막아버린다). 축삭돌기는 신호를 전달하는 사람이고 수상돌기는 신호를 받는 사람이라고 생각하면, 베타아밀로이드 응집은 두 사람 사이에 끼어든 제3의 인물이다. 이 인물 때문에 신호가 왜곡되거나 사라지면 뉴런은 서로 신호를 주고받을 수 없다. 결국 기억력 상실, 선명하지 않은 생각, 행동 변화, 감정 폭발 같은 증상들이 나타난다. 베타아밀로이드 응집은 그 자체로 당화될 수 있어 서로 합쳐져 최종당화산물이 된다. 최종당화산물은 뇌의 구조와 기능을 더욱 망가뜨린다.

베타아밀로이드는 알츠하이머를 일으키는 주원인은 아니어서 베타아밀로이드 분비를 줄이고 플라크 형성을 막는 약들이 알츠하이머 진행에 거의 영향을 주지 못한다는 사실이 조금도 놀랍지 않다.[6] '아밀로이드 가설(amyloid hypothesis)' 또는 '아밀로이드 연쇄반응 가설(amyloid cascade hypothesis)'이라고 알려진 추론은 알츠하이머와 경도인지장애에서 나타나는 대사작용, 생리 현상과 관련된 많은 부분을 설명하지 못한다. 결국 실패할 수밖에 없는 방향으로 가고 있는 연구에 계속해서 돈을 들이는 것은 훨씬 가능성이 큰 연구를 진행할 수 없게 하는 걸림돌이다.[7]

이 사실을 조금씩 깨닫고 있는 연구자들은 아밀로이드가 아닌 미토콘드리아로 시선을 돌린다. 미토콘드리아가 제대로 기능하지 못하고, 그 결과 세포가 소비해야 하는 에너지가 만들어지지 않는 상황이 인지기능을 저하시키는 강력한 요인이라고 여겨지기 때문이다.[8] 알츠하이머가 인슐린 신호와 포도당 소비, 염증, 산화 스트레스 같은 일련의 대사작용에 문제가 생겨 발병하는 질환임을 이해한다면 지금까지와는 전혀 다른 치료법을 시도해야 한다는 사실도 깨닫게 된다. 개별 환자의 증상이 아니라 근본 원인을 치료하는 데 초점을 맞추고 노력해나가야만 알츠하이머를 물리치려는 시도가 진정한 결실을 맺을 것이다.

# 7장

# ApoE4:
# 알츠하이머 유전자는
# 실제 존재하는가

자신이나 사랑하는 사람이 경도인지장애나 알츠하이머 진단을 받으면 분명 ApoE4 유전자라는 용어를 듣게 될 것이다. 이는 염색체에서 아포지질단백질 E 분자를 지정하는 유전자 위치에 자리잡고 있는 대립형질 중 하나이다. 과학 용어가 나온다고 겁먹지는 말자. 그저 ApoE4는 우리 몸이 어떤 특징을 갖게 하는 유전형질 중 하나라는 뜻이니까. 파란 눈을 발현하는 유전자, 갈색 눈을 발현하는 유전자가 있는 것처럼 ApoE4나 ApoE2, ApoE3을 가진 사람도 있는 것이다. ApoE 유전자들은 아포지질단백질 E 분자를 만든다.

그렇다면 아포지질단백질 E4 분자는 어떤 물질일까?

물에 녹지 않는 물질은 혈액에 녹아 운반될 수 없다. 우리 몸에 반드시 필요한 몇 가지 영양소와 구성성분은 물에 안 녹아 혈관을 이동할 수 있는 분자 안으로 들어가야 한다. 불용성 물질을 운반해주는 이런 물질이 지질단백질인데, 바다를 건너는 화물선이라고 생각하면 좋겠다. 화물을 바다 건너 보내려면 도중에 분명 망가지고 가라앉아버릴 테니 그저 마분지 상자에 담아 띄울 수는 없다. 반드시 안전하게 목적지까지 운반해줄 화물선에 실어야 한다. 비타민A, 비타민D, 비타민E, 비타민K, 콜레스테롤, 지방산 등은 모두 신체와 뇌 기능이 제대로 유지되려면 꼭 있어야 하는 영양소들이지만 물에 녹지 않아 지질단백질에 싸여 몸속으로 흡수되어야 한다. 소중한 영양소와 생화학물질을 몸에서 필요로 하는 부위로 전달하게 도와주는 이 특수분자가 바로 아포지질단백질이다.

조금만 더 비유를 해보자. 배가 예상치 못하게 허리케인을 만났다면 도킹 장비가 훼손될 수도 있다. 마찬가지로 설탕, 정제 탄수화물, 식물성지방이 과도하게 든 현대 식단이라는 허리케인을 만나면 아포지질단백질도 크게 훼손될 수 있다. ApoE4는 ApoE2나 ApoE3보다 훨씬 훼손되기 쉬운데, 이는 ApoE4 유전자를 가진 사람이 다른 사람보다 알츠하이머가 더 잘 발병하며, 일단 발병하면 심각한 증상이 나타나는 이유 중 하나로 여겨진다.

아포지질단백질이 손상되면 왜 문제가 생길까? 화물선에는 항구에 정박할 때 쓰는 (도킹할 때 쓰는) 특수장비가 있듯이 지질단백질에도 정박해야 할 신체 부위에 부착할 때 쓰는 특수 분자가 있다. 뇌에는 ApoE 분자와 결합하는 수용체(아포지질단백질이 붙는 도킹 부위)가 있는데, 이런 수용체가 있다는 사실은 ApoE 분자가 인체에 중요한 영양소인 지방산과 콜레스테롤, 인지질을 뇌의 안팎으로 운반하고 제거하는 역할을 하고 있다는 뜻이다.

(아포지질단백질 E는 이보다 훨씬 많은 일을 한다. 1,700개가량 되는 유전자의 신호전달물질로, 그 유전자들 중 많은 수가 알츠하이머를 유발하는 세포 작용에 직접 영향을 미친다.[1] 여기서 그런 유전자들의 역할까지 살펴볼 생각은 없다. 지질의 수송과 운반에만 초점을 맞춰보자.)

몸 전체 콜레스테롤 가운데 25%가 뇌에 들었으니, 뇌에서 항산화제, 전기 절연체,

세포와 세포막의 주요 구성성분인 콜레스테롤을 운반하고 재활용하는 일은 매우 중요하다. 콜레스테롤은 신체가 제대로 기능하고 만들어지도록 하는 데 없어서는 안 될 중요 물질이다. 특히 뇌에서는 더 그렇다. 제대로 공급되지 않는다면 인지기능에 엄청난 문제가 생길 수 있다(콜레스테롤은 9장에서 자세하게 살펴본다).

콜레스테롤을 온몸 구석구석 이동시키는 운반체는 주로 LDL이다. ApoE4 보유자는 다른 ApoE를 가진 사람에 비해 LDL을 효과적으로 흡수하지 못한다. 그렇기에 훨씬 자주, 심각한 문제가 생긴다. 콜레스테롤과 지방산이 별아교세포로 들어가는 양이 줄어든다는 것도 문제이다. 별아교세포는 콜레스테롤과 지방산을 받아 가까이 있는 세포를 '먹이는' 역할을 맡는 특별한 뇌세포이다.[2]

ApoE2, ApoE3, ApoE4가 별도로 기능하고 발병 가능성도 각기 다른 이유는 모양이 달라서이다. 다른 모든 단백질처럼 아포지질단백질도 (단어들이 특정 순서로 배열돼야만 문장이 되는 것처럼) 특정 순서로 배열된 긴 아미노산 사슬로 이루어져 있다. 아미노산 순서가 한두 개만 변해도 전체 단백질 모양이 바뀐다. ApoE2, ApoE3, ApoE4 를 구성하는 아미노산은 아주 조금씩만 다르지만, 생화학 단계에서는 유기체(사람) 전체에 엄청난 차이를 만든다. 아포지질단백질의 모양이 다르다는 것은 다른 분자나 구조물과의 결합방식이 다르다는 뜻이다. 지질(콜레스테롤) 처리 과정이 서로 다른 이유도 모양 차이에서 찾을 수 있다(예를 들어 ApoE4 보유자는 심혈관계 질환에 걸릴 가능성이 큰데, 그 이유는 ApoE4 유전자가 있기 때문이 아니라 현대 식단과 ApoE4 유전자가 맞지 않기 때문이다).

'구조를 바꾸면 기능이 바뀐다.'

이것은 단백질 구조와 궁극적으로는 단백질 작용을 결정하는 아미노산의 순서가 얼마나 강력한 역할을 하는지 보여주려고 생화학 수업 첫날에 가르치는 원리이다.

## 현대 슈퍼마켓 세상에서 살아가는 수렵·채집인

알츠하이머 연구에서 ApoE4가 점점 중요해지고 있다. ApoE4를 1개 가진 사람은 아예 없는 사람보다 알츠하이머 발병 가능성이 높고, 2개(한 쌍) 가졌다면 가능성이 훨씬 높기 때문이다[3](유기체는 2개의 대립형질로 이루어진 유전자를 한 쌍씩 갖는데, 한 짝은 어머니에게서 또 한 짝은 아버지에게서 받는다).

ApoE4 보유자의 알츠하이머 발병 가능성이 높아 한 논문의 저자들은 ApoE4 유전자를 '발병하기 쉬운 유전자(susceptibility gene)'라고 했다.[4] 한 짝을 가졌다면 발병 가능성이 없는 사람보다 다섯 배나 높으며, 한 쌍이라면 발병 확률이 50%에서 90% 정도 된다.[5] 하지만 ApoE4 유전자 때문에 알츠하이머가 발병하는 것은 아니다. ApoE4 유전자가 있는 사람의 대사작용은 현대 서구의 식습관과 생활습관에 많은 영향을 받아 손상되기 쉽다. 연구자가 즐겨 말하듯이 "유전자는 권총에 장전을 할 뿐 방아쇠를 당기는 것은 식습관과 생활습관"이다.

아주 끔찍한 유전자도 다 있구나 하는 생각이 들 수 있으나 사실 ApoE4 대립형질은 알츠하이머를 유발하는 유일한 인자가 아니며 이 대립형질이 있다고 반드시 알츠하이머에 걸리는 것도 아니다. 알츠하이머 환자의 50%는 ApoE4가 없으며, ApoE4를 한 쌍 가진 사람도 알츠하이머에 걸리지 않을 수 있다.[6]

또 알츠하이머를 유발하는 다른 위험요인인 만성 고인슐린혈증은 ApoE와 상관없이 발병 위험을 높인다. 60세가 넘은 노인들은 40% 정도가 만성 고인슐린혈증을 앓고 있기에 나이가 들면 발병 가능성이 높은 알츠하이머 같은 질환이 고인슐린혈증과 상관관계가 있다는 연구 결과가 나와도 전혀 놀라운 일이 아니다.[7] 실제 고인슐린혈증은 알츠하이머의 발현에 단독으로 작용할 경우에도 발병 확률을 39%나 높였다.[8]

따라서 ApoE4가 한 짝, 혹은 한 쌍이 있다고 해도 이를 반드시 치매에 걸린다는 의미로 받아들일 필요는 없다. 단지 먹고 생활하는 데 특별히 주의를 기울여야 한다는 뜻이다. 흔히 ApoE4를 '위험 유전자'라고 생각하는데, 미국 알츠하이머학회는 "위험 유전자는 질병의 발병 가능성을 높이지만, 그런 유전자가 있다고 해서 반드시 발병하는 것은 아니다"[9]라고 했다.

---

**ApoE4 대립형질은 본질적으로 위험요인이 아니라 고탄수화물 식단과 결합했을 때에만 문제가 된다. 고탄수화물 식단은 그 자체만으로도 관상동맥질환(coronary artery disease, CAD)을 일으키는 주원인이며, ApoE4와 상관없이 알츠하이머에 걸릴 가능성을 높인다. … 구석기 시대에 결정된 유전자와 현대 식습관이 충돌한 결과라는 측면에서 볼 때, 알츠하이머는 비만, 관상동맥질환, 2형 당뇨와 비슷한 질환이라 할 수 있다.**

— 로저 레인과 마틴 팔로[10]

**ApoE4는 그 존재만으로는 해로운 대립형질이 아님을 기억해야 한다. 이 유전자가 해로운 작용을 할 때는 (그 자체만으로도 해로운) 고탄수화물 식단과 결합했을 때뿐이다.**

— 사무엘 헨더슨[11]

---

전 세계적으로 ApoE2 : ApoE3 : ApoE4가 나타나는 비율은 8% : 77% : 15%이다.[12] ApoE가 여러 형태로 존재하는 이유는 진화 과정에서 이주 방식이 다르고 곡물을 기반으로 하는 농업에 적응한 방식이 다르기 때문이다.[13] 가장 오랫동안 곡물을 소비한 인구 집단에서는 ApoE4 유전자가 나타나는 빈도수가 낮다. 이는 고탄수화물 식단을 오랫동안 해온 집단에서는 ApoE4가 발현될 기회가 많지 않았다는 뜻이다.[14]

다시 말해, ApoE4는 농경 생활을 하는 동시대인들과 달리 곡물(탄수화물)을 적게 먹은 수렵·채집인의 몸에서 발현된 유전자일 가능성이 있다. 이스라엘 북부에서 사는 아랍인(4%), 그리스인(6.8%), 마야인(8.9%) 등은 ApoE4 발현 빈도가 낮지만, 아프리카 피그미 부족(40%), 북아메리카대륙 이누이트 부족(21%)처럼 수렵·채집 생활을 했던 사람은 ApoE4 발현 빈도가 높다.[15] 아랍과 그리스 사람들은 동시대 수렵·채집인보다 밀을, 마야인은 옥수수를 더 섭취했다.

ApoE4의 발현 빈도는 이 유전자를 보유한 사람은 탄수화물 섭취를 줄이는 것이 (적어도 주요 구성성분이 탄수화물인 곡물을 적게 먹는 것이) 생물학적으로 바람직한 식단일 수 있음을 의미한다(ApoE4를 보유한 사람에게 고농축 탄수화물을 제공했던 음식들은 감자, 비트, 얌, 유카, 토란 같은 뿌리나 줄기 식품일 수 있다). 현대인이 주로 먹는 정제 탄수화물이 얼마나 심각한 문제를 일으키는지 생각해보면 이 가설은 충분히 근거가 있다. 특정 인구 집단은 지방과 단백질을 많이 먹고 탄수화물(특히 곡물로 된 탄수화물)은 적게 먹는 식단이 더 좋을 수도 있다.

ApoE4가 있다는 사실만으로 알츠하이머가 발현하리라고 생각해선 안 된다.[17] 이미 ApoE4를 가지고 있어도 많은 사람이 알츠하이머에 걸리지 않는다는 사실이 잘 알려져 있다. 실제로 90세가 되었을 때 ApoE4를 한 짝 가진 사람이 알츠하이머에 걸리는 비율은 50% 정도밖에 되지 않는다.[18] 물론 상당히 높은 비율이지만, ApoE4를 가진 사람도 거의 절반 정도는 알츠하이머에 걸리지 않는다는 데 주목해야 한다. ApoE4 보유가 알츠하이머에 걸릴 수밖에 없는 이유라고 말할 근거는 없다. ApoE4 보유자

---

수정한 '구석기 처방(Paleolithic prescription)'으로 알츠하이머를 예방할 수 있다. '구석기 처방'은 구석기 조상들과 비슷한 방식으로 먹고 생활해야 한다고 제안한다. … 당지수가 높은 탄수화물 섭취를 줄이고 단백질·식이섬유·지방을 더 많이 먹어야 한다. 저탄수화물 식단은 알츠하이머 발병 가능성도 낮춘다고 여겨진다. ApoE4의 유무에 상관없이 고탄수화물 식단은 알츠하이머의 주원인이라고 알려져 있기에 저탄수화물 식단은 일반적으로 알츠하이머 발병 가능성을 낮추리라고 생각한다. 저탄수화물 식단은 ApoE4를 가진 사람에게 특히 도움이 된다.

— 사무엘 헨더슨[16]

---

가 탄수화물을 많이 먹으면서 중요한 미량영양소와 필수지방산을 먹지 않을 때 유전자와 식습관이 결합해 문제가 생기는 것이지 유전형질 그 자체로는 문제가 되지 않는다. 85세 이상인 사람은 47%가량이 알츠하이머에 걸리지만 전 세계적으로 ApoE4를 가진 사람이 알츠하이머에 걸릴 확률은 47%보다 훨씬 낮다. 이는 분명 단일 유전형질 외에 여러 요인이 작용해야만 알츠하이머가 발병한다는 뜻이다.[19]

ApoE2, ApoE3, ApoE4가 어떤 식으로 조합을 이루는지에 상관없이 누구나 알츠하이머에 걸릴 수 있다. 알츠하이머를 비켜가게 하는 유전자형은 없다. 알츠하이머로 진단을 받은 환자 중 ApoE4를 가진 사람이 가장 많은 지역은 북유럽이고 가장 적은 지역은 아시아와 남유럽이라고 추정(모집단에서 뽑아낸 표본을 바탕으로 그 모집단의 평균과 분산 등을 헤아리는 일-옮긴이 주)한다.[20] 이 같은 추정은 곡물에서 얻은 탄수화물(아시아는 쌀, 남유럽은 밀)을 오랫동안 섭취한 인구 집단에서는 ApoE4의 발현 빈도가 낮고 북유럽처럼 추운 기후 때문에 동물성지방과 단백질을 더 많이 섭취한 인구 집단에서는 ApoE4의 발현 빈도가 높다는 가설을 뒷받침해준다.

우리는 또 ApoE4가 없어도 알츠하이머에 걸릴 수 있음을 안다. 다시 말해 알츠하이머에 걸리려면 반드시 ApoE4가 있어야 한다는 생각은 틀렸다. ApoE4가 없는 알츠하이머 환자도 많다. 실제 많은 알츠하이머 환자가 ApoE4 보유자가 아니다. 많은 알츠하이머 연구자가 ApoE4 연구에 힘을 쏟지만, 사실 ApoE4는 부차적인 문제일 뿐이다. 그런데도 사람들은 ApoE4 연구에 집중한다. 그 때문에 인슐린 저항성·염증·통제할 수 없을 정도로 늘어난 산화 스트레스 등을 일으키는 주범이라고 여겨지는 여러 생활습관(탄수화물을 과도하게 섭취하는 것이 그 한 예이다)이 야기하는 만성 고인슐린혈증이라는 주원인을 제대로 연구하지 못하고 있다.

ApoE4에 과도하게 시선이 몰리는 이유는 수렵·채집 생활을 할 때는 괜찮았지만 구석기 시대와는 상당히 다른 방식으로 살아가는 현대에서는 식습관 때문에 가장 많은 손상을 입는 생체 분자가 바로 ApoE4이기 때문이다.

ApoE4가 정제 탄수화물과 산화되기 쉬운 지방과 기름이 많이 든 현대 식단 때문에 생기는 대사이상에 더 민감하게 반응하는 것이 맞다면, ApoE4를 보유한 사람은 자기 몸에 맞는 식사를 하는 것이 중요하다. 곡물과 유제품이 아니라 녹말이 들지 않은 채소, 해산물, 가금류, 고기, 견과류와 씨앗류, 당지수가 낮은 제철과일을 많이 먹어야 하는 것이다.

ApoE4가 있는 사람은 포화지방이 많이 든 음식을 먹어도 좋지 않은 반응이 나타날 수 있다는 연구 결과가 나오고 있다. 좀 더 자세히 말하면 혈중 지질(콜레스테롤)이 좋지 않게 바뀌었다. ApoE4는 LDL 수치 상승은 물론이고 중성지방의 수치 상승과도 관계가 있었다. 저탄고지 식단이 LDL과 중성지방의 수치를 높이는지 알아보는 방법은 오직 하나, 정기적으로(몇 달에 한 번씩) 검사를 해보는 것뿐이다.

그러나 한 가지 경고해주고 싶은 말이 있다. 현대 주류 의학계에 종사하는 몇몇 치료사들이 '나쁜'이나 '위험한'이라는 수식어를 붙인 콜레스테롤 목록에 현재 많은 심장병 전문의와 지질 전문가가 의문을 제기하고 있으며, 높은 콜레스테롤 수치나 LDL 수치는 그 자체로는 반드시 나쁜 것은 아니라는 점이다. 특히 노인들에게는 말이다[21] (더 자세한 내용은 9장에서 살펴본다). 실제로 생의 후반기에 콜레스테롤을 많이 먹으면 전체 사망률이 감소하는데, 치매가 없는 노인의 경우 낮은 콜레스테롤 수치는 사망 가능성이 높음을 나타내는 강력한 지표이다.[22]

자신이나 사랑하는 사람의 유전자 조성으로 보건데 포화지방산을 극히 제한해야 할지라도 저탄고지 식단을 실행하는 게 좋을 수 있다. 어쩌면 실제로 바꿔야 하는 식습관은 포화지방이 아닌 단일불포화지방산과 고도불포화지방산을 지나치게 많이 먹는 식습관일 수 있다. 예를 들어, 대부분의 조리를 포화지방산이 들어 있는 수지, 라드, 기 버터(ghee, 인도 요리에 사용하는, 물소 우유 등을 약한 불에서 천천히 가열해 만드는 식용 버터–옮긴이 주)보다 올리브오일이나 아보카도오일을 사용하고, 콩이나 옥수수기름 같은 식물성기름보다는 견과류나 씨앗류를 먹는 식습관 때문에 단일불포화지방산과 고도불포화지방산을 많이 섭취하는 것이다.

동물성 단백질의 경우 가금류, 해산물에 단일불포화지방산과 고도불포화지방산이 더 많지만, 돼지고기와 소고기에도 상당히 들었음을 기억해야 한다. 또 한 가지, 섭취량을 줄이거나 완전히 제거해야 하는 식품군은 유제품(버터, 치즈, 샤워크림, 요구르트)일 수 있다. 유제품에 든 지방산은 주로 포화지방산이다(ApoE4를 가진 사람은 농경 사회인보다는 수렵·채집을 하던 사람들과 훨씬 밀접한 관련이 있기에 현대에서 ApoE4 보유자에게 유제품은 곡물과 마찬가지로 그다지 적당한 음식이 아닐 수 있다).

ApoE4 보유자가 섭취해야 하는 영양소를 전문적으로 연구하는 스티븐 건드리(Steven Gundry) 박사도 비슷한 조언을 한다. 건드리 박사는 나이지리아에도 ApoE4를 가진 사람이 많지만 치매 발병률은 놀라울 정도로 낮다고 했다.[23] 1장에서 살펴보았던, 알츠하이머와 경도인지장애를 개선하는 방법에 획기적인 업적을 남긴 데일 브레드슨 박사는 ApoE4는 진화의 역사에서 비교적 최근에 나타난 다른 형질과 달리 가장 먼저 나타난 유전자형이라고 했다.[24]

이런 사실들을 생각해보면 ApoE4를 가진 사람은 수천 년 전에 그다지 많은 양을 섭취하지 않았던 음식들(그러니까 곡물과 유제품)은 대부분 먹지 않는 것이 좋을 수 있다. 건드리 박사는 곡물과 유제품은 아예 먹지 말고 해산물과 조개류에 든 동물성 단백질은 적당량, 풀을 먹여 기른 소나 양, 풀어 기른 가금류같이 질 좋은 육류를 소량 먹는 식단을 권한다. 해산물에 주로 들었고 육지 동물에도 소량 든 긴사슬오메가-3지방산은 ApoE4 보유자에게 특히 좋다(오메가-3지방산 이야기는 13장에서 자세하게 다룬다).

ApoE4 보유자는 시금치·민들레·콜라드 같은 녹색 잎채소, 브로콜리·콜리플라워·방울다다기양배추·양배추 같은 십자화과 채소, 양파·마늘·파·쪽파·부추 같은 파속 식물처럼 녹말이 들지 않은 식물을 먹어야 한다. 건드리 박사는 토마토·가지·고추·호박 같은 씨가 든 채소는 먹지 않는 것이 좋다고 했다. 이런 채소들은 ApoE4 보유자의 몸에서는 과일처럼 작용해 중성지방의 수치를 높일 수 있기 때문이다. 박사는 또 단일불포화지방산은 마음껏 먹고(올리브오일은 일주일에 1리터를 먹어도 좋다고 했다), 코코넛오일 같은 포화지방산은 아주 조금만 먹으라고 했다.[25](건드리 박사는 코코넛오일 대신 MCT가 든 식품을 사용해 조리해야 한다고 권유한다). 올리브, 아보카도, 견과류와 씨앗류(마카다미아, 아몬드, 호두, 개암, 피칸, 브라질콩, 피스타치오 같은)도 불포화지방산이 많이 든 식품이다.

  1부에서는 아주 많은 내용을 살펴보았다. 뇌 에너지 공급에 문제가 생겼을 때 발병하는 알츠하이머에 관한 기본 지식, 포도당과 케톤의 역할, 뉴런의 모양 변화, 미토콘드리아가 에너지를 생산하는 능력에 문제가 생기면 알츠하이머에 어떤 식으로 영향을 주는지 알아보았다. 또한 치매를 일으키는 유전요인도 살펴보아 알츠하이머로 인한 뉴런 손상을 줄이거나 심지어 개선하거나 막는 식습관을 구축할 수 있는 기본 토대를 마련했다. 2부에서는 이들 내용을 좀 더 자세히 들여다본다.

# 2부

인지능력을
회복시키는
영양학 전략

# THE
# Alzheimer's
# ANTIDOTE

---

2부에서는 굶주리는 뇌에 영양을 공급할
저탄고지 식단을 알아본다.
독자들이 확신을 가지고 영양학 여행을 떠나도록
콜레스테롤과 포화지방에 얽힌 몇 가지 신화도 깨부술 것이다.
또 먹어야 하는 음식과 먹지 말아야 하는 음식,
식료품점에 갔을 때, 요리를 할 때, 식당에 갔을 때
어떤 선택을 해야 하는지 같은,
식습관을 바꾸는 데 필요한 실용적인 조언을 만날 것이다.

# 8장

# 저탄수화물 식이요법을 하기 위한 기본 정보

지금까지 읽은 내용을 근거로 추론하자면 알츠하이머와 인지장애를 극복하려는 영양학 전략에 있어서 기본 원리는 당연히 탄수화물 섭취를 획기적으로 줄이는 것이다. 바로 저탄수화물 식단이다. 이는 탄수화물을 전혀 먹지 않는 식단은 아니지만 생각보다 훨씬 많이 탄수화물 양을 줄여야 한다. 지방과 단백질에 초점을 맞추고 탄수화물은 소량만 먹어야 한다(곡물은 거의 먹지 않거나 아예 먹지 않아야 한다). 열량은 대부분 지방에서 얻어야 하고, 단백질은 적당히 섭취해야 한다.

이런 식단은 주류 의학계에서 말하는 '건강한 식단'과는 상충된다는 느낌이 들겠지만, 지금 우리는 탄수화물이 아니라 지방을 가지고 대사활동을 하도록 우리 몸을 의도적으로 바꾸는 중임을 기억하자. 몸을 자동차에 비유한다면 탄수화물로는 더는 힘을 내지 못하는 엔진(뇌)에 지방 분해 산물인 케톤을 공급해 움직이게 하려는 것이다.

1부에서 살펴본 것처럼 케톤을 연료로 활용하려면 먼저 몸과 뇌가 포도당을 연료로 쓰지 못하게 만들어야 한다. 이때, '포도당'을 그저 설탕이라고만 생각해선 안 된다. 정제 설탕은 물론이고 녹말로 이루어진 탄수화물도 피해야 한다. 녹말은 체내로 들어가 결국 포도당으로 분해되기 때문이다. 사탕, 케이크, 쿠키, 탄산음료, 주스 같은 설탕 음식만이 아니라 체내로 들어가 포도당으로 바뀔 탄수화물 음식도 모두 피해야 한다. 그 때문에 저탄수화물 식단이 조금 더 복잡해진다.

한 사람이 대사작용을 바꾸려고 할 때 제한해야 하는 탄수화물의 양은 다 다르다. 보통은 하루에 탄수화물을 50g 미만으로만 먹어도 대부분 대사작용과 인지능력에 변화가 생긴다. 그보다 많은 양을 먹어도 효과를 보는 사람도 있지만, 훨씬 적은 양을 먹어도 눈에 띄는 변화가 없는 사람도 있다. 오랫동안 인지장애나 치매로 고생을 해온 사람이라면 특히 쉽게 변하지 않는다. 흔히 말하듯이, 극단적인 시기에는 극단적인 조치를 취해야 한다.

표준 미국 식단(슬프게도 약어도 SAD[standard American diet]이다)과 비교하면 50g은 너무 적지 않나 하는 생각이 들 수 있다. 지금은 탄수화물을 하루에 250g은 물론 그보다 더 많이 먹는 사람도 드물지 않다. 녹말이 주성분인 빵, 베이글, 파스타, 쌀, 옥수수, 감자, 크래커, 시리얼, 곡물 바 같은 음식에서 50g은 그다지 많은 양이 아니다(큰 접시에 담은 파스타만 해도 50g을 거뜬히 넘는다).

하지만 탄수화물을 녹말이 들지 않은 푸른 잎채소, 호박, 가지, 피망, 아스파라거스, 콜리플라워, 당지수가 낮은 과일이나 장과 열매(딸기와 같이 과육에 수분이 많고 연한 조직으로 되어 있는 열매-옮긴이 주)로 섭취하려면 상당히 많은 양을 먹어야 한다.

> 알츠하이머를 유발하는 가장 큰 습관은 인류의 진화 과정과는 맞지 않게 탄수화물을 너무 많이 섭취한 것이다. 이 가설이 옳다면 알츠하이머를 예방하는 방법은 비교적 간단해진다. 녹말로 된 탄수화물 섭취를 줄이고 필수지방산 섭취를 늘리는 것으로 효과를 볼 수 있다.
>
> — 사무엘 헨더슨[1]

표 8.1 :: 저탄고지 식단 기본 원칙

| YES | NO |
|---|---|
| • 인체생리학과 생화학을 근거로 세운 식습관 전략<br>• 균형 잡힌 대사기능을 회복하고 건강해지는 방법<br><br>**특히:**<br>• 안전하게, 독성 없이, 약을 먹지 않고도 치료할 수 있는 영양학 치료요법 | • 하룻밤 사이에 알츠하이머가 기적처럼 낫는다 |

| 필요한 것 | 필요하지 않은 것 |
|---|---|
| • 열린 마음<br>• 오랫동안 품어왔던 '건강 식단'에 관한 믿음을 기꺼이 버리려는 자세<br>• 가공한 '공장 음식'을 버리고 기꺼이 재료를 구입하고 음식을 준비해 집에서 요리해 먹으려는 자세<br>• 인지능력에 문제를 일으키는 음식은 좋아해도 기꺼이 버리고 새로운 음식을 먹는 자세<br>• 아주 조금이라도 기꺼이 더 많은 시간을 부엌에서 보내겠다는 자세 | • 배고픔과 결핍<br>• 셰이크, 바, 식사 대체식품<br>• 유기농 식품만 먹으려면 받아야 하는 은행 대출<br>• 특별한 가게에서만 파는 고급 음식<br>• 특별 재료를 찾으려고 식료품점 네 곳을 정신없이 돌아다니기<br>• 특별한 주방 기구<br>• 전문 요리사 되기 |

갑자기 원래 먹던 탄수화물이 아니라 다른 형태의 탄수화물을 먹으라고 하다니 너무 극단적으로 바뀌는 게 아닐까 생각할지도 모르겠지만 걱정할 필요는 없다. 조금도 극단적이지 않다. 어려운 일이 아니다. 그저 달라지는 것이다(〈표 8.1〉을 참고하자).


## 몸이 필요로 하는 3가지 다량영양소: 단백질, 지방, 탄수화물

몸이 에너지원(열량원)으로 인지하는 다량영양소는 단백질, 지방, 탄수화물의 3가지이다. 모든 음식은 이 중 하나나 2가지에 해당하는 식품으로 분류할 수 있다.

(알코올은 에너지를 제공하기에 가끔 다량영양소로 분류되기도 한다. 알코올은 1g당 7칼로리의 열량을 낸다. 하지만 우리의 식습관 전략에서는 주요 열량원으로 사용하지 않을 것이다.)

어떤 식품은 거의 전적으로(또는 가장 많은 부분) 한 가지 다량영양소로 이루어진 반면 어떤 식품은 영양소가 골고루 섞여 있다. 예를 들어 올리브오일과 코코넛오일은 100% 지방이지만 꽃등심은 단백질과 지방으로 이루어져 있다. 달걀흰자는 거의 단백질이고, 아몬드는 지방과 단백질이다(섬유질의 형태로 탄수화물도 소량 들었다). 대두, 검은콩, 렌즈콩, 병아리콩 같은 콩과 식물은 탄수화물과 단백질이 많다.

3대 다량영양소를 어떤 비율로 섞은 식단을 짜느냐는 탄수화물 민감도에 달렸다. 앞에서 말한 것처럼 사람마다 탄수화물을 얼마나 줄여야 하는지가 다르다. 자신의 한계선 이하로 탄수화물을 섭취해야만 몸이 지방을 대사작용에 활용해 뇌에 케톤을 연료로 공급할 수 있다. 하루 섭취 탄수화물 양이 60~80g쯤 돼도 신진대사와 인지능력이 월등히 좋아지는 사람이 있지만 30g 이하로 낮추어야 효과가 나타나는 사람도 있다.

## 저탄고지 식이요법으로 가는 4단계 과정

### [과정 1: 다량영양소 비율(지방 : 단백질 : 탄수화물 = 65% : 20% : 15%)]

〈그림 8.1〉은 저탄고지 식단을 시작하는 사람에게 적합한 비율이다.

| 하루 2,000칼로리 섭취 경우 | 하루 1,700칼로리 섭취 경우 |
|---|---|
| • 지방 – 1,300칼로리(144g) | • 지방 – 1,105칼로리(123g) |
| • 단백질 – 400칼로리(100g) | • 단백질 – 340칼로리(85g) |
| • 탄수화물 – 300칼로리(75g)로 나누어 먹는 것이 좋다. | • 탄수화물 – 255칼로리(64g)로 나누어 먹는 것이 좋다. |

**[과정 2 : 다량영양소 비율(지방 : 단백질 : 탄수화물 = 70% : 20% : 10%)]**

〈그림 8.2〉는 두 번째 단계로 지방은 더 많이, 탄수화물은 더 적게 섭취한다.

| 하루 2,000칼로리 섭취 경우 | 하루 1,700칼로리 섭취 경우 |
|---|---|
| • 지방 – 1,400칼로리(156g) | • 지방 – 1,190칼로리(132g) |
| • 단백질 – 400칼로리(100g) | • 단백질 – 340칼로리(85g) |
| • 탄수화물 – 200칼로리(50g)로 나누어 먹는 것이 좋다. | • 탄수화물 – 170칼로리(42g)로 나누어 먹는 것이 좋다. |

저항력이 매우 커서 몸이 충분한 케톤 만들기를 거부한다면 지방은 더 많이, 탄수화물은 더 적게 먹어야 하며, 단백질도 조금 덜 먹어야 한다. 이 방법은 분명 도움이 될 텐데, 단백질도 탄수화물만큼은 아니라고 해도 인슐린 수치를 높이기 때문이다. 단백질은 어느 정도를 먹었을 때 '너무 많이' 먹었다고 할 수 있는가는 개인에 따라 다르다. 직접 먹어보며 가장 기분이 좋고 몸과 뇌가 잘 반응하는지 알아봐야 한다.

다음 비율로 섭취하면 지방은 많이 먹고 단백질을 조금 먹는 식사를 할 수 있다.

**그림 8.1 ▪▪ 과정 1**

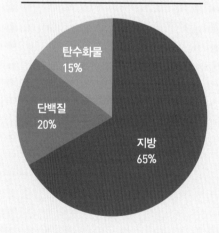

**그림 8.2 ▪▪ 과정 2**

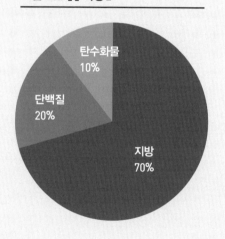

**[과정 3: 다량영양소 비율(지방 : 단백질 : 탄수화물 = 75% : 15% : 10%)]**

〈그림 8.3〉은 세 번째 단계이다.

| 하루 2,000칼로리 섭취 경우 | 하루 1,700칼로리 섭취 경우 |
|---|---|
| • 지방 – 1,500칼로리(167g) | • 지방 – 1,275칼로리(142g) |
| • 단백질 – 300칼로리(75g) | • 단백질 – 255칼로리(64g) |
| • 탄수화물 – 200칼로리(50g)로 나누어 먹는 것이 좋다. | • 탄수화물 – 170칼로리(42g)로 나누어 먹는 것이 좋다. |

만약 육체활동을 많이 하고, 탄수화물을 조금 많이 먹어도 인슐린과 포도당 수치를 낮추고 케톤을 생성하는 데 아무 문제가 없다면 탄수화물은 조금 더 먹고 지방은 조금 덜 먹고 단백질은 조금 더 먹어도 된다. 인지장애 정도가 약하거나 최근에 발병한 사람은 탄수화물을 많이 먹어도 좋은 효과를 볼 수도 있다. 이 책에서 권하는 양보다는 많지만 현대인이 일반적으로 먹는 탄수화물 양보다는 훨씬 적은, 25~30% 정도를 탄수화물이 차지하는 식사를 해도 된다. 정제 설탕이나 곡물, 감자 같은 녹말이 든

**그림 8.3 ⠿ 과정 3**

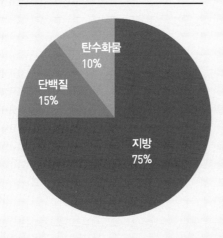

**그림 8.4 ⠿ 과정 4**

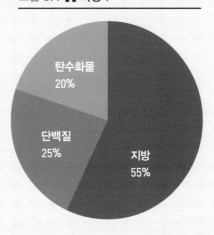

뿌리나 줄기식물, 콩, 과일 등은 소량 먹고 대부분을 채소로 적당히 탄수화물을 먹을 때 좋은 효과가 나는 사람도 있을 것이다. 탄수화물과 단백질을 섞어 먹는 이 단계에서는 케톤이 많이 생성되지는 않겠지만, 다시 한 번 말하지만 아주 엄격한 저탄수화물 식단을 지키지 않아도 되는 비교적 인지장애가 심하지 않은 사람은 이 정도 식단만으로도 어느 정도 효과를 볼 수 있다. (특히 육체활동을 활발히 하는 사람이라면 충분히 효과를 볼 수 있다. 하지만 전체적으로 보았을 때, 이 식단은 평균적인 사람들, 특히 나이가 들었거나 심각한 알츠하이머 환자에게는 탄수화물이 지나치게 많다.)

**[과정 4: 다량영양소 비율(지방 : 단백질 : 탄수화물 = 55% : 25% : 20%)]**

〈그림 8.4〉은 네 번째 단계이다.

| 하루 2,000칼로리 섭취 경우 | 하루 1,700칼로리 섭취 경우 |
|---|---|
| • 지방 – 1,100칼로리(122g) | • 지방 – 935칼로리(104g) |
| • 단백질 – 500칼로리(125g) | • 단백질 – 425칼로리(106g) |
| • 탄수화물 – 400칼로리(100g)로 나누어 먹는 것이 좋다. | • 탄수화물 – 340칼로리(85g)로 나누어 먹는 것이 좋다. |

한 가지는 확실하다. 우리가 섭취하는 열량은 대부분 지방에서 얻어야 한다는 것. 우리가 먹는 전체 열량에서 지방의 비율이 최소 55%는 되어야 한다. 65%, 심지어 70%에 가까워져도 된다. 탄수화물 민감성과 케톤을 충분히 생성할 능력이 있느냐에 따라 각자 섭취하는 다량영양소의 비율은 앞에서 소개한 식단 가운데 하나와 비슷해야 한다. 물론 이 식단은 몇 가지 예일 뿐이다. 가장 좋은 방법은 이 책에서 소개하는 식단을 잘 알고 전문가와 상의해서 자신에게 맞는 식사량과 다량영양소 비율을 결정하는 것이다. 성별, 신체 크기, 활동 수준, 하루 필요 열량 등을 고려해 다른 식

단을 짜게 될 수도 있다. 일반적으로 남자가 여자보다 많은 열량을 필요로 하며, 몸집이 큰 사람이 작은 사람보다, 활동적인 사람이 움직이지 않는 사람보다 열량이 더 필요하다.

구체적으로 이 식습관 전략에서 어떤 음식을 먹어야 하는지는 9장에서 시작해 몇 장에 걸쳐 살펴볼 것이다. 사실 완전히 끊어야 하는 음식은 없다. 하지만 가능한 빨리 효과적이고 효율적으로 뇌가 물질대사에 사용하는 연료를 바꾸고 싶다면 특정 음식은 적적으로 피하고 어떤 음식은 신경 써서 먹는 것이 좋다. 빵이나 파스타, 쌀 같은 녹말 음식은 절대 금지라는 것은 아니다. 적게 먹어도 대다수 사람이 넘지 말아야 할 탄수화물 섭취량을 훌쩍 넘어버리기에 되도록 피하는 것이 좋다는 뜻이다. 그런 음식들은 사실 굳이 먹어야 할 이유도 없다.

탄수화물 하루 권장량을 섭취하려고 녹말이 많이 든 곡물을 조금 먹을 수도 있겠지만 콜리플라워나 시금치, 호박 같은 저탄수화물 채소를 많이, 여러 차례 먹는 방법을 활용할 수도 있다. 먹어도 되는 탄수화물 음식은 10장에서 소개한다.

그전에 반드시 알고 넘어가야 할 내용이 있다. 이 책에서 소개하는 식습관 전략에는 콜레스테롤이 많은 부분을 차지한다는 점이다. 정부나 의사가 권고하는 식단을 충실하게 따랐던 사람이라면 수년 동안 그런 음식은 입에도 대지 않았을 것이다(※참고로 한국영양학회가 정한 다량영양소의 이상적인 섭취 비율은 탄수화물 60%, 단백질 15%, 지방 25%이다). 아무 걱정 없이 이런 음식을 다시 먹을 수 있도록 이 책에서는 콜레스테롤이 무엇이며, 무슨 일을 하며, 어째서 콜레스테롤이 많이 든 음식을 먹으면서 걱정할 이유가 없는지, 무엇보다 왜 인지기능 개선에 있어서는 콜레스테롤을 영양소의 왕으로 꼽는지를 분명하게 근거를 들어 설명할 것이다.

# 9장

# 뇌의 가장 친한 친구,
# 콜레스테롤

당신이나 사랑하는 사람을 위해 저탄고지 식이요법을 시작하거나 자신 있게 진행하려면, 저탄고지 식이요법에서 반드시 먹어야 한다고 강조하는 달걀, 버터, 동물 단백질에 붙어 있는 지방 같은 식품들에는 콜레스테롤이 다량 함유되어 있기에, 콜레스테롤이 어떤 영양소인지를 이해하는 것이 필수이다. 지금까지의 금기 식품을 다시 먹어야 한다는 것에 대한 두려움을 버리는 것이 중요하기 때문이다. 콜레스테롤이 많이 든 음식을 먹는다고 불안해할 이유는 없다. 오히려 두 팔을 벌리고 환영해야 한다. 콜레스테롤만큼 굶주리는 뇌를 먹여 살리는 영양소는 거의 없다. 영양학계에서 콜레스테롤만큼 제대로 이해받지 못한 채 억울한 누명을 쓰고 비난을 받는 영양소도 없다.

> 뉴런에 콜레스테롤이 제대로 공급되지 않으면 신경세포가 신호를 전달하지 못하고 시냅스에 문제가 생겨 결국 신경이 퇴화되며 타우 병변이 생긴다.
>
> — 로저 레인과 마틴 팔로[1]

## 인체에서 콜레스테롤이 하는 역할

다시 한 번 말하지만, (정말로 아무리 강조해도 지나치지 않다) 콜레스테롤은 지금까지 주입된 믿음과는 달리 절대 위험물질이 아니다. 콜레스테롤은 건강을 제대로 지키려면 반드시 있어야 하는 중요한 물질이다. 특히 뇌 건강과 인지기능에 중요하다. 뇌에서 콜레스테롤이 어떤 일을 하는지 알아보기 전에 먼저 우리 몸 전체에서 콜레스테롤이 하는 멋진 역할에 대해 살펴보자.

- 세포막과 원형질막을 구성하는 기본 구성성분
- 뉴런의 축삭돌기를 보호하는 절연체로 신경 신호가 원활하게 이동하도록 돕는 수초를 구성하는 기본 성분
- 테스토스테론, 에스트로겐, 프로게스테론, 알도스테론, 코티솔 같은 스테로이드계 호르몬을 합성하는 재료
- 태양광선을 피부로 받아 몸에서 비타민D를 합성할 때 필요한 기본 재료
- 뇌에서 세로토닌 수용체가 제대로 기능하는 데 필요한 물질
- 지방과 지용성 비타민, 식물영양소(식물만이 가지고 있는 영양소-옮긴이 주)를 소화하는 데 필요한 담즙을 만드는 재료
- 손상된 조직을 수리하고 재생하는 데 필요한 수선 물질

우리 몸에서(특히 뇌에서) 콜레스테롤이 이처럼 중요한 역할을 하고 있는데, 콜레스테롤이 적은 식사를 하거나 스타틴 제제처럼 콜레

**콜레스테롤이 그 자체로 심장동맥이나 대뇌동맥을 막아 심장마비나 뇌졸중을 일으킨다는 분명한 증거는 없다. 콜레스테롤은 고인슐린혈증 때문에 손상된 동맥 내벽에 쌓이는 여러 지방 물질 가운데 하나일 뿐이다.**

– 조셉 크래프트[2]

스테롤 수치를 낮추는 약을 복용해 오랫동안 몸에서 콜레스테롤을 제거하면 어떤 일이 생길지 생각해보라. 지미 무어(Jimmy Moore)와 에릭 웨스트먼(Eric Westman) 박사는 공동 저서 《지방을 태우는 몸(Cholesterol Clarity)》에서 "원인을 깊이 파지 않고 1차 방어선을 만들겠다고, 무조건반사처럼 콜레스테롤 수치를 낮추겠다며 스타틴 제제를 처방하는 것이야말로 의사가 할 수 있는 가장 어리석은 일이다"[3]라고 했다.

콜레스테롤은 뇌 기능과 관계가 있다. 3장에서 설명한 뉴런의 축삭돌기를 감싼 수초를 떠올려보자. 수초를 만들려면 콜레스테롤이 많이 필요하다. 몸 안에 수초를 만들고 유지할 콜레스테롤이 충분히 없다면 접지되지 않은 전선처럼 뉴런도 누전될 수도 있다. 뉴런이 전기 신호를 가야 할 방향으로 제대로 보내지 못하면 뉴런끼리 신호를 주고받지 못해 당연히 기억력 상실, 착란, 행동 변화 같은 경도인지장애와 알츠하이머 증상이 나타날 수밖에 없다.

수초를 만드는 기능 외에도 콜레스테롤이 모든 세포와 세포막의 기본 성분이라는 점을 생각해보면 콜레스테롤을 제대로 공급하지 못했을 때 세포와 세포소기관에 어떤 일이 생길지는 쉽게 알 수 있다. 세포막은 나이트클럽 앞을 지키는 문지기와 같다고 했던 말을 기억하자. 좋은 물질(영양소, 연료, 항산화제)이 세포 안으로 들어올 때도, 나쁜 물질(독성물질, 세포가 물질대사를 하고 만든 노폐물)이 세포 밖으로 나갈 때도 언제

우리 몸을 이루는 모든 세포에서 세포막은 아주 큰 비중을 차지한다. 세포를 감싸고 있는 벽, 세포 내부에 있는 세포소기관의 벽, 세포와 세포를 구별해주는 벽 모두 일종의 세포막이다. … 우리 몸은 세포로 이루어져 있다. 우리 몸의 모든 기관, 조직, 몸 안의 작은 입자들은 모두 세포로 되어 있다. 세포에서 세포막이 차지하는 비율은 40~80%에 이를 것으로 추정한다. … 그렇다면 세포막은 무엇으로 만들어져 있을까? 모두 지방과 콜레스테롤이다. 그 말은 우리 몸은 상당 부분 지방과 콜레스테롤로 이루어져 있다는 뜻이다!

– 나타샤 캠벨 맥브라이드[4]

나 세포막을 통과해야 한다. 몸이 세포막을 만들 때 써야 할 콜레스테롤을 충분히 공급받지 못하면 결국 재앙이 일어난다. 좋은 물질은 세포 안으로 들어가지 못하고 나쁜 물질은 세포 밖으로 나오지 못할 테니까.

이제 한 발 더 나아가 미토콘드리아를 살펴보자. 미토콘드리아는 세포가 쓸 에너지를 생산하는 세포소기관이라고 했다. 미토콘드리아도 콜레스테롤을 잔뜩 장착하고 있다. 크게 두 부분으로 나뉘는데, 둘 다 거의 콜레스테롤인 막으로 둘러싸여 있다. 미토콘드리아 안에서 실제로 에너지(ATP)를 생산하는 '펌프'는 내막에 둘러싸여 있다. 콜레스테롤이 공급되지 않아 미토콘드리아의 막이 제대로 형성되지 않거나 기능하지 못하면 세포가 에너지를 생산하는 능력에 문제가 생겨 끔찍한 일이 벌어지고 만다. 알츠하이머는 상당 부분 뇌세포가 더는 에너지를 효율적으로 생산하지 못하기 때

---

콜레스테롤 수치가 아주 낮다는 것은 콜레스테롤 수치가 매우 높다는 것보다 훨씬 좋지 않다. 콜레스테롤은 우리 몸을 이루는 모든 세포의 구성성분으로 콜레스테롤이 있어야만 세포가 건강하게 살아갈 수 있다. 따라서 콜레스테롤을 적게 먹어야 한다거나 콜레스테롤이 든 음식은 줄여야 한다는 생각은 터무니없다.

— 프레드 페스카토레[5]

콜레스테롤 수치가 정상인 사람이 심장마비로 사망할 가능성은 콜레스테롤 수치가 높은 사람과 거의 동일하다는 연구 결과가 계속해서 나오고 있다. 따라서 혈중 콜레스테롤 수치로는 심장마비 가능성을 예측할 수 없다. 심장마비 희생자 가운데 혈중 콜레스테롤 수치가 정상인 사람이 최소한 60%에 달한다.

— 나타샤 캠벨 맥브라이드[6]

음식으로 섭취하는 콜레스테롤은 문제가 되지 않는다. … 식품으로 콜레스테롤을 먹는다고 심장병에 걸리는 것은 아니다.

— 프레드 커머로[7]

---

문에 생기는 질환임을 기억하자. 에너지가 부족하면 결국 뇌세포는 쪼그라들고 굶주
리다가 죽어버릴 수밖에 없다. 잘 만들어져 제대로 기능하는 막을 만들고 싶은가? 그
렇다면 분명 충분한 콜레스테롤을 공급해주어야 한다.


## 콜레스테롤 수치가 '높다'는 것은 무슨 의미인가

모든 지방에, 특히 포화지방에 그랬던 것처럼 콜레스테롤에도 비슷한 평판을 붙여주
었던 주류 의학계는 서서히, 아주 서서히 콜레스테롤이 '위험'하다는 생각은 잘못된
판단이 아닐까 하는 고민을 하고 있다. 당연히 잘못된 생각이었다. 콜레스테롤은 위
험하기는커녕 노인을 대상으로 한 연구에서 인생 후반부에 콜레스테롤을 많이 섭취
하면 치매에 걸릴 위험이 낮아진다는 사실이 밝혀졌다.[8] 비슷한 나이에서 알츠하이머
에 걸린 사람의 뇌척수액(cerebrospinal fluid)에는 건강한 사람의 뇌척수액보다 콜레
스테롤이 적게 들었다.[9] 나이가 많은 사람의 콜레스테롤 수치가 높다는 것은 인지기
능이 더 좋다는 의미이다.[10]

　콜레스테롤은 전 연령에 걸쳐 오해를 받고 있지만 육체적 외상과는 상관없이 인지
장애를 많이 겪는 노인층에게서 특히 심각하게 오해 받고 있다. 콜레스테롤 수치가
높은 것은 물론이고 심지어 LDL의 수치가 높아도 관상동맥 심장 관련 질환이나 그밖
의 모든 원인으로 사망할 위험을 높이는 원인으로 작용하지 않는다. 오히려 낮은 콜
레스테롤 수치는 건강에 문제가 있으며 콜레스테롤 수치가 높을 때보다 사망 가능성
이 높다는 징후일 수 있다는 연구 결과도 있다.[11] 나쁜 콜레스테롤이라고 알려진 LDL
이 노인 계층에서 온갖 원인으로 사망할 가능성을 낮춘다는 연구 결과가 계속 나오
고 있기에 연구자들은 이제 노인에게 '건강', '최적'이라고 할 수 있는 콜레스테롤 수치

를 다시 정할 때가 되었다는 생각을 하게 되었다.[12]

60세 이상 노인을 대상으로 콜레스테롤 수치를 분석한 대규모 연구에서 연구자들은 LDL 수치와 온갖 원인으로 사망할 확률의 관계는 반비례한다는 사실을 알아냈다. 나쁜 콜레스테롤(LDL) 수치가 높을수록 어떤 원인으로든 사망할 가능성은 낮아진다는 뜻이다.[13]

(당연히, 현재 생존해 있는 사람들이 사망할 확률은 100%이다. 어떤 이유에서건 사람은 모두 죽을 수밖에 없다. 어떤 원인으로든 사망할 가능성이 낮아진다는 것은 그저 나이가 들었기 때문이 아니라 특정 질병이나 만성질환 때문에 사망할 가능성이 줄어든다는 뜻이다.)

이 같은 사실은 지금까지 지녀온 콜레스테롤은 위험하다는 믿음과는 너무나도 대치되기 때문에 LDL의 수치가 높을 때는 물론이고 전체 콜레스테롤 수치가 높을 때 몸의 방어능력이 높아진다는 사실이 '역설'처럼 느껴진다고 말하는 연구자들도 있다.[14] 하지만 콜레스테롤을 좀 더 자세히 알게 되면 콜레스테롤이 방어작용을 한다는 사실이 전적으로 말이 되는 일임을 알게 될 것이다.


## 식품에 든 콜레스테롤 vs. 우리 몸에 든 콜레스테롤

식품에 든 콜레스테롤, 즉 우리가 음식으로 섭취하는 콜레스테롤은 혈액을 검사해 그 수치를 알 수 있는 혈청 콜레스테롤에는 거의 영향을 미치지 않는다. 음식에 든 콜레스테롤을 먹는다고 베이컨 기름을 싱크대 수챗구멍에 버리면 관이 막혀버리는 것처럼 동맥이 막히는 일은 일어나지 않는다. 인체는 그렇게 단순하게 작동하지 않는다. 브로콜리를 먹으면 몸이 녹색이 되는가? 절대 아니다. 달걀노른자를 먹어도, 버터를 먹어도 콜레스테롤이 자동적으로 혈관에 쌓이는 일은 없다. 우리 몸은 복잡하고 강하고 매혹적이며 경이롭다. 제발, 자기 몸을 좀 더 믿어주자.

우리 몸에 존재하는 콜레스테롤은 대부분 우리 몸이 만들어낸 것이다. 우리 몸은 필요한 물질을 스스로 만들 수 있다. 콜레스테롤은 우리 몸에 꼭 필요한 물질이기에 적게 섭취하면 우리 몸은 콜레스테롤을 많이 만들고 많이 섭취하면 적게 만든다. 궁극적으로 우리 몸에 든 콜레스테롤의 양은 특정 시간에 우리 몸이 콜레스테롤을 얼마나 필요로 하느냐로 결정된다. 가끔은, 극심한 스트레스에 시달리거나 신체적 외상 때문에 힘들어하거나 인지기능을 회복하려고 애쓰고 있을 때면 몸은 더 많은 콜레스테롤을 원하는데, 우리 몸은 충분히 많은 콜레스테롤을 만들어낼 수 없을 테니 음식으로 콜레스테롤을 섭취해 손상된 몸과 뇌가 회복되도록 도와주어야 한다.

이제는 콜레스테롤이 고장 난 신체 부위를 수선할 때 반드시 있어야 하는 물질임을 알았으니 무조건 콜레스테롤 수치를 낮추려고 애쓰지 말고 애초에 무슨 이유로 콜레스테롤 수치가 높아지는지를 좀 더 깊게 고민해보자. 무엇 때문에 혈중 콜레스테롤 수치가 높아질까? 어째서 어떤 인체는 타고난 아름다운 지혜를 발휘해 그 많은 콜레스테롤을 처리할 수 있는 것일까?

이 문제를 조금 다른 각도로 살펴보자. 어째서 누군가의 몸은 자신이 만든 콜레스테롤을 혈액 속에 '높은' 수치로 쌓이게 만드는 것일까? 콜레스테롤을 '과도하게' 만드는 데에도, 적절한 시기에 밖으로 배출하지 못하는 데에도 분명 이유가 있을 것이다. 무엇이든 콜레스테롤 수치가 과도하게 '높아'지는 데는 분명 원인이 있다. 따라서 콜레스테롤 양을 조절하는 데 급급하지 말고 근본 원인을 찾아 치료해야 한다. 현

"콜레스테롤을 전혀 먹지 않아도 간이 충분히 필요한 만큼 만들어낸다"는 말이 자주 들리며, 그만큼 많은 사람이 이 말을 믿고 있다. 하지만 몸이 콜레스테롤을 만들어내지 못해 필요한 양을 전적으로 식품에 의존해야 하는 사람도 있다.

– 메리 에니그[15]

대의학이 대부분 그렇듯이 콜레스테롤 수치가 높아지면 치료사들은 근본 원인을 찾으려 하지 않고 증상에 불과한 콜레스테롤 수치를 낮추는 스타틴 같은 약물을 처방하고 만다.

(좀 더 잘 이해하도록 비유를 들자면, 콜레스테롤 수치를 낮추려고 스타틴 제제를 복용하는 것은 불이 들어온 '엔진 점검등'에 절연 테이프를 붙이는 행위와 같다. 엔진 점검등에 들어온 불을 보지 않는다고 해서 문제가 해결되지는 않는다. 그저 엔진에 문제가 생겼다고 경고하는 신호를 가려버린 것에 지나지 않는다. 어떤 문제가 생겼든 바로잡지 않고 그저 무시해버리면 상황은 더욱 나빠진다. 2형 당뇨를 앓는 사람이 혈당 수치를 낮추려면 인슐린을 조절해야 하는 것도 마찬가지 이유이다. 2형 당뇨인 사람은 대부분 고인슐린혈증이나 인슐린 저항성이 있는데, 이는 너무 많은 인슐린이 분비되고 있다는 뜻이다. 증가한 혈당을 낮추려고 인슐린을 주사하는 방법으로는 이미 분비되어 있는 인슐린을 신체 조직이 제대로 인지하지 못하는 이유를 밝힐 수는 없다.)

지미 무어와 에릭 웨스트먼 박사는 이 문제에 대해 명확하게 말한다.

"주류 의학은 정상이라고 생각되는 콜레스테롤 수치보다 높은 수치가 나왔을 때는 즉시 콜레스테롤 수치를 낮추는 스타틴 제제를 투여한다. 애초에 콜레스테롤 수치가 높아진 이유는 무시하면서 말이다."[16]

콜레스테롤 수치가 상승하는 이유는 몇 가지가 있다. 콜레스테롤 검사를 하려고 혈액을 뽑을 때는 검사하는 순간의 수치만 알 수 있다. 하지만 콜레스테롤 수치는 그다음 날은 훨씬 낮을 수도 있고 높을 수도 있다. 그다음 주도, 그다음 달도 마찬가지이다. 게다가 콜레스테롤은 모든 세포가 수리 작업에 투입하는 기본 구성성분이기에 사고나 수술 등으로 외상을 입었거나 치과 치료를 받았거나 급성질환이 발병했거나 감염이라도 됐으면 분명 수치는 평소보다 아주 높아질 수밖에 없다. LDL 수용체가 기능하려면 갑상선 호르몬이 있어야 하는데, 갑상선 호르몬을 분비하는 갑상선이 제

기능을 못하기 때문에 혈액에서 콜레스테롤을 제대로 제거하지 못해 콜레스테롤 수치가 높아졌을 수도 있다. 심장병이 발병했을 때 혈관 내막에 콜레스테롤이 뭉쳐 있다고 해서 콜레스테롤 때문에 심장병(죽상동맥경화증[atherosclerosis])이 발병했다는 뜻은 아니다. 관계가 있다는 것만으로 유죄라고 선고할 수는 없는 일이다. 불이 난 건물마다 소방관이 있다고 해서 건물에 불을 낸 사람이 소방관이라고 할 수는 없지 않은가. 사실은 그 반대이다. 소방관은 불을 끄려고 온 것이다. 콜레스테롤도 마찬가지이다. 실제로 수많은 물질이 동맥의 내벽에 손상을 입힌다. 가장 큰 피해를 주는 주범들은 과도하게 증가한 포도당과 인슐린, 너무 많이 먹은 불안정하고 쉽게 산화되는 불포화지방이다(이 내용은 12장에서 좀 더 다룬다).

현대 미국인이 먹고 있는 식단(정제 탄수화물과 불포화지방으로 가득한 식물성기름으로 이루어진 식단)에는 동맥을 힘들게 하는 물질이 가득 차 있다. 콜레스테롤은 이런 물질이 우리 몸을 해치지 않도록 보호하려고 분비되는 물질일 수도 있다.

세포막을 구성하는 지방산은 3가지(포화지방산, 단일불포화지방산, 고도불포화지방산)임을 기억하자. 현대 미국인의 식단을 상당 부분 차지하고 있는(콩기름, 옥수수기름, 카놀라유, 목화씨기름에 많이 든) 불포화지방산을 많이 먹으면 세포막 안으로 이런 불포화지방산이 과도하게 들어가 세포막이 제 기능을 할 수 없다. 세포막의 모양을 바로잡고 유동성(fluidity)을 높이려면 콜레스테롤을 공급해야 한다. 콜레스테롤은 변형된 세포막을 바로잡는 역할을 하기 때문에 불포화지방산을 과도하게 섭취했을 경우 우리 몸은 필요한 콜레스테롤을 훨씬 많이 생산할 수도 있다. 저명한 지방질 학자인 고(故) 메리 에니그(Mary Enig) 박사는 "콜레스테롤 분자는 세포막을 적당히 단단하게 만든다. 다시 말해 적절한 모양을 유지하게 한다는 뜻이다. … 세포막이 콜레스테롤을 어느 정도 필요로 하느냐는 인지질을 구성하는 지방산에 불포화지방산이 얼마나 있느냐에 달려 있다. 불포화지방산이 많을수록 세포막은 적당한 굳기나 유동성을 확보하려고 콜레스테롤을 더 많이 필요로 한다"[17]라고 했다.

지금까지 콜레스테롤과 심장병의 관계를 아주 엉뚱하게 연결해왔음을 밝히는 연구 결과들이 매일같이 나오고 있다. 이 문제를 논리적으로 생각해보자. 옛날, 우리 조상들이 가장 소중하게 여겼고 가장 많이 사용했던 지방은 포화지방과 콜레스테롤이 풍부하게 든 돼지기름, 쇠기름, 양기름, 버터, 기 버터, 닭기름 같은 자연에서 구할 수 있는 동물성기름이었다. 심장질환이 사람들을 괴롭히는 심각하고 흔한 질병이 되려면 1900년대 중반에서 후반까지 기다려야 한다. 어째서 정규적으로 동물성기름을 먹은 사람들이 현대인과 달리 건강하고 원기왕성했을까? 당연히 동물성지방이 심장병을 일으키는 원인이 아니기 때문이다. 영국 해군 군의관 T. L. 클리브(T. L. Cleave)는 이렇게 말했다. "현대에 와서야 등장한 질병을 예전부터 먹어왔던 음식 탓으로 돌리는 것이야말로 내가 살면서 들은 가장 터무니없는 말이다."[18]

현대인에게 심장질환이 급속도로 많아진 이유는 어느 정도는 현대인이 엄청나게 소비하는 식물성기름에서 찾을 수도 있다. 식물성기름은 식품 가공 기술이 놀라울 정도로 발전하면서 현대인이 유일하게 많이 섭취하는 단일 지방이 되었다(자세한 내용은 12장에서 다룬다). 이런 식물성기름이 정제 탄수화물을 과도하게 섭취해 혈당 속에 늘 지나치게 많은 포도당과 함께 우리 몸에 작용하면 문제가 훨씬 커진다.

## 콜레스테롤 합성과 콜레스테롤 공포가 낳은 결과

모든 사람이 눈을 반쯤 감고 수십 년 동안 콜레스테롤을 무서워하는 동안 의도하지는 않았지만 파괴적인 결과들이 나타났다. 그중 2가지만 살펴보자.

1. 사람들이 콜레스테롤이 든 음식을 기피하면서 콜린(choline)도 먹지 않게 되었다. 콜린은 기억을 처리하고 학습을 담당하는 신경전달물질(뇌 화학물질)인 아세틸콜린을 만들려면 반드시 섭취해야 하는 영양소이다. 알츠하이머 환자는 뇌의 아세틸콜린 수치가 감소한다. 콜린이 풍부한 음식은 달걀노른자, 간, 새우 등으로, 콜레스테롤이 많아 되도록 먹지 말아야 한다고 알려진 식품들이다. 하지만 실제로 달걀노른자, 간, 새우는 뇌 건강에 좋은 슈퍼 푸드이다(식물에도 있지만 콜린은 동물성식품에 많이 들었다). 거의 모든 세포막에 있으며 뉴런에 꼭 필요한 포스파티딜콜린(phosphatidylcholine)과 스핑고미엘린(sphingomyelin)도 콜린이 있어야 만들 수 있다. 더구나 간과 달걀노른자에는 수초의 건강을 유지하는 데 꼭 필요한 비타민B12도 많다. 상황이 이 정도라면 뇌 건강과 관련해서는 식품 권고사항이 뒤로 퇴보하려 해도 더 갈 곳이 없을 지경이다.

2. 인체가 콜레스테롤을 합성하는 동안 코엔자임Q10(CoQ10)이라는 물질도 만들어진다. 코엔자임Q10은 미토콘드리아가 에너지를 만들 때 없어서는 안 된다. 더구나 뇌에서는 항산화제 역할도 한다. 스타틴 제제 때문에 콜레스테롤이 제대로 합성되지 않으면 코엔자임Q10도 잘 만들어지지 않는다.

따라서 콜레스테롤 수치를 낮추는 약물을 먹는 것으로, 코엔자임Q10이 생성되지 못하게 방해하면 미토콘드리아가 제대로 기능하지 못하고 세포에 필요한 에너지가 생산되지 않아 심각한 문제가 생길 수 있다. 스타틴 제제는 콜레스테롤과 코엔자임Q10을 동시에 줄이기 때문에 효과적으로 연료를 쓰지 못하는 상태에서 자신을 보호하려고 애쓰는 뇌에게는 이중부담이 된다.

〈그림 9.1〉은 콜레스테롤이 합성되는 경로를 간단하게 보여준다.

그림을 보면 알겠지만 간단하게 압축해서 그렸다고 해도 콜레스테롤 합성 과정은 상당히 복잡하며, 콜레스테롤이 만들어지는 동안 다양한 물질이 생성된다. 콜레스테롤은 최종 산물 중 하나일 뿐이다. 이 과정에서 코엔자임$Q_{10}$ 같은 유용한 물질이 많이 만들어지는데, 스타틴 제제는 이 모든 물질이 생성되지 못하게 막는다. 스타틴 같은 약물은 콜레스테롤 합성 과정을 초기에 완전 차단하기에 콜레스테롤뿐 아니라 콜레스테롤 합성 과정에서 생성되는 모든 물질이 사실상 만들어지지 못한다(〈그림 9.1〉에서 강조 표시를 해둔 곳이 스타틴 제제가 개입하는 지점이다).

> 코엔자임Q는 지질 라디칼을 제거하거나 지질 과산화반응이 일어나지 못하게 해 인지질과 혈청 LDL이 지질 과산화를 막음으로써 세포막을 보호하고, 활성산소가 유발하는 산화반응을 막아 미토콘드리아의 세포막 단백질과 DNA를 보호하는 항산화제일 수 있다.
>
> – 파울라 모레이라 연구팀[19]

〈그림 9.1〉의 아랫부분에 글상자에 담긴 3가지 물질이 있다. 첫 번째 물질은 콜레스테롤로, 콜레스테롤은 아주 긴 합성 과정의 최종 산물 중 하나임을 알 수 있다. 두 번째 물질은 유비퀴논(ubiquinone)이다. 다른 말로 코엔자임$Q_{10}$이다. 가장 오른쪽 글상자에 적힌 물질은 프레닐화 단백질(prenylated protein)이다. 이 특별한 단백질은 췌장에서 인슐린을 분비하게 하고 인슐린이 조절하는 포도당을 운반하는 등 여러 기능을 담당한다.[20] 다시 말해, 프레닐화 단백질은 혈액에 녹아 있는 포도당이 세포 안으로 들어가게 돕는 역할을 하는 생체 분자이다. 스타틴 제제를 복용하면 2형 당뇨에 걸릴 가능성이 높아지는 이유가 바로 이 때문이다.[21] 스타틴 제제는 인슐린 분비와 인슐린 민감성에 모두 영향을 미쳐 이 제제를 복용하는 사람은 그렇지 않은 사람보다 당뇨에 걸릴 확률이 46%까지 높아진다는 연구 결과도 나와 있다.[22] 가장 유명한 두 가지 스타틴 제제(심바스타틴과 아토르바스타틴)는 사용량에 따라 효과가 달라지기 때문에 많이 복용할수록 당뇨 발병 가능성이 높아진다. 이런 약물들이 인슐린 분비를

그림 9.1 **∷ 콜레스테롤을 생성하는 생화학 경로**

콜레스테롤을 생성하는 생화학 경로는 여러 중요 분자를 생성하는 과정이기도 하다. 스타틴 약품은 생화학 경로를 아주 초기에 차단하기에 그 뒤 생성되어야 할 많은 분자의 생성을 막는다는 사실에 주목하자.

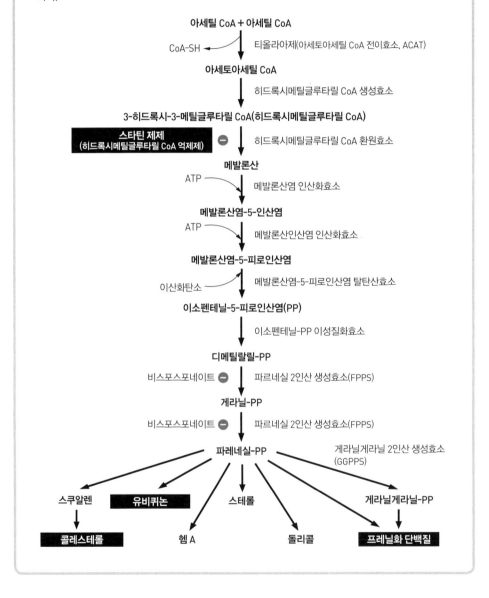

막고, 인슐린 민감성을 만들며, 포도당이 세포로 들어가지 못하게 막는다면, 당연히 당뇨를 유발하는 위험인자로 생각해야 한다. 포도당이 혈액에 장기간 머물면 결국 혈당 수치에 이상이 생겼을 때 나타나는 수많은 합병증이 생길 수밖에 없는데, 알츠하이머도 그런 합병증 중 하나일 수 있다. 더구나 케톤을 이용한 치료법을 연구하는 도미니크 다고스티노(Dominic D'Agostino) 박사는 "높은 혈당, 포도당 수치와 관계가 있는 염증 전(前) 경로의 상향조절(up-regulation, 호르몬·신경전달물질 같은 작용물질의 농도에 따라 세포막에 있는 수용체 수가 증가하는 것-옮긴이 주)은 콜레스테롤 증가보다 심혈관계 건강에 더 해로운 작용을 한다"[23]라고 했다.

스타틴 제제, 혈당 조절장애, 인지장애가 서로 연관이 있다는 사실은 잘 알려져 있다. 미국에서 평판이 좋은 의료 시설 가운데 한 곳인 마요 클리닉(Mayo Clinic)은 스타틴 제제를 복용하면 "혈당이 증가하고 2형 당뇨에 걸릴 가능성이 높아지며" 착란 상태나 기억력 상실 같은 신경 관련 부작용이 생길 수 있다고 했다[24](또 마요 클리닉은 65세가 넘는 노인은 스타틴 제제로 인한 부작용으로 고생할 가능성이 훨씬 크다고 했는데 나이 든 사람이 치매로 고생할 가능성이 훨씬 큰 이유도 우연의 일치는 아니다). 이제 몸에서, 그중에서도 특히 뇌에서 콜레스테롤이 얼마나 중요한 일을 하는지 알았으니, 그런 부작용이 생긴다는 사실이 놀랍지 않을 것이다. 미국식품의약청(FDA)도 스타틴 제제를 복용한 사람이 "기억력 상실, 건망증, 착란상태 같은 (뇌와 관계가 있는) 인지장애"를 겪으며 "스타틴 제제로 치료를 받는 사람은 혈당 수치가 상승하고 2형 당뇨로 진행될 위험이 증가한다"라는 사실을 알고 있다.[25] 또 "스타틴 제제 사용으로 기억력 상실과 착란상태가 왔다는 보고가 들어와 있는데 증상은 그다지 심각하지 않으며 일단 약을 끊으면 곧 사라진다"[26]라고 했다. 하지만 의사가 환자에게 스타틴 제제를 끊어야 한다는 권유를 얼마나 자주 할까? 어떤 약이 (아마도 콜레스테롤 합성 과정을 방해해) 신경과 관련 있는 부작용을 일으킨다면 그 약을 복용하는 한 기억력 상실과 착란상태는 계속될 수밖에 없다.

알츠하이머를 유발하는 인슐린과 혈당의 역할을 안다면, 뉴런이 건강한 구조와 기능을 유지하려면 콜레스테롤이 얼마나 중요한지 안다면, 세포가 에너지를 생산하려면 코엔자임Q$_{10}$이 반드시 있어야 한다는 사실을 안다면, 스타틴 제제가 인지기능에 문제를 일으키고 치매를 유발하며, 더욱 심각하게 만든다는 사실도 자연히 알 수밖에 없다.


## 콜레스테롤 수치가 낮을 때 생기는 위험들

다음은 모두 콜레스테롤 수치가 낮아서 생기는 문제들이며, 또 스타틴 제제의 부작용이라고 보고된 증상들이다.

(사실 '부작용'이라는 용어를 쓰는 게 적절한지 잘 모르겠다. 부작용이 아니니까. 스타틴 제제는 콜레스테롤이 생성되지 못하게 막기 때문에 스타틴 제제의 직접적인 기능이라고 하겠다. 어쩌다 보니 그런 증상이 나타난 게 아니라 콜레스테롤이라는 아주 중요한 체내 구성성분을 제거하는 과정에서 필연적으로 나타날 수밖에 없는 결과이다.)


- **우울증**: 세로토닌 수용체가 제대로 기능하려면 콜레스테롤이 있어야 한다. 세로토닌은 기분을 좋게 만드는 신경전달물질이다. 이 물질이 제대로 분비되지 않으면 우울증이 온다. 겨울철이면 특히 우울해지는 증상도 인생을 비관적으로 보는 태도도 모두 적게 분비된 세로토닌과 관계 있다.
- **피로, 근육 통증, 기력 상실**: 스타틴 제제를 복용하면 미토콘드리아가 세포 에너지를 만들 때 아주 중요한 작용을 하는 코엔자임Q$_{10}$이 생성되지 않는다는 사실을 기

억하자. 여기서 한 가지, 명심해야 할 내용은 코엔자임Q$_{10}$은 뉴런이 에너지를 생성하는 데만 필요한 물질이 아니라는 점이다. 거의 모든 세포에 필요하다. 근육 세포가 에너지를 생산하지 못하면 어떤 일이 벌어질지는 굳이 의학박사 학위가 없어도 알 수 있다. 스타틴 제제를 먹어 코엔자임Q$_{10}$이 생성되지 않으면 당연히 피로, 근육 통증, 근육 약화 같은 증상이 나타날 수밖에 없다.

- **호르몬 균형 상실과 불임:** 콜레스테롤은 테스토스테론·프로게스테론·에스트로겐을 생성하는 원재료로 콜레스테롤이 제대로 공급되지 않으면 이런 호르몬들이 만들어지지 않고, 남성과 여성 모두 불임이 될 수 있다.

- **성욕 감퇴:** 위에서 말한 이유로 성욕도 감퇴될 수밖에 없다. '성 호르몬'을 만들려면 콜레스테롤이 있어야 한다. 이제는 어째서 그 많은 노인 남성이 발기를 하거나 성욕을 높이려고 약품을 먹어야 하는지 알았을 것이다. 수십 년 동안이나 콜레스테롤이 풍부하게 든 식품을 거의 먹지 않고 스타틴 제제를 복용해온 남성은 콜레스테롤이 부족해서 생긴 증상을 치료하려고 또 약을 먹는다(같은 상황에 처하면 여성도 성욕에 영향을 받을 수 있다).

- **지방과 지용성 영양소가 제대로 소화되지 않는다:** 콜레스테롤은 지방에 든 에너지가 몸 안으로 들어가도록 소화·흡수를 도울 뿐 아니라 지방에 녹아야만 흡수가 잘 되는 여러 화합물을 돕는 담즙을 만들려면 반드시 있어야 한다. 지방에 녹아 흡수되는 영양소로는 비타민A, 비타민D, 비타민E, 비타민K 같은 지용성 비타민이나 당근이나 고구마처럼 노란색이나 주황색 색소가 든 식품에 많은 베타카로틴처럼 카로티노이드 물질들이 있다(따라서 고구마는 버터를 발라먹고 구운 당근은 올리브 오일을 조금 부어 먹는 등 지방과 함께 먹을 때 훨씬 흡수가 잘된다). 이런 영양소들이 오랫동안 제대로 소화·흡수되지 못한다면 건강에 여러 문제가 생길 수 있다. '먹는 음식이 바로 자기 자신이다'라는 오래된 격언은 이제 버릴 때가 되었다. 우리는 우

리가 먹는 음식이 아니다. 그보다는 우리가 소화하고 흡수하는 영양소이다.

- **기억 손실과 인지능력 저하:** 이제는 스타틴 제제가 혈당량과 인슐린 분비량에 문제를 일으킴은 물론이고 콜레스테롤과 코엔자임Q10이 제대로 생성되지 않으면 인지기능에 엄청난 손상이 올 수도 있음을 명확하게 알게 되었을 것이다. 콜레스테롤과 코엔자임Q10이 없으면 뇌는 제대로 기능하지 못한다. 다시 한 번 말한다. 콜레스테롤과 코엔자임Q10이 없으면 뇌는 제대로 기능하지 못한다.

'신경 퇴화를 막는 대사작용 향상(metabolic enhancement for neurodegeneration)' 프로그램으로 경도인지장애와 알츠하이머를 개선하고 있는 브레드슨 박사는 말한다.

> 우리를 찾아오는 사람은 모두 LDL을 낮추려고 노력해왔다. (뇌가) 조금 위축되어 있는 사람들은 어김없이 콜레스테롤 수치가 아주 낮았다. 왜일까? 그것은 스타틴 제제를 복용하기 때문이다. … 세포가 사실상 제 기능을 하지 못하게 막고 있으니, 지질을 제대로 공급 받지 못하는 뇌는 쪼그라들 수밖에 없다. 하지만 실제로 스타틴 제제를 복용하는 일이 뇌에는 좋지 않다는 사실을 설명하기란 쉬운 일이 아니다.[27]

제3자가 어떤 약을 먹으라거나 먹지 말라고 훈수를 둘 수는 없는 노릇이다. 하지만 스타틴 제제를 먹은 뒤 콜레스테롤 수치가 낮아지고 기억력 상실, 의식이 혼미해지는 등 인지장애나 행동장애가 나타난 적이 있다면 의사와 상의해 다른 치료법을 찾아보라고 강력하게 말하고 싶다.

이 책에서 권하는 저탄수화물 식단은 분명 뇌가 제대로 기능하는 데 도움이 될 테지만 인체가 콜레스테롤을 만드는 과정을 방해하면 인지능력은 향상되지도 개선되지도 않는다. 의사가 스타틴 제제를 끊어야 한다는 확신을 갖지 못한다면 당연히 자신과 사랑하는 사람의 건강을 최우선으로 생각해야 하는 환자의 권리를 내세워 의사에게 새로운 관점을 심어줄 정보를 가지고 다시 찾아가야 한다.

(의사가 고집을 부리고 환자가 좀 더 건강해질 방법을 거부한다면 당연히 새로운 의사를 찾아가야 한다. 9장 마지막에 열린 마음으로 콜레스테롤과 스타틴 제제에 관한 담론을 받아들이는 의사를 찾는 방법을 실었다.)

## 콜레스테롤 기본 상식: 콜레스테롤, 도대체 무엇을 하는 물질인가

이 책에서는 일부러라도 콜레스테롤을 더 많이 먹는 식단을 권한다. 당연히 독자들은 그런 식단이 혈중 콜레스테롤 수치에 영향을 미치지 않을까 걱정할 수밖에 없다. 혈중 콜레스테롤 수치를 검사할 때 듣는 몇 가지 기본 용어를 알면 그런 걱정을 내려놓는 데 도움이 된다.

세상에는 '좋은' 콜레스테롤도 없고 '나쁜' 콜레스테롤도 없다. 그저 콜레스테롤만 있다. 콜레스테롤은 물에 녹지 않는 지방성 물질이다. 따라서 콜레스테롤이 수용성인 혈액을 타고 움직이려면 적절한 운송 수단에 올라타야 한다. 다시 앞에서 나왔던 화물선 비유로 돌아가보자. 컨테이너 상자를 직접 바다에 띄울 수는 없다. 화물선이 있어야 한다. 콜레스테롤도 마찬가지이다. 콜레스테롤을 태우는 화물선(운송 수단)은 지질단백질이다.

지질단백질은 종류가 여럿이지만 가장 잘 알려진 것은 HDL과 LDL이다. 흔히 HDL은 '좋은 콜레스테롤', LDL은 '나쁜 콜레스테롤'이라고 하는 소리를 들었을 것이다. 하지만 좋은 콜레스테롤도 나쁜 콜레스테롤도 없다. LDL을 '나쁜' 콜레스테롤이라고 여기는 이유는 보통 콜레스테롤이 생성되는 간에서 몸의 다른 부위로 콜레스테롤을 나르기 때문이다. HDL을 '좋은' 콜레스테롤이라고 여기는 이유는 다른 조직에서 콜레스테롤을 받아 재활용하거나 제거하려고 간으로 가져가기 때문이다. 하지만 멋진 인생과 건강을 유지하려고 콜레스테롤이 우리 몸에서 하는 역할을 생각해보면 LDL을 '좋은' 콜레스테롤이라고 불러야 할 것 같다. 결국 LDL 입자는 필요한 곳으로 콜레스테롤을 운반해주는 역할을 하고 있으니까. 그렇다면 어째서 전체 콜레스테롤 수치와 LDL 콜레스테롤의 수치를 심혈관계 질환의 발병 가능성을 측정하는 지표로 삼을 때가 많을까? 콜레스테롤 수치 외에 다른 지표는 전혀 없다는 듯이 환자의 심장 건강을 살펴볼 때 콜레스테롤 수치만 검사하는 의사들도 있다.

전체 콜레스테롤에는 흔히 '좋은' 콜레스테롤이라 여기는 고밀도콜레스테롤도 들었다. 따라서 전체 콜레스테롤 수치를 가지고 심장병의 징후를 찾으려는 시도는 어리석다. 어쨌거나 '좋은' 콜레스테롤이 많이 들었으면 전체 콜레스테롤의 수치도 높아질 테니까.

지난 수십 년 동안 콜레스테롤 혈액검사법은 많이 발전했다. 전체 콜레스테롤 수치, HDL이나 LDL, 중성지방 수치만을 검사하는 의사라면 시대에 뒤쳐져도 한참 뒤쳐진 사람이다. 그런 수치들이 의미 없다는 말이 아니다. 그저 아주 큰 그림의 일부일 뿐이라는 뜻이다. 이렇게 좁은 범위만 살펴보면 심장 건강은 물론 전체 건강에 관해서도 틀린 정보를 갖게 된다.

지금은 이런 기본 수치 외에도 지질단백질 입자가 얼마나 있는지, 입

아직도 LDL을 '나쁜' 콜레스테롤이라고 생각하는 사람이 있다면, 30년 정도는 뒤쳐져 있는 것이다.
– 켄 시카리스[28]

콜레스테롤 기준 수치를 가지고 동맥경화의 위험 정도를 측정할 때 가장 부정확한 방법은 전체 콜레스테롤 수치나 LDL 콜레스테롤 수치를 검사하는 것이다.
– 토머스 데이스프링[29]

자의 크기가 얼마나 되는지도 측정할 수 있다.

(어려운 전문 용어나 내용 때문에 힘들어할까 봐 여기서는 아주 간단하게 기본 정보만 소개했다. 더 자세히 알고 싶다면 이 책 뒤의 참고 목록을 보면 된다.)

LDL 입자는 크게 '작고 조밀한' LDL('패턴 B'라고도 부른다)과 '크고 성긴' (또는 떠다니는) LDL(패턴 A)로 나뉜다. 작고 조밀한 입자는 크고 성긴 입자보다 동맥벽에 더 잘 쌓인다. 동맥경화반(atherosclerotic plaque)은 동맥 내강이 아니라 동맥의 내벽 뒤쪽에 생긴다(《그림 9.2》 참고). 콜레스테롤이 동맥 내벽으로 보이는 이유는 동맥 내벽이 찢어졌거나 손상됐기 때문이다(콜레스테롤은 인체의 수선 물질임을 기억하자). 작은 입자는 큰 입자보다 찢어진 내벽을 통과하기가 쉬워 이론적으로 패턴 B 지질단백질이 패턴 A 지질단백질보다 동맥경화반을 형성할 가능성이 더 크다.

입자의 크기와 함께 입자 수 측정도 도움이 된다. 작고 조밀한 입자는 크고 가벼운 입자보다 심장병을 유발할 가능성이 훨씬 크지만 입자가 많으면 상황이 어떻게 변할지 알 수 없다. 체내에 존재하는 LDL 입자가 거의 대부분 동맥경화를 일으킬 가능성이 적은 크고 가벼운 입자라고 해도 그 수가 너무 많으면 문제가 생길 수 있다. (일반적으로 콜레스테롤 수치를 측정할 때는 입자 안에 든 콜레스테롤의 양만 보지 입자 수는 고려하지 않는다. 다시 화물선 비유를 하자면 화물선의 수는 세지 않고 한 화물선 안에 든 화물 양만 측정하는 것이다. 하지만 심장병에 관해서는 화물[콜레스테롤]의 양이 아니라 화물선[입자]이 몇 척인지가 더 정확한 척도일 때가 있다.)

더구나 동맥 내벽의 뒤에 싸여 혈관을 좁혀 혈액과 산소가 제대로 흐르지 못하게 하며(그 때문에 가슴 통증, 호흡 곤란을 유발하고 심각한 경우 심장마비까지 부르는) 동맥경화를 부르는 물질은 그저 단순한 지질단백질이 아닐 때가 많다. 대부분 산화된 지질단백질 입자가 문제를 일으킨다. 12장에서 식품으로 섭취하는 지방을 살펴보면 알게되겠지만 불포화지방을 지나치게 많이 섭취하면 몸에서는 연속적인 산화반응이 일어날 수 있다(자유라디칼 분자는 핀볼처럼 여기저기 돌아다니며 아무 데나 부딪친다고 했던 걸 기억하는가?). 우리 몸에서 가장 쉽게 산화되는 물질은 지질단백질이다. 따라서 전체 콜레스테롤 수치에 상관없이 식물성기름을 너무 많이 먹으면 죽상동맥경화증에 걸릴 수 있다.

### 그림 9.2 ▪▪ 동맥경화반

동맥경화반은 부엌 수도관에 기름이 끼는 것처럼 동맥 한가운데가 아니라 내강과 내벽 사이에서 생성된다. 동맥 내벽이 찢어지거나 손상되면 내벽 뒤쪽에는 내벽 조직을 강화하고 수선하려고 콜레스테롤이나 칼슘 같은 물질이 모여든다. 이런 물질들은 내벽이 손상됐기 때문에 모인 것인데, 혈당이나 인슐린 수치가 높아진 것이 손상을 일으킨 원인일 때가 많다. 결국 동맥 내벽이 손상됐기 때문에 콜레스테롤이 쌓이는 것이지 콜레스테롤이 쌓여 내벽이 손상된 것이 아니다.

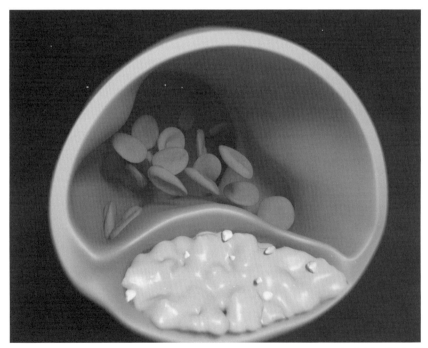

그림 _ 셀바네그라(아이스톡)

전체 콜레스테롤 수치로는 혈관 안에서 동맥경화반이 얼마나 형성됐는지 전혀 알 수 없다. 게다가 심장병이나 심장마비가 콜레스테롤 수치가 높은 사람에게만 생기는 것도 아니다. 심장병 전문의라면 누구나 콜레스테롤 수치가 '정상'이거나 심지어 아주 낮아도 심장병이나 심혈관계 질환으로 고생하는 사람이 많다는 사실에 동의할 것이다.

지질단백질 입자(화물선)의 개수나 크기, 산화 정도 외에 심장병과 심혈관계 질환에 기여하는 요소는 또 있다. 화물선이 건너가야 하는 바다의 상태, 즉 혈관 상태도 영향을 미친다. 이런 식으로 생각해보자. 지금 우리는 오래 되고 낡아 여기저기 부서지고 물이 새는 배를 타고 있다. 이 배를 타고 바다를 건넌다면 날씨가 청명해 파도가 잔잔하다고 해도 분명 문제가 생길 것이다. 다른 식으로 생각해보자. 우리는 완벽하게 안전한 최신 기술을 장착한 배를 타고 있다. 하지만 태풍이 불어 시속 160킬로미터의 속도로 부는 바람에 거대한 파도가 치는 바다 위라면 최신식 배 안이라도 문제는 생길 수 있다.

애시 시먼즈(Ash Simmonds)가 사용했던 비유를 들어 이 문제를 좀 더 쉽게 설명해보자. 시먼즈는 오랫동안 저탄수화물 식단을 실천해온 사람으로 콜레스테롤을 비롯해 건강한 케토제닉 식단을 다룬 과학 문헌을 많이 모아왔다.[30] 시먼즈는 도심지 도로 위 자동차로 비유한다. 콜레스테롤 입자의 수와 동맥을 비롯한 여러 혈관의 상태를 제대로 생각해보게 하는 탁월한 비유이다.

자동차가 지나다녀야 하는 도로가 너무 좁거나 바닥이 갈라졌거나 제대로 관리가 되지 않아 여기저기 움푹 파인 곳이 많고 도로표지판도 없는데다 운전자들도 운전 솜씨가 미숙하고 부주의하다면 어떨까? 그래도 운행하는 자동차가 고작 몇 대뿐이라면 차가 지나다니는 데는 별다른 문제가 없을 것이다. 피할 수 없는 교통사고가 발생해도 구급차, 경찰차, 소방차는 아무 문제없이 사고현장으로 달려갈 수 있다. 하지만 같은 도로에 차가 많다면 자동차 사고도 더 발생할 테고, 그 때문에 도로 정체도 길어진다. 그런 상황에서는 구급차 같은 긴급 구소 차량이 세시간에 원하는 곳에 도착할 수 없을 테고, 자기들이 또 다른 정체를 만들 가능성이 크다(다시 말해 혈관이 손상되어 있거나 약하면 콜레스테롤이 적을 때는 아무 문제가 없을 수 있지만 많을 때는 문제가 생길 수 있다).

이번에는 자동차들이 관리가 잘되고 표지판도 제대로 갖추어진 넓고 매끄럽게 포장된 고속도로를 달리고 있다고 생각해보자. 물론 사고가 나지 않을 수는 없겠지만 사고가 날 때마다 긴급 구조 차량들은 신속하고 수월하게 사고 장소로 달려가 문제를 해결할 것이다. 이런 상황에서는 도로를 달리는 전체 자동차 수는 큰 문제가 되지 않는다(혈관이 염증 수치도 낮고 산화 스트레스도 적은 건강한 상태라면 지질단백질의 수가 아무리 많아도 동맥경화로 발전할 가능성이 낮다).

한 가지 주의할 점이 있다. 지금 나는 지질단백질 입자의 수나 지질단백질 안에 든 콜레스테롤의 양이 '너무 많은' 상황은 있을 수 없다고 말하는 것이 아니다. 콜레스테롤 수라는 한 가지 요인만으로는 심장마비라든가 뇌졸중 같은 심장질환과 국소빈혈, 동맥질환의 발병 가능성을 예측하거나 진단할 수 없다는 말이다. 콜레스테롤 상태는 심혈관계 질환과 우리 몸의 건강 상태를 말해주는 큰 그림을 구성하는 여러 요소 가운데 하나일 뿐이다.

콜레스테롤 과학은 계속해서 진화하고 있는데, 최근에는 전체 콜레스테롤 수치와 LDL 수치가 높다는 것이, 특히 노인층에 있어 건강을 해치는 원인인가 하는 문제에 심각한 의문이 제기되고 있다.[31] 미국에서 가장 저명한 지질학(lipidology) 전문가인 토머스 데이스프링(Thomas Dayspring) 박사는 심근경색은 많은 경우 인슐린 저항성 때문에 생기며 200mg/dL이 넘지 않는 이상 LDL 수치는 신경 쓰지 않는다고 했다.

더구나 데이스프링 박사가 신경 쓰는 콜레스테롤 수치는 LDL 수치뿐이다. 전체 콜레스테롤 수치는 아주 높을 경우에도 전혀 문제가 되지 않을 수 있다.[32] 스타틴 제제가 인지기능을 떨어뜨리는 등 끔찍한 부작용이 있음을 생각해보면 콜레스테롤 수치를 낮추려고 스타틴 제제를 사용하는 것은 "의학계가 저지른 가장 큰 실수라고 해도 절대로 과장이 아니다"[33]라고 하는 지미 무어와 에릭 웨스트먼 박사의 의견에 찬성할 수밖에 없다.

## 심혈관계 건강과 심장질환 발병 가능성을 판단하는 또 다른 방법

포괄적으로 다루기만 한다면 콜레스테롤 검사로 유용한 정보를 알아낼 수도 있다. 전체 콜레스테롤 수치, HDL 수치, LDL 수치는 모두 이야기의 일부일 뿐이다. 의사와 상의해서 이런 간단한 수치 외에 더 많은 지표를 측정하는 방법이 있는지 알아보자. 지질단백질의 수나 입자 크기 외에도 전체 심혈관계의 건강 상태를 알려줄 유용한 지표는 더 있다.

계속 눈여겨보면 좋은 지표는 중성지방 수치이다. 중성지방은 표준 혈액검사를 할 때면 콜레스테롤과 한데 묶어 취급할 때가 많지만 콜레스테롤과는 다른 물질이다. 중성지방은 지방산 3개가 합쳐져서 글리세롤 한 분자를 이룬다. 지방이기는 하지만 혈액 속 중성지방은 섭취한 지방보다는 탄수화물에 관해 더 많은 이야기를 해준다. 중성지방의 수치가 높다는 것은 탄수화물 불내성이 있을 수 있다는 뜻이다. 중성지방의 수치가 높게 나오면 지방이나 콜레스테롤이 아

> 정기적으로 콜레스테롤 검사를 해야 하는 것 아닌가, 이런 질문을 하는 것은 합리적이라고 생각한다. 현재 콜레스테롤 검사에서 가장 많이 확인하는 수치는 LDL이다. 하지만 LDL 수치는 심장병을 판단할 만큼의 신뢰할 수 있는 지표가 아니다. 심장마비에 걸리는 사람들 대부분이 LDL 수치가 정상이거나 심지어 아주 낮았다.
>
> – 존 브리파[34]

니라 탄수화물을 적게 먹는 것이 좋다. 탄수화물은 모두 섭취량을 줄이는 것이 좋은데, 과당이 많아졌다는 뜻일 수 있으니 정제 설탕, 과당이 많은 옥수수시럽, 과일이나 과일주스는 많은 양을 먹지 않도록 조심한다.

즉시 사용하거나 간에 저장하거나 근육에서 글리코겐 형태로 저장하지 않는다면(글리코겐으로 전환되는 데는 한계가 있고, 저장 가능 양도 많지 않다) 탄수화물은 간에서 중성지방으로 바뀐 뒤 지방 조직에 저장된다. 맞다, 우리 몸 안으로 과도하게 들어간 탄수화물은 지방으로 바뀔 수 있다. 실제로 저탄수화물 식단에서 가장 빠르고 극적으로 나타나는 '부작용'은 높았던 중성지방 수치가 건강한 수준으로 훅 내려간다는 것이다.

미국 유수의 심장병 전문의 중에는 중성지방 대 HDL 비율이 심장질환 발병 가능성을 예측하는 가장 좋은 척도라 믿는 사람들도 있다. 일반적으로 중성지방 수치는 낮고 HDL 수치는 높을 때 심장질환에 걸릴 위험도 줄어든다. 이 세상에는 마법의 수 같은 것은 없지만 HDL이 중성지방보다 많으면 좋은 일이다(전체 콜레스테롤 수치나 LDL 수치와는 관계가 없음에 주목하자). 중성지방 대 HDL의 비율이 2 이하가 이상적이지만 3.5 이하면 괜찮다고 생각하는 연구자들도 있다.

C반응성 단백질(CRP/hs-CR)과 호모시스테인(homocysteine)도 심혈관계 건강을 측정할 때 주목해야 할 지표들이다. 염증이 있다거나 혈관이 손상됐음을 알려주는 이런 물질들은 콜레스테롤보다 더 확실하게 심혈관계 조직에 나쁜 일이 일어날 수도 있음을 알리는 지표들이다. 물론 정기적으로 혈당과 인슐린, 헤모글로빈 A1c 검사도 하고 싶을 것이다. 이런 물질들의 이상적인 범위는 24장에서 살펴본다.

마지막으로 콜레스테롤은 전혀 보지 않지만 혈관에 문제가 생겼음을 훨씬 직접적으로 알 수 있는 가장 효과적인 심혈관계 질환 검사 방법을 알아보자.

첫 번째 방법은 경동맥 내막-중막 두께 검사(carotid intima- media thickness test, CIMT)이다. 경동맥의 내막과 중막의 두께로 경동맥에서 혈관질환이 어느 정도 진행되었는지 알 수 있다. 또 증상이 밖으로 드러나기 훨씬 전에 경동맥이 손상되었는지, 어떤 질환이 있는지 알 수 있다.

두 번째 방법은 관상(심장)동맥 칼슘 스캔(coronary artery calcium scan, CAC)이다. 이 방법은 내막과 중막의 두께를 재는 방법과 달리 혈관 손상 부위를 직접 눈으로 확인 가능하다는 이점이 있다. 관상동맥 칼슘 스캔을 하면 심장에서 나오는 동맥에 칼슘화가 어느 정도 진행되었는지 확인할 수 있어 심장마비나 여러 심혈관계 질환의 발병 가능성을 콜레스테롤 수치를 재는 것보다 훨씬 정확하게 예측할 수 있다.

> 중성지방 대 HDL 비율을 낮출 가장 좋은 방법은 무엇일까? 저탄수화물 식사를 하면 그 어떤 생활습관 개선이나 약물 치료법보다 놀라울 정도로 중성지방 수치는 낮아지고 HDL 콜레스테롤의 수치는 꾸준히 증가한다. 저탄수화물 식단은 중성지방 대 HDL 비율을 개선할 수 있는 가장 강력한 방법이다.
>
> – 제프 볼렉과 스티브 피니[35]

콜레스테롤 수치는 간접 지표일 뿐, 심장질환이 발병하리라고 예측할 수 있는 분명한 증표는 아니다. 지표는 그저 지표일 뿐이다. 그 자체로 병이라거나 그 때문에 병이 생기지는 않는다. 그런 지표가 있어도 질병은 생길 수도 있고 아닐 수도 있다. 하지만 경동맥 내막-중막 두께 검사는 이미 발병했거나 앞으로 발병할 수도 있는 심혈관계 질환을 훨씬 분명하게 밝힐 수 있다(하지만 이 검사는 경동맥만을 측정하기 때문에 심장을 감싸고 있는 관상동맥의 상태는 알 수 없다). 지금 이 순간 관상동맥에 쌓이고 있는 동맥경화반의 상태를 알아보려면 관상동맥 칼슘 스캔을 하는 것이 훨씬 효율적이다. 혈액에 든 콜레스테롤은 동맥경화반이 어느 정도 쌓여 있는지 전혀 말해주지 않는다.

관상동맥의 상태를 직접 평가할 수 있는데도 어째서 제대로 된 정보는 거의 주지 않는 간접 지표에 매달리는 것일까? 콜레스테롤과 심장병, 그리고 아주 오랫동안 믿어왔던 몇 가지 신화의 실체를 알고 싶다면 일반 독자를 대상으로 쓴 뛰어난 책이 몇 권 있다. 이 책 뒷부분의 '참고 목록(402쪽 참조)'에 그런 책들을 소개했다.

스타틴 제제가 아니라 다른 방법으로 심혈관계 건강을 치료하는 방법에 관심이 있는 의사를 찾고 싶다면 다음 웹사이트들을 참고하자. 이 웹사이트들에는 저탄수화물 케토제닉 식단을 잘 아는 의학 전문가들이 있다. 자신의 거주 지역에도 그런 의사들이 있는지 찾아보자.

- http://paleophysiciansnetwork.com
- http://lowcarbdoctors.blogspot.com
- https://re-findhealth.com

# 10장

# 탄수화물: 녹말인 탄수화물, 녹말이 아닌 탄수화물, 생각만큼 '복잡하지' 않다

탄수화물 하면 주로 빵, 파스타, 베이글, 쌀, 감자 같은 녹말 식품만 떠올린다. 하지만 지금까지 계속 말한 것처럼 우리 몸에 영양을 공급하는 식품의 세계에는 녹말이 아닌데도 탄수화물로 분류되는 것들이 많다.

앞에서도 설명한 것처럼 식품으로 섭취할 수 있는 다량영양소는 단백질, 지방, 탄수화물 3가지이다. 브로콜리, 시금치, 블랙베리, 가지 등은 지방 식품으로 분류할 수 없고 단백질 식품처럼 생기지도 않았다. 그렇다면 이제 이런 식품이 들어갈 수 있는 목록은 한 가지 영양소밖에 남지 않는다. 탄수화물 말이다. 실제로 이들은 탄수화물 식품이다. 상추와 오이도 마찬가지이다. 그저 녹말이 들지 않은 것뿐이다. 녹말이 아닌 탄수화물 식품에는 물과 식이섬유가 많다. 따라서 이런 식품은 마음껏 먹어도 된다. 이책은 저탄수화물 식단을 권하지 무탄수화물 식단이 아니다. 녹말 식품은 제한해야 하지만 비녹말 탄수화물 식품은 탄수화물 민감성 정도에 따라 마음껏 먹어도 된다.

- 파속 식물(양파, 마늘, 샬롯, 부추, 리크, 차이브)
- 피망 – 색 상관없음(할라페뇨, 포블라노, 앤초 같은 고추 식물들)
- 브로콜리*(브로콜리라브, 라피니)
- 방울다다기양배추*
- 아티초크
- 모든 양배추 식물*(배추, 사보이, 녹색·붉은색 라디키오, 꽃상추)
- 아스파라거스
- 청경채*
- 당근
- 콜리플라워*
- 샐러리
- 근대(모든 색)
- 오이
- 가지(모든 종류)
- 펜넬
- 껍질 콩(꼬투리 강낭콩)
- 잎채소(콜라드, 민들레, 겨자, 순무 잎, 비트 잎)
- 히카마
- 케일(모든 종류)*
- 상추 – 모든 종류(로메인, 아루굴라, 아이스버그, 적상추, 청상추, 비브, 스프링믹스)
- 버섯 – 모든 종류
- 오크라
- 호박(캔 제품이면 무설탕 100%)
- 무 – 모든 종류
- 깍지완두
- 시금치
- 토마토 – 모든 색, 모든 종류
- 순무
- 노란 호박
- 주키니호박

\* 표시가 있는 것은 십자화과 식물이다. 십자화과 식물은 소화가 쉽게 되지 않아 익히지 않고 너무 많이 먹으면 갑상샘 기능에 문제가 생길 수도 있다. 물론 이들도 아주 훌륭하고 영양가가 풍부한 식품이다. 단지 익혀 먹어야 한다.

## 과일은 어떨까

과일은 맛있고 영양가가 풍부하다. 하지만 '천연 사탕'이라는 사실도 기억하자. 자연에서 나는 식품 가운데 과일은 우리가 쉽게 얻을 수 있는 단맛 음식인데, 맛도 좋고 달기도 해서 과도하게 먹기 쉽다. 식단에서 과일을 완전히 배제할 필요는 없지만 양은 조절해야 하며, 당지수가 낮은 과일을 먹어야 한다(할 수만 있다면 과일은 완전히 배제하는 게 좋다. 과일에서 얻을 수 있는 영양소는 다른 음식으로도 충분히 섭취할 수 있다).

### 피해야 하는 과일

- 말린 과일(건포도, 서양자두, 크랜베리, 살구)로 과일을 말리면 수분이 사라지고 설탕이 농축되기 때문이다
- 바나나와 플랜틴 바나나(바나나는 설탕이, 플랜틴 바나나는 녹말이 많다)
- 포도, 사과, 배
- 열대 과일(망고, 파파야, 파인애플, 구아바)

### 제한하거나 완전히 배제해야 하는 탄수화물

**녹말 식물과 콩과 식물\***

- 콩 – 모든 종류

    (검정콩, 강낭콩, 렌즈콩, 병아리콩,

    흰강낭콩, 덩굴강낭콩, 리마콩, 동부콩)

- 비트
- 파스닙
- 완두
- 루타바가
- 타로
- 감자, 고구마, 얌
- 겨울호박(도토리, 버터너트, 터번)
- 유카

**곡물과 유사 곡물\***

- 아마란스
- 보리
- 메밀
- 옥수수
- 쿠스쿠스
- 기장
- 귀리
- 퀴노아
- 쌀 – 모든 종류
- 호밀
- 쌀보리
- 밀 – 스펠트밀, 카무트밀, 엠머밀, 일립계밀

\* 표시가 붙은 식물을 가지고 만든 빵, 베이글, 시리얼, 오트밀, 그래놀라, 파스타, 타불레(중동식 채소 샐러드), 떡, 크래커, 필라프, 피타빵, 피타칩, 옥수수나 밀가루로 만든 랩, 토티아, 프레첼, 케이크, 쿠키, 머핀, 파이 껍질, 스콘, 피자, 으깬 콩 요리도 모두 피해야 한다. 탄수화물 민감성을 측정하면서 어느 정도는 조금 먹어도 되는 시기가 오겠지만 몸이 지방을 연료로 사용하도록, 뇌에 연료를 제공할 케톤을 생성하도록 처음에는 완전히 배제하는 것이 좋다.

**먹어도 되는 과일들**

- 장과 식물(라즈베리, 블루베리, 블랙베리, 딸기, 단맛이 나지 않는 장과 열매들) – 장과 식물의 열매는 다른 과일에 비해 당지수는 낮고 식이섬유가 많고 식물영양소가 풍부하다.
- 감귤류 – 그대로 먹어야지 주스를 만들어 먹어선 안 된다. 오렌지, 귤, 자몽, 레

몬, 라임 등이 있다. 소스를 만들거나 음료로 레몬이나 라인 즙을 소량 마셔도 된다.

- 핵과 열매는 소량 먹어도 된다. 복숭아, 승도복숭아, 체리, 키위, 메론 등이다.

혹시 녹말 식품, 과일, '건강한 통곡물'을 빼면 중요한 비타민이나 미네랄을 섭취하지 못할까 봐 걱정이라면 '절대로 아니다'라고 생각하자. 1형 당뇨 환자였고 당뇨를 관리하려고 탄수화물 섭취를 극히 줄인 키이스 루니언 박사는 이렇게 말한다.

> 케토제닉 식단에 관해 내가 가장 많이 듣는 비난은 과학적 근거가 전혀 없다는 것이다. "건강한 통곡물과 과일을 아주 적게 먹거나 전혀 먹지 말라니, 중요한 영양소를 섭취하지 못하면 어떻게 해요?" 이와 같은 질문도 많이 듣는다. 그럴 때마다 나는 곡물과 과일에 든 영양소는 붉은 살코기, 가금류, 생선, 달걀, 녹말로 이루어져 있지 않은 채소, 견과류, 씨앗류에 다 들었다고 말한다. 탄수화물과 글루텐이 든 곡물과 과일을 먹지 않아도 된다고 말이다.[1]

## 설탕 피하기: 라벨 검사관이 되자

설탕은 다양한 이름을 가지고 있다. 제조회사들은 자기들 제품에 든 설탕의 양을 속이려고 여러 이름으로 설탕을 표기한다. 이제부터 여러분이나 사랑하는 사람은 가능한 설탕을 먹지 말아야 하니 설탕이 순진한 이름을 내세워 아닌 것처럼 행세하고 있지는 않은지 상품의 라벨을 철저하게 살펴야 한다. 조금도 경계를 늦춰선 안 된다. 교묘한 마케팅 전략에 속아서 길을 잃어선 안 된다.

이제부터 먹어선 안 되는 설탕과 감미료를 살펴보자. 이 정도도 사실은 상품 라벨에 적힌 수많은 가짜 이름 중 일부일 뿐이다. 설탕은 이보다 더 많은 이름을 가지고 있다. 왠지 의심이 가는 재료가 들었으면, 그 제품은 먹지 말아야 한다.

- 아가베 꿀(넥타르)
- 아가베시럽
- 자당
- 코코넛 슈거
- 옥수수시럽
- 옥수수시럽 솔리드
- 대추 슈거
- 결정포도당
- 액상맥아당 옥수수시럽

- 비트 슈거
- 폐당밀
- 과당
- 포도당
- 포도당시럽
- 골든시럽
- 액상과당 옥수수시럽
- 종려당
- 수크로스

- 현미시럽
- 흑설탕
- 꿀
- 전화당
- 맥아당
- 메이플시럽
- 당밀
- 증류 감자당
- 설탕

이런 설탕들은 최대한 피해야 한다. 하지만 자신이나 사랑하는 사람이 저탄수화물 식단을 하게 도와주는 포장 음식에도 설탕이나 꿀 같은 감미료가 소량 들어 있을 수 있다. 예를 들어 병에 담아 파는 랜치 블루치즈 샐러드드레싱에는 설탕이 들었다. 하지만 여기 든 설탕의 양은 2테이블스푼당 1g에서 2g 정도밖에 되지 않는다. 육가공 제품도 마찬가지이다.

이처럼 제조 식품에 든 설탕까지 모두 배제할 이유는 없다. 하루 탄수화물 권장 섭취량에 문제만 되지 않는다면 소량은 먹어도 된다. 나무를 보다가 숲을 놓치는 우를 범하지는 말자. 중요한 목적을 달성하려면 약간의 일탈은 허용된다.

## 탄수화물과 순탄수화물 계산하기

탄수화물로 가득 찬 값싼 정크푸드에 둘러싸인 세상에서 저탄수화물 식이요법은 정말 실천하기 어려운 일이다. 저탄수화물 식단 시작 초기에 자신이, 그리고 사랑하는 사람이 탄수화물을 정확하게 정해진 양만 먹어야 한다는 생각에 사로잡혀 스트레스를 받지는 말자. 무엇보다 중요한 것은 먹어도 되는 탄수화물만 먹고 포도당 중심으로 물질을 대사하는 몸을 지방과 케톤으로 물질대사를 하는 몸으로 바꾸는 데 방해가 되는 탄수화물을 배제하는 것이다. 하지만 계속해서 혈중 케톤 수치가 높아지지 않거나 인지기능이 나아지지 않는다면 자신도 모르는 사이에 탄수화물을 지나치게 먹고 있는 것은 아닌지, 식습관을 점검해봐야 한다.

먹고 있는 음식에 탄수화물이 얼마나 들었는지 알려주는 탄수화물 계산법 관련 책들도 있고, 온라인에 괜찮은 탄수화물 계산표도 있으며, 음식에 어떤 영양소가 들었는지 알려주는 자료도 있다. 온라인에서 마음에 드는 자료를 찾았다면 인쇄해 부엌에 붙이고 지갑이나 서류가방, 자동차 글러브박스에도 넣어두어 식료품 쇼핑을 가거나 외식하거나 음식을 준비할 때마다 살펴보자.

영양학자 엘렌 데이비스(Ellen Davis)가 만든 케토제닉 식단 정보 웹사이트(www.ketogenic-diet-resource.com/carb-counter.html.)를 방문해보자. 이 웹사이트는 뇌 기능을 강화하는 저탄수화물 식이요법을 실천하면서 먹을 수 있는 거의 대부분의 음식 정보를 제공한다. 자주 먹는 식품에 탄수화물이 어느 정도 들었는지 잘 모르겠다면 이곳의 정보를 활용하자.

혹시 먹는 음식의 양을 재어보려고 저울을 살까, 하는 마음이 들지도 모르겠다. 온라인이나 백화점, 가정용품점에서 저렴한 식품 저울을 구입할 수 있다.

'순탄수화물(net carbs)'이라는 용어는 전체 탄수화물 섭취량에서 식이섬유를 뺀 탄수화물을 말하는데, 당알코올(sugar alcohol)을 빼는 경우도 있다. 식이섬유는 소화가 되지 않고 몸에 흡수도 되지 않기에 혈당과 인슐린 수치에 아무 영향을 미치지 않는다. 그 때문에 저탄수화물 식이요법을 할 때는 매일 섭취하는 탄수화물 양에서 식이섬유를 빼는 사람이 많다. 전체 탄수화물 섭취량이 아니라 순수 탄수화물 섭취량만을 계산하는 것이다. 식이섬유가 풍부한 채소나 견과류, 씨앗류를 먹어도 사실상 '탄수화물'을 섭취할 수 있다. 시금치·케일·아몬드·방울다다기양배추·해바라기씨처럼 식이섬유는 많이 들었고 탄수화물은 아주 적게 들어 있어 섭취하는 탄수화물의 양이 적어지는 경우도 있을 수 있다.

그렇다고 통곡밀로 만든 제품이나 브랜 시리얼, 그래놀라 바 같은 음식을 먹어도 된다는 의미는 아니다. 그런 식품들은 포장용지에 아무리 '식이섬유 풍부'라는 말이 적혀 있어도 피해야 한다. 순탄수화물을 계산한다는 의미는 식이섬유는 풍부하고 낮은 탄수화물 함량의 식품을 고수하면 먹는 양에 조금은 여유가 생긴다는 뜻이다.

당알코올은 사정이 조금 다르다. 당알코올은 주로 무설탕이거나 탄수화물 함량이 적은 사탕이나 초콜릿에 들었다. 이는 혈당이나 인슐린 수치에 영향을 미치지만, 그 정도는 사람마다 다르다. 당알코올이 들어간 음식을 먹고 싶다면 몸이 당알코올에 어떤 식으로 반응하는지, 자기 몸에 당알코올이 맞는지 점검해봐야 한다(당알코올과 인공 감미료는 14장에서 자세하게 살펴본다).

전체 탄수화물 양을 제한할지 순탄수화물을 계산할지는 스스로 결정해야 한다. 순탄수화물을 계산하는 방식으로 탄수화물 섭취를 조절하기 시작했는데 시간이 흘러도 인지기능에 변화가 없다면 전체 탄수화물 양을 계산하는 방식으로 전환해야 한다. 좀 더 엄격하게 식단을 조절할 필요가 있는지 살펴보자.

탄수화물 섭취량을 순탄수화물을 기준으로 정할 때 생길 수 있는 가장 큰 문제는 저탄수화물 정크푸드를 먹는 걸 정당화하는 사람이 있다는 것이다. 세상에는 당알코올과 식이섬유만 들었기 때문에 저탄수화물 식품으로 지정된 막대 바, 셰이크, 무설탕 초콜릿, 사탕 같은 제품이 많다. 이런 시판 제품을 먹으면 그 어떤 음식을 먹었을 때보다 몸이 훨씬 민감하게 반응하거나 혈당과 인슐린 수치가 무섭게 솟구치는 사람이 있으니 조심하자.

저탄수화물 케토제닉 식이요법을 할 때도 즐길 수 있고 맛도 있는 비탄수화물 채소, 당지수가 낮은 과일이 많음을 알았으니 곡물과 설탕, 녹말 식품을 먹지 않는다고 해서 공포에 질리거나 하지는 않을 것이다. 탄수화물 말고도 뇌 건강과 인지기능을 강화시켜주는 열량원은 또 있다. 다음 장에서는 단백질을 살펴보고, 지방은 그 다음에 알아보자.

# 11장

# 단백질:
# 우리 몸과 식탁 위에서
# 활약하는 주연 배우

일반 대중을 위한 건강이나 영양학 관련 뉴스를 보면 지방과 탄수화물이 거의 모든 관심을 차지하고 있다. 20세기 후반기 50년 동안 모든 지방을 거의 악마처럼 여기도록 만드는 작업이 이루어졌고, 그 뒤로는 포화지방을 콕 집어 공격했다. 21세기에 들어서 진자(㈜)는 방향을 바꿔 탄수화물을 향해 돌진했는데, 이때 주 공격 대상은 심하게 정제하고 가공한 설탕과 곡물이었다. 지금 영양소를 공격하는 레이더가 겨냥하는 다량영양소는 단백질이다. 정말 옳지 않은 일이다. 적절한 단백질 섭취는 건강 유지에 매우 중요하다. 사람들은 단백질이 엄청나게 많은 유익한 작용을 한다는 사실을 제대로 알지도 못하고 인정하지도 않고 있다.

단백질 하면 제일 먼저 근육조직을 떠올릴 것이다. 맞다. 근육은 주로 단백질로 이루어져 있다. 하지만 머리카락, 피부, 손톱, 혈관, 힘줄, 인대도 단백질로 만들어진다. 심지어 뼈도 그렇다. 뼈는 단순히 칼슘이 뭉친 구조물이 아니다! 감염 질환이나 몸에

침입한 병원체와 맞서 싸우려고 면역계가 분비하는 항체도 단백질로 만들어져 있고, 인슐린·글루카곤·성장 호르몬처럼 단백질로 된 호르몬도 많다. 이 정도로는 충분하지 않다는 듯이 단백질은 더 많은 곳에서 명함을 내민다. 단백질 분해 산물인 아미노산은 마음을 다스리고 긍정적으로 세상을 보게 만들며 스트레스에 건강하게 반응하도록 해주는 티록신(T4)과 트리아이오딘티로닌(T3) 같은 갑상샘 호르몬, 도파민, 세로토닌, 에피네프린 같은 여러 호르몬과 신경전달물질을 만드는 기본 재료이다.

여기까지 살펴보았는데도 단백질이 도대체 왜 중요한지 모르겠다는 사람에게는 우리 몸 안에서 끊임없이 일어나고 있는 수많은 생화학 반응을 조절하는 효소도 단백질이라는 사실을 말해주고 싶다. 우리가 먹은 음식이 몸 안으로 흡수되도록 분해해주는 소화효소, 폐에서 산소와 이산화탄소가 쉽게 교환되도록 해주는 효소, 포도당을 ATP로 전환해주는 효소들은 모두 단백질이다. 실제로 단백질을 뜻하는 영어 단어(protein)는 '처음(protos)' 혹은 '주요한(prōteios)'이라는 그리스어에서 유래했는데, 사람을 포함한 모든 생명체에게 가장 중요한 물질이라는 의미이다.

이 책에서 소개하는 영양학 전략은 고단백질 식단은 아니다. 이전보다 단백질을 더 많이 먹게 될 수 있겠지만, 그렇다고 단백질을 게걸스럽게 많이 먹을 필요는 없다(저탄수화물 식단에서 아주 많이 먹어야 할 다량영양소가 있다면 바로 지방이다).

건강 관련 기사를 유심히 보는 사람이라면 단백질을 너무 많이 먹으면 신장에 무리가 올 수 있다는 기사를 읽었을 것이다. 이미 신장 기능에 문제가 있는 사람은 단백질 섭취를 제한할 필요가 있을지도 모른다. 하지만 건강한 사람이 단백질을 조금 더 먹는다고 신장에 문제가 생겼다는 증거는 나오지 않았다. 오히려 단백질을 많이 먹으면 심장 관련 대사기능이 좋아질 수 있다.[1] 더구나 현재 미국 정부에서 권고하는 단백질 섭취량은 나이 든 세대의 단백질 요구량에도 맞지 않는다.[2]

단백질을 많이 먹으면 우리 몸이 산성화된다고 걱정하는 사람들도 있다. 모든 음식은 소화가 된 뒤에는 산성이나 염기성 잔여물을 남긴다. 해산물이나 가금류를 포함해 고기와 유제품, 시리얼 곡물, 정제 설탕은 산성 잔여물을 남기고 지방과 오일은 대부분 중성, 채소와 과일은 염기성 잔여물이 생성된다.[3] 오랫동안 사람들은 몸 안에 산성 물질이 많으면 중화하려고 뼈에서 (염기성 미네랄인) 칼슘이 빠져나가기 때문에 몸에 좋지 않다고 믿었다. 하지만 이제 이런 추론이 기존 과학 문헌을 잘못 해석한 오류임이 밝혀지고 있다. 실제로 단백질을 많이 먹으면 뼈 건강이 좋아질 수도 있는데, 무엇보다 식습관을 바꿀 필요가 있는 노인 계층에서는 더 그렇다.[4] 게다가 단백질을 적게 먹으면 뼈 밀도가 줄어들고 뼈가 손실되는 속도가 빨라질 수 있다.[5]

무엇보다도 미국국립과학회 의학연구소 식품·영양부가 전체 섭취한 열량에서 단백질이 차지하는 비율은 10%에서 35% 정도가 적당하다고 했다는 사실을 기억하자.[6]

8장에서 제안한 식단 가운데 단백질 비율이 35%를 넘는 것은 없었다. 따라서 이 책에서 소개하는 저탄수화물 식단 가운데 어떤 걸 고르든 단백질을 '많이' 섭취하는 경우는 없다.

어쨌거나 저탄수화물 식단을 진행할 때는 단백질을 적당량 먹는 것이 중요하다. 단백질은 '많이' 먹을 필요는 없지만 충분히는 먹어야 한다. 호르몬·효소·면역계의 항체 외에도 근육과 기관, 조직을 만들고, 이런 구조물들을 고치고 다시 건강하게 기능하게 하려면 단백질을 충분히 먹어야 한다는 사실을 기억하자. 특히나 나이 든 사람은 단백질을 적게 먹어선 안 된다. 나이가 들면 몸에서 근육은 자연스럽게 사라지기 마련이지만 활발하게 활동하는(사용하는) 근육이야말로 인슐린 민감성을 관리할 아주 효과적인 방법이다. 가능한 많은 근육을 가지고 있어야 한다. 모든 연령에서 근육은 중요하지만, 특히 노인이 인슐린 민감성과 인지기능을 건강하게 유지하고 복구하려면 반드시 근육이 있어야 한다.

하지만 단백질을 지나치게 많이 먹을 수도 있으니 단백질 섭취를 살짝 조정해야 한다. 탄수화물만큼은 아니지만 단백질은 인슐린 분비를 촉진한다(그 때문에 케톤 수치가 낮아질 수 있다). 따라서 아주 엄격한 케토제닉 식이요법을 진행할 때면 탄수화물은 물론이고 단백질도 제한하고 지방 섭취 비율을 75%에서 80%까지 늘려야 한다.

그렇다면 어느 정도로 섭취해야 너무 많지는 않지만 '충분'한 단백질을 먹을 수 있을까? 이 질문은 정확하게 대답하는 것이 정말 중요하다. 미국이 권고하는 단백질 하루 섭취량은 체중 1kg 당 0.8g이다. 이 양은 최소 권고량일 뿐이다. 적어도 하루에 이 정도는 먹어야 하며, 그보다 더 먹을 때 좋은 효과를 볼 수 있는 사람이 많다. 나이 든 사람들은 체중 1kg 당 1g의 단백질을 매일 섭취하지 않으면 노쇠(physical frailty) 현상이 빨라질 가능성이 있으며, 단백질 섭취량을 늘릴 경우 노쇠 속도가 늦춰질 수 있다는 연구 결과가 나와 있다.[7]

따라서 과하게 체중이 나가는 사람이 아니라면 단백질은 권고량 이상 먹어야 한다(이 경우 하루 섭취 권장량에 가까운 단백질을 먹어야 하는 이유는 키에 맞는 저정 체중을 유지하려는 이유와 비슷하다). 단백질은 우리 몸에서 엄청나게 많은 기능을 담당하는 아주 중요한 물질인데도 나이 든 사람들은 단백질을 너무 적게 먹는다.

저탄수화물 식이요법을 진행할 때 섭취하는 열량은 대부분 거의 지방에서 얻어야 하지만 단백질을 많이 먹을지도 모른다는 걱정은 하지 않아도 된다. 단백질은 쉽게 물릴 뿐 아니라 몸이 스스로 섭취량을 제한한다. 단백질을 물리도록 먹는다거나 지나치게 많이 먹기는 힘들다. 단백질을 충분히 먹으면 우리 몸은 이제 됐다는 신호를 보낸다. 단백질은 보통 한 번 먹을 때 들어가는 양보다 조금 더 먹으면 된다. 체중 1kg 당 0.8g의 단백질로는 아무 문제가 생기지 않는다. 그 정도 양은 최소 권고량임을 기억하자. 한동안 엄격하게 저탄수화물 식단을 지켰는데도 인지기능이 개선되지 않는다면 케톤 수치를 검사해보는 것이 좋다. 다른 이들보다 단백질에 더 민감하게 반응해 인슐린이 과도하게 분비되는 사람도 있으니, 그런 경우라면 단백질 섭취량을 줄여야 할 수 있다.

한 가지 주의해야 할 점은 단백질 0.8g을 섭취한다는 의미는 체중 1kg당 단백질 식품을 0.8g 먹는다는 뜻이 아니라는 것이다. 40g에서 50g쯤의 큰 달걀에는 단백질 이 고작 6g 내지 7g 정도만 들었다. 닭 가슴살 100g에는 단백질이 31g쯤 들었다(흔히 먹는 단백질 식품에 든 단백질 양은 www.ketogenic-diet-resource .com/low-carb-food-list.html에서 확인할 수 있다).

## 먹으면 좋은 단백질들

건강에 좋은 단백질은 자연에서 잡은 해산물과 목초지에서 방목해 길렀거나 생물학 적으로 적합한 먹이를 먹고 자란 소, 돼지, 닭, 양 같은 가축이 공급하는 동물성 단 백질이다. 너무 비싸 이런 품질 좋은 단백질 식품을 구입하기 어려울 수도 있지만 여 력이 되는 한에서 가장 좋은 선택을 해야 한다. 지금 여러분은 인지기능을 개선하고 수년 동안 몸의 대사작용에 나쁜 영향을 미친 식단을 상당 부분 바꾸려고 노력하는 중이니 식료품비에 좀 더 투자해도 되지 않을까(식품 품질에 관한 기본 내용은 16장에서 다룬다)?

지금부터 소개하는 단백질원은 어느 부위를 어떤 방식으로 먹든 상관이 없다. 스 테이크, 갈비, 구이, 다진 고기, 소시지 등 모두 괜찮다. 살코기만 먹을 이유는 없다. 동물성지방은 이 책에서 권장하는 식품이니 고기를 손질할 때 절대로 떼어내선 안 된다. 방목을 해 풀을 먹고 자란 동물의 지방이라면 특히 정성껏 먹어야 한다.

- 소고기
- 들소/물소

- 콜드컷/가공육*
- 지방을 제거하지 않은 코티지치즈 (미국에서 판매하는 제품은 보통 지방이 4% 정도 들었다)
- 달걀(노른자와 함께 섭취)
- 양고기
- 내장(간, 심장, 위, 혀, 신장, 내장을 섞어 만든 소시지, 파테)
- 돼지고기(소시지, 베이컨 포함. 맞다, 이 식단에서는 베이컨 역시 먹어도 된다!)
- 가금류(닭, 칠면조, 오리 등. 껍질을 제거하지 않아도 된다!)
- 해산물(각종 어류와 조개류. 저렴한 참치·연어·정어리·꽁치 통조림을 먹어도 된다)
- 송아지 고기
- 사슴고기, 엘크, 토끼고기 같은 사냥 고기들

* **콜드컷과 가공육:** 베이컨, 소시지, 가공육(콜드컷, 텔리미트, 런천미트 등)도 먹어도 된다. 하지만 첨가물에 주의해야 한다. 가공육에는 설탕이나 흑설탕, 결정포도당 등이 든 경우가 많다. 첨가량이 1회 섭취량당 2g에서 3g 이하면 상관없다(육류를 설탕으로 가공 처리한다고 해도 보통 완제품에 들어가는 양은 적다). 이런 가공육에는 미심쩍은 첨가물이나 보존제가 들었을 가능성이 있으니 주식으로 먹어선 안 되지만 조금이라면 괜찮다. 쉽게 먹을 수 있고 친숙한 식품이지만 다른 고기류에 비하면 가성비가 좋다거나 영양가가 풍부하다고 할 수는 없다.

**라벨을 확인하자:** 포장식품이나 가공식품은 특히 철저하게 확인해야 한다. 밀가루, 설탕, 옥수수녹말, 옥수수시럽, 결정포도당 같은 탄수화물이 숨어 있지 않은지 점검하자.

**단백질 가루와 셰이크:** 제대로 씹지 못하거나 소화 기능에 문제가 있어 전체식품의 형태로 단백질을 적절한 양 섭취할 수 없는 사람이라면 탄수화물 함량이 낮은 유청이나 완두, 쌀, 대마(헴프)로 만든 단백질 가루를 먹어도 된다. 단백질 가루는 30g 당 탄수화물 함량이 3g을 넘지 않아야 하는데, 1회 섭취량당 탄수화물 함량이 1g에서 2g 이하인 제품도 있다. 단백질 가루, 코코넛밀크, 당을 가미하지 않은 너트밀크, MCT 오일로 만든 스무디도 케토제닉에 좋다(소화 기능을 돕는 방법은 21장에서 다룬다).

**피해야 할 단백질**

- **탄수화물이 많이 든 가공육/포장육 제품**: 미트볼, 미트로프, 스튜, 고기찜, 밀가루, 빵가루, 옥수수녹말, 옥수수시럽, 설탕같이 탄수화물이 든 소나 양념, 식감을 강화하는 단백질로 만든 앙트레(1회 섭취량당 탄수화물이 2g에서 3g 이하로 든 식품은 먹어도 되는데 자신도 모르게 탄수화물을 더 많이 섭취할 수도 있으니 함량비를 반드시 점검하자).

- **빵가루를 묻힌 고기**: 치킨 너겟, 치킨 텐더, 브리토, 토티야, 타코같이 녹말 랩으로 싼 음식, 어묵, 생선가스, 치킨 윙처럼 밀가루를 묻혀 튀긴 음식은 피해야 하지만 튀김옷을 입히지 않고 그릴에 구운 고기는 괜찮다.

- **콩과 식물**: 콩은 단백질원이지만, 단백질보다 탄수화물이 훨씬 많아 피하는 게 좋다(통조림 콩, 마른 콩을 살 때는 라벨을 확인해야 한다. 단백질 함량이 높지만 탄수화물이 훨씬 많이 들었다). 콩이 건강에 나쁘다거나 영양가가 풍부하지 않다는 말은 아니다. 그저 탄수화물을 제한하는 특별 식단에는 적합하지 않다는 뜻이다. 콩과 식물과 콩으로 만든 식품은 모두 피해야 한다. 검은콩, 강낭콩, 렌즈콩, 병아리콩, 대두, 흰강낭콩, 훔무스(병아리콩을 으깨 만든 음식), 팔라펠(병아리콩이나 잠두에 각종 양념을 해 둥글게 빚어 튀긴 음식), 구운 콩 모두 안 된다. 탄수화물 불내성 정도에 따라 아주 조금은 먹어도 된다. 처음 몇 주 동안은 지방과 케톤을 연료로

사용하도록 콩과 식품은 완전히 피하고, 지방 식단에 적응한 뒤라면 소량은 먹어도 된다(참깨를 곱게 갈아 만든 타히니와 올리브오일을 넣은 훔무스는 건강한 지방이든 좋은 간식으로 피타 칩 대신 생야채를 썰어 함께 먹거나 피타 칩의 바삭한 식감을 즐기고 싶다면 돼지껍데기를 말린 포크 린드와 함께 먹는다).

- **대두:** 대두로 만든 콩고기는 먹어선 안 된다. 대두는 알레르기를 유발하는 대표적인 음식인데도 많은 사람이 자신에게 대두 알레르기가 있다는 사실을 알지 못한다. 또 소화하기 힘든 음식이라 많이 먹으면 복부 팽창, 가스 참, 설사, 배탈 같은 소화불량 증상이 나타난다. 전통적인 방법으로 조리한(발효한) 대두는 소량 먹어도 좋지만 '간장 치킨'이나 '대두 치즈'처럼 정제하거나 콩 단백질만 뽑아 만든 제품은 아시아 문화권에서 소량을 먹으면 건강을 증진한다고 알려진 전통 콩 요리와는 다른 식품이다. 대두를 지나치게 많이 먹으면 갑상샘 기능에 문제가 생길 수 있으니 콩 단백질 셰이크나 두유는 먹지 말자.

## 붉은 살코기와 가공육: 먹어선 안 되는 악마의 음식이 아니다!

지금은 '몸에 좋은 통곡물'이라고 알고 있던 음식을 먹지 말라는 말을 듣고, 이유를 미처 이해하기도 전에 이름 모를 영양학자가 등장해 붉은 살코기는 먹어도 된다고, 심지어 베이컨, 소시지, 햄, 살라미 같은 가공육도 괜찮다고 말하는 세상이다. 도대체 앞으로 어떤 세상이 되려고 이런 일이 벌어지는 걸까?

하지만 여러분의 삶을 개선하려면 가치관의 전환이 반드시 필요하다. 그러니 두려움을 내려놓고 살아오는 동안 늘 그랬던 것은 아니지만 지금까지 상당 기간 먹어선 안 된다는 이야기를 들었던 음식들을 이제는 조금씩 먹어보자. 종교나 문화 때문에 돼지고기나 소고기를 먹지 못하는 사람은 계속 관습을 지키면 된다. 저탄수화물 식이요법을 한다고 해서 꼭 그런 음식을 먹어야 하는 선 아니다. 나는 그저 그린 음식들을 먹고 싶지만 건강에 해롭다고 믿기에 먹지 못하는 사람들에게 정확한 사실을 말해주고 싶을 뿐이다. 이런 음식들은 해롭지 않다. 왜 그런지 이유를 살펴보자.

많은 사람이 식단에서 붉은 살코기와 돼지고기를 완전히 제거해버렸다. 왜냐하면… 그런 음식에는 '동맥을 막는 포화지방'이 들었으니까. 그런 걱정을 하는 사람이 제일 먼저 알아야 하는 사실은 돼지고기와 소고기에는 포화지방이 들었지만, 돼지고기의 지방을 이루는 구성물질은 대부분이 단일불포화지방산이며 포화지방산은 적당히, 고도불포화지방산은 소량 들었다는 점이다. 소고기는 단일불포화지방산과 포화지방산이 동일한 비율로 들었다. 실제로 돼지고기 지방에 가장 많이 든 지방은 올레산(oleic acid)이라고 하는 특별한 단일불포화지방산이다. 올리브오일에 들었다는 몸에 좋은 성분 말이다. (그러니 다음부터는 '심장에 좋은 올리브오일'이라는 말 대신 '심장에 좋은 돼지비계'라고 말하자!) 유제품에는 돼지고기, 소고기, 양고기보다 포화지방이 훨씬 많이 들었고, 우리가 섭취하는 포화지방은 대부분 동물성지방이 아니라 코코넛오일이나 팜유 같은 열대 식물에서 온다.

돼지고기와 소고기는 영양가도 풍부하다. 질 좋은 단백질원일 뿐 아니라 비타민과 미네랄도 풍부하게 들었다.

'비타민과 미네랄'이라는 말을 들을 때마다 사람들은 자연스럽게 채소와 과일을 떠올린다. 하지만 같은 무게로 비교하면 식물성식품은 동물성식품에 든 비타민과 미네랄 양을 따라잡을 수 없다. 〈표 11.1〉은 붉은 살코기, 돼지고기, 내장 같은 동물성식품 100g 정도에 든 영양소를 % 수치로 나타낸 것이다. 단백질 100g은 비교적 적은 양이다. 따라서 한 번 식사를 할 때 보통 더 많은 영양소를 먹게 된다(간은 예외로 간에는 다양한 비타민이 많지만 특별히 좋아하는 사람이 아니면 많은 양을 먹기는 쉽지 않다).

이제는 붉은 살코기나 돼지고기가 악마의 음식이라는 소문은 종식될 때가 되었다. 이 소문을 만들어낸 곳은 건전한 과학계가 아니라 꿍꿍이가 있는 정치계이다. 돼지고기, 소고기, 양고기 같은 붉은 살코기와 사냥한 동물 고기는 수세기 동안 건강하고 활기찬 사람들을 만들어낸 영양가가 풍부한 음식들이다.[8] 더구나 저탄수화물 식사를 하면서 붉은 살코기(혹은 기타 동물성 단백질)를 많이 먹으면 탄수화물을 많이 먹는 현대식 식사를 할 때와는 사뭇 다른 효과가 나타날 것이다.[9]

또 붉은 살코기를 먹을 때 좋지 않은 문제가 나타난다는 근거 자료는 고기에 든 지

표 11.1 ▪▪ 몇 가지 동물성 단백질 식품에 든 영양소

| 영양소 | 소고기 꽃등심 | 돼지 안심 | 소고기 간 | 양 심장 |
|---|---|---|---|---|
| 비타민A | 0% | 0% | 522% | 0% |
| 티아민($B_1$) | 4% | 63% | 12% | 11% |
| 리보플라빈($B_2$) | 7% | 23% | 201% | 70% |
| 니아신($B_3$) | 36% | 37% | 87% | 22% |
| 판토텐산($B_5$) | 5% | 10% | 69% | 14% |
| 비타민 $B_6$ | 26% | 37% | 51% | 15% |
| 비타민 $B_{12}$ | 29% | 9% | 1,386% | 187% |
| 엽산 | 2% | 0% | 65% | 0% |
| 철 | 10% | 6% | 34% | 31% |
| 아연 | 32% | 16% | 35% | 25% |
| 인 | 20% | 27% | 48% | 25% |
| 구리 | 4% | 6% | 730% | 30% |
| 칼륨 | 9% | 12% | 10% | 5% |
| 셀레늄 | 41% | 54% | 47% | 67% |

출처: http://nutritiondata.self.com. 2016년 8월 1일, Condé Nast, SELF Nutrition Data
주의: 각 영양소의 % 수치는 성인이나 4세 이상 아동의 하루 열량 권장 섭취량을 2,000칼로리로 잡았을 때 필요한 영양소를 기준으로 비교한 값이다.

방산의 구성성분과 혼동한 결과일 수도 있다. 현대식 축산장에서 곡물이 과도하게 섞인 사료를 먹고 자란 가축과 목초지에서 생물학적으로 적합한 먹이를 먹고 자랐거나 자연에서 자유롭게 살았던 동물은 지방산 함량이 매우 다르다.[10] 사슴 같은 사냥 동물의 고기나 목초지에서 자란 동물의 고기는 포화지방산은 적게 들었고 단일불포화지방산과 고도불포화지방산은 많이 들었다(우리 몸에 중요한 오메가-3지방산도 많은데 오메가-3지방산은 나중에 더 살펴본다). 하지만 지방산의 비율을 고려한다고 해도 붉은 살코기가 건강에 좋지 않다는 가정은 성립하지 않는 것 같다.

많은 사람을 대상으로 붉은 살코기와 건강의 역학 관계를 조사할 때, 붉은 살코기 섭취 시 함께 먹을 수 있는 설탕, 정제한 곡물, 식물성기름 등과 따로 분리해서 붉은 살코기가 건강에 미치는 영향만을 조사할 수는 없는 것 같다. 설탕 같은 다른 요소가 첨가되지 않은 붉은 살코기와 설탕 같은 여러 요소가 첨가된 붉은 살코기가 건강에 미치는 영향은 하늘과 땅만큼 차이가 난다. 여기까지 살펴보았는데도 여전히 지방이 많이 든 고기를 먹을 마음이 생기지 않는다면 체중 관리와 심장 건강에 좋고 여러 가지 걱정을 하지 않아도 되는 살코기를 먹는 것이 도움이 될 것이다.[11] 물론 굳이 고기를 먹지 않아도 된다. 여전히 내키지 않는다면 굳이 붉은 살코기, 돼지고기, 가공육을 먹지 않고도 완벽한 저탄수화물 식사를 할 수 있다. 해산물, 가금류, 유제품, 염소, 사냥 고기처럼 육류 외에도 단백질원은 또 있다. 중요한 것은 단백질은 우리 몸이 건강을 유지하려면 반드시 섭취해야 하는 영양소이기에 구입할 수 있는 단백질이 근처 식료품 가게에 있는 육류밖에 없다고 해서 죄의식을 느낀다거나 부끄러워할 이유는 없다는 점이다.

가공육을 먹으면 건강에 나쁜 영향을 미친다는 연구 결과들은 대부분 함께 먹는 탄수화물이 문제이다. 녹말이나 설탕을 같이 먹을 때가 많다는 것이 문제가 된다. 생각해보라. 볼로냐소시지는 샌드위치 빵과 함께, 핫도그는 번을 함께, 베이컨은 팬케이크나 토스트, 오렌지주스와 함께 먹지 않는가? 저탄수화물 식단을 연구하는 리처드 페인먼(Richard Feinman) 박사는 "기초 생화학에 비추어봤을 때 샌드위치로 먹는 로스트비프와 상추쌈으로 먹는 로스트비트는 몸에 미치는 영향이 다르며, 샌드위치로 먹는 붉은 살코기와 콜리플라워 퓌레와 함께 먹는 붉은 살코기가 몸에 미치는 영향은 다르다"[12]라고 했다. 녹말과 설탕을 배제한 가공육을 섭취했을 때 우리 몸이 어떤 영향을 받을지는 분명하게 밝히기가 어렵다. 하지만 한 가지 확실한 사실이 있다. 건강하게 오래 사는 지중해 사람들(그리스인, 이탈리아인, 스페인인)은 저지방 양고기 소시지, 무지방 프로슈토나 초리조는 먹지 않는다는 거.

"하지만 난 채식주의자라고요! 저탄수화물 식이요법을 하려면 반드시 동물성 단백질을 먹어야 하나요?"

이렇게 물을 사람도 있을 것이다. 이 문제는 채식주의자나 비건이 할 수 있는 저탄수화물 식단을 소개한 20장에서 자세히 살펴본다.

# 12장

# 지방:
# 지방 덩어리는 더 이상 욕이 아니다!
# 우리 몸에 매우 중요하다

이제는 알았지만 이 책에서 제시하는 저탄수화물 식이요법 전략을 실천하려면 지금까지보다 훨씬 많은 지방을 먹어야 한다. 권위 있는 건강 관련 기관들이, 심지어 의사들이 이 정도면 '안전하다'라거나 '건강한 식습관이다'라고 말했던 것보다 훨씬 많이 먹어야 한다. 따라서 이제부터는 지방이 인체에서 어떤 역할을 하는지 이해해보자.

일단 지방이 건강을 유지하는 데 얼마나 중요한 역할을 하는지 알아보고, 어떤 지방이 뇌 건강을 증진시키는지, 어떤 지방을 최소로 먹어야 하는지, 어떤 지방을 가능한 먹지 말아야 하는지를 자세하게 살펴보자.

지방이 우리 몸에서 하는 수많은 이로운 역할을 제대로 이해하려면 무엇보다 먼저 지방이라는 말을 듣자마자 '나쁜', '위험한', '건강하지 않은'이라는 수식어가 떠오르는 선입견을 버려야 한다. 실제 식품으로 섭취하는 지방과 우리 몸에 저장하고 있는 지방은 화학구조가 동일하다. 우리가 먹는 지방과 엉덩이, 허벅지, 배 같은 조직에 과도하게 쌓이는 지방을 구분하려고 우리 몸에 이로운 작용을 하는 지방을 지칭할 때 앞으로는 지방산이라는 용어를 사용할 것이다.


## 우리 몸에서 지방산이 하는 역할

콜레스테롤을 살펴보면서 확인한 것처럼 지방은 우리의 건강을 해치는 모든 범죄를 저지르는 주범으로 찍혀서 비난받고 헐뜯기고 욕을 듣는다. 하지만 진실은 다르다. 지방은 우리 몸을 구성하는 중요한 구성성분이다. 뿐만 아니라 몸과 마음, 인지기능을 제대로 유지하도록 수많은 일을 해낸다. 다음 예는 지방이 우리 몸에서 하는 여러 역할 가운데 극히 일부이다.


- 탄수화물보다 많은 열량을 내는 에너지원이다(탄수화물은 1g당 4칼로리의 열량을 내지만 지방은 1g당 9칼로리의 열량을 낸다).
- 지용성 비타민과 지용성 영양소(비타민A, 비타민D, 비타민E, 비타민K, 루테인·리코펜·베타카로틴 같은 카로티노이드계 물질)의 흡수를 돕는다.
- 세포막과 원형질막을 만드는 기본 재료이다.
- 체내 기관에서 절연 작용과 내막 보호 작용을 한다(예를 들어 폐계면활성제에는 포화지방이 많이 들었다).
- 신경세포를 감싸 보호하고 신경 신호가 더 빨리 이동하게 해주는 수초의 구성성분이다.
- 건강한 염증 반응 – 염증과 염증 해소에 관여하는 분자(프로스타글란딘·류코트리엔·트롬복산 같은)를 만드는 재료이다.

- 지방을 유화하고 소화를 돕는 담즙을 제대로 생산·분비하도록 간과 담낭의 건강을 유지하고 제대로 기능하게 해주는 물질이다.
- 음식의 소화·흡수 시간을 늦춰 식후 호르몬 작용이 적절하게 일어나도록 돕는다(지방이 들어간 식사를 하면 체내 혈당 반응을 낮춰 혈당과 인슐린 수치를 적절하게 유지하도록 돕기에 탄수화물이 섞인 음식을 먹을 때 특히 도움이 된다).
- 피부를 부드럽고 탄력 있게 해준다.
- 마지막으로 중요한 한 가지는 음식을 맛있게 해준다는 것이다(녹인 버터를 얹은 채소를 싫어할 사람은 없을 것이다. 방울다다기양배추를 정말 싫어한다고? 그건 베이컨 지방이나 올리브오일로 구워 먹어본 적이 없어서 하는 말이다).

앞으로 더 알게 되겠지만 지방산은 재주가 많다. 웃자고 하는 말이 아니다. 지방을 먹지 않으면 건강해질 수 없다. 다시 한 번 말한다. 지방을 먹지 않으면 건강해질 수 없다. 하지만 아무 지방이나 마구 먹어선 안 된다. 먹어도 되는 지방을 유의해서 먹어야 한다. 식품마다 든 비타민과 미네랄, 기타 영양소가 모두 달라 동식물식품을 골고루 먹어야 하는 것처럼 지방도 몸 안에서 기능하는 방식이 다양해 여러 지방을 섭취해야 한다. 게다가 생리작용에 중요한 역할을 하는 특별한 지방산도 있기에 그런 지방산을 섭취하지 않으면 몸의 기능에 문제가 생길 수 있다.

특정 지방산만 많이 먹고 다른 지방산은 먹지 않으면 몸의 균형이 깨져 만성통증, 피로, 생리전증후군, 피부 건조, 여드름, 이른 노화, 만성염증 등에 시달릴 수 있다. 다음 장에서는 특별한 지방을 좀 더 살펴보겠지만, 그전에 먼저 전체 지방이 덮어쓰고 있는 오해부터 풀어보자.

## 지방에 관한 여러 진실들

지방은 알츠하이머를 비롯한 여러 인지장애와 맞서 싸울 때 무기고를 채우고 있어야 할 가장 중요한 무기이다. 인지기능을 개선하는 식이요법에서 지방은 매우 중요한 역할을 하며 많은 열량을 공급하는 에너지원이다. 맞다. 지방은 영양소이다. 그것도 매우 중요한 영양소이다. 이 책에서 소개하는 식이요법에 힘을 불어넣어 주는 영양소는 지방이다. 이 책의 식이요법은 몸과 뇌가 포도당이 아닌 다른 연료를 사용해 에너지를 얻게 하는 데 목적이 있다. 따라서 몸과 뇌에 포도당이 아닌 다른 연료를 제공해주어야 하는데, 이 연료는 지방의 물질대사 결과 만들어진 지방과 케톤의 형태를 띠고 있어야 함을 반드시 기억하자.

주류 의학과 주류 언론은 지방이 수십 년 동안 억울한 누명을 쓰고, 받아서는 안 될 비난을 받아왔다는 사실을 아주 서서히, 정말로 아주 서서히 받아들이고 있다. 1960년대부터 사람들은 지방(특히 포화지방)을 적게 먹어야 하며, 탄수화물을 많이 먹으라는 권고를 받았다. 현대 산업사회에서 비만·2형 당뇨·심장병·대사증후군·알츠하이머 같은 질환이 만연하는 이유는 과학적으로도 말이 안 되며 증명도 되지 않은 틀린 권고를 따랐기 때문이다.

구석기 영양학과 고대인들의 건강을 연구하는 롭 울프(Robb Wolf) 박사는 이렇게 말한다.

> 왠지 지방이 사람을 기름지게 만들고 심장병을 유발한다는 추정은 그럴 듯하게 들린다. 하지만 진실이 아니다. … 탄수화물 전문가들이라는 사람들이 계속 헛발질을 하고 있다. … 지난 50년 이상 정부가 틀린 정책을 고집하는 바람에 수백만 명이 목숨을 잃었다.[1]

많은 영양학자, 영양사, 의사들이 이제는 건강한 식단을 짤 때 지방을 꼭 넣어야 한다는 사실을 안다. 하지만 어떤 지방을 넣어야 하는지는 여전히 모르고 있다. 과학적으로는 완전히 반대 증거가 쌓이고 있는데도 계속 포화지방이 심장병과 비만 같은 현대 만성질환의 원인이라고 생각한다. 버터나 돼지기름 같은 동물성지방을 피해야 한다고 여기는 것이다. 그래서 전문가라는 사람들은 동물성지방 섭취는 줄이고 콩기름, 옥수수기름, 카놀라유, 목화씨유 같은 식물성기름을 사용하라고 권고한다. 이제 그런 권고는 사라지고 있고, 이유 불문하고 지방이라면 무조건 영양학적으로는 공공의 적으로 보던 시선도 더는 존재하지 않는다. 하지만 아보카도·올리브오일·연어·호두처럼 '정치적으로 옳은' 지방만 혐의를 풀었을 뿐 동물성지방과 소기름, 코코넛오일처럼 포화지방산이 많은 지방은 여전히 악마 취급을 받고 있다.

---

건강·의학 관련 전문가들이 포화지방에 비난을 퍼붓는 일이야말로 미국 대중을 상대로 저지르고 있는 가장 큰 사기 행각 가운데 하나이다.

– 지미 무어와 에릭 웨스트먼 박사[2]

---

살면서 내내 먹지 말라는 이야기를 들었던 바로 그 식품들을 먹을 용기를 내고, 이 중요한 영양소가 받고 있는 오해를 풀려면 무엇보다 정확한 정보를 알아야 한다. 확신을 가지고 이 책에서 권하는 식이요법을 진행하려면 지방과 오일에 관한 과학과 지방이 인체에서 맡고 있는 중요한 역할을 반드시 알아야 한다.

(지방을 조금 전문적으로 표현하면 지질이다. 지방이라는 단어는 버터나 베이컨 기름처럼 보통 상온에서 고체 상태로 존재하는 지질을 가리킨다. 오일은 카놀라유나 옥수수기름처럼 상온에서 액체 상태로 존재하는 지질이다. 이 책에서는 지방을 보통 지방과 오일을 모두 가리키는 단어로 사용할 테지만, 필요할 때는 구분한다.)

그럼 지방에 관한 진실을 자세히 들여다보자. 지금부터 살펴보는 지식을 기억하면 식료품점에서, 식당에서, 부엌에서 좀 더 현명한 선택을 할 수 있다. 고등학교 때 배

웠던 화학보다는 쉬우니 걱정하지는 말자!


## 지방의 종류

지방산에는 3가지가 있다.

1. 포화지방산
2. 단일불포화지방산
3. 고도불포화지방산

지방산은 수소원자가 붙은 탄소원자가 실처럼 쭉 이어진 긴 사슬처럼 생겼다(꼬마 전구를 잔뜩 이어붙인 크리스마스 장식 전구를 떠올리면 비슷하다). 세 지방산의 구조가 저마다 다른 이유는 분자 구조 때문이다. 포화지방산은 탄소원자 사이에 이중결합이 없고 단일불포화지방산은 긴 사슬 어딘가에 이중결합이 1개 있고(그래서 단일이다) 고도불포화지방산은 이중결합이 2개 이상 있다(그래서 고도불포화지방산은 다불포화지방산이라고도 한다). 지방산 사슬에 이중결합이 몇 개 있느냐에 따라 열과 빛, 공기에 반응하는 방식이 바뀌고 몸 안에서 다른 물질과 작용하는 방법이 바뀌기에 이중결합의 수는 중요하다.

지방산에 있는 이중결합은 열이나 빛, 공기에 노출되었을 때 산화가 될 수 있는 부분이다. 지방에서 '산화'라는 용어가 나오면 산패(rancidity)를 생각하면 된다. 견과류를 상자에 담아 오랫동안 방치해두면 끔찍하고 불쾌한 냄새가 나고 맛이 이상해지는데 이것이 바로 산패로, 쉽게 산화되는 불포화지방산이 산소와 결합해 더는 먹을 수 없는 상태가 되었다고 여기면 된다.

산화라는 말을 들으면 5장에서 자세하게 다루었던 내용도 함께 떠올려야 한다. 자유라디칼 원자는 미토콘드리아 내부는 물론이고 세포 밖에서도 마구 튀어 다니는 핀볼처럼 여기저기 부딪치면서 전자를 훔치고 손상을 입힌다. 세포막을 구성하는 세 지방산 가운데 자유라디칼 분자가 특히 쉽게 산화시키는 분자는 불포화지방산이다(이중결합이 많을수록 지방산은 쉽게 산화되기에 불포화지방산이 산화 작용으로 손상될 위험이 크다).

지방산은 그저 우리가 먹는 음식 안에 든 물질이 아니다. 우리 몸을 구성하는 기본 성분이기도 하다는 점을 기억해야 한다.

포화지방산은 이중결합이 없기 때문에 가장 안정적이다. 포화지방산은 거의 산화되지 않는다.[3] 따라서 산화에 필요한 3가지 요소(열, 빛, 공기)가 모두 존재하는 부엌에서 요리 재료로 사용하기에 가장 안전하다.

단일불포화지방은 이중결합이 하나뿐이어서 뜨거운 불이 아니라 중불에서 요리해 먹으면 된다.

(가장 친숙한 단일불포화지방은 올리브오일이다. 마카다미아 같은 견과류나 씨앗류에도 단일불포화지방산이 많다. 하지만 정제한 돼지기름에도 단일불포화지방이 많음을 기억하자. 정말이다. 흔히 '동맥을 막는 포화지방'의 대명사처럼 불리는 돼지기름도 대부분은 단일불포화지방으로 이루어져 있다.)

고도불포화지방산은 이중결합이 많아 가장 산화되기 쉽다. 그 때문에 화학적으로 불안정해서 열을 가하는 요리에는 쓰지 않는 것이 좋다. 아니, 요리 자체에 쓰지 않는 게 좋다. 흔히 안전하고 안정적인 포화지방이 아닌 '심장에 좋다'고 알려진 고도불포화지방산이 풍부한 식물성기름(콩기름, 옥수수기름)을 요리에 쓰라고 권하지만, 실제로 고도불포화지방산은 요리하기에는 가장 문제가 많은 지방이다.

## 그 누구도 모르는 식물성기름 제조 과정

이제 포화지방이나 단일불포화지방을 주 요리 기름으로 사용해야 한다는 사실을 알았으니, 한 걸음 더 나아가 특정 성분을 추출하거나 정제한 식물성기름을 공장에서 제조하는 방법을 알아보자. 이런 식물성기름은 요리할 때 사용하지 말아야 할 뿐 아니라 열을 가하지 않아도 많이 먹어선 안 되는데, 그 이유를 분명하게 알아야 한다.

먼저 지방과 오일을 가지고 사고 실험(thought experiment)을 하나 해보자.

자, 이제부터 지방이 많이 들었다고 생각하는 음식 5가지를 떠올려보자. 천천히 시간을 들여 신중하게 생각하자. 최소 5개는 생각해야 한다.

자, 이제 물어보자. 생각한 목록에 옥수수가 있는가?

없다고?

대두는?

역시 없는가?

전혀 놀랍지 않은 결과이다. 옥수수와 대두는 그다지 지방이 많은 음식은 아니니까. 누군가 나에게 지방이 가장 많은 음식이 무엇이냐고 묻는다면 돼지비계, 소기름, 정제 버터라고 대답할 수도 있다. 하지만 그건 정답이 아니다. 이 3가지는 지방이 많은 음식이 아니라 단백질도 탄수화물도 전혀 섞이지 않은 순수 지방이니까. 이제 다시 대답해보자. 나라면 베이컨, 치즈, 골수(뼈 사이를 채우고 있는 부드러운 공간), 치터링(곱창), 마카다미아라고 하겠다.

물론 옥수수와 대두에는 지방이 많지 않다. 옥수수는 곡물이고 대두는 콩과 식물이다. 두 식물 모두 지방 함량이 높은 음식이라는 평가는 받고 있지 않다. 저탄수화물 식단을 옹호하는 사람들, 저지방 식단을 옹호하는 사람들, 구석기 식단을 옹호하는 사람들, 비건, 채식주의자, 정부에서 권고하는 표준 식단을 옹호하는 사람들 모두 입을 모아 동의하는 한 가지가 있다. 가공식품은 적게 먹어야 한다는 것. 그런데 옥수수와 대두는 지방 함량이 낮은 식품인데 이 두 식품에서 기름을 생산하려면 얼마나 많은 가공 절차가 필요할지 생각해보자. 두 식품에서 무색무취의 액체 기름을 수도 없이 뽑아내려면 도대체 어떤 방법을 써야 할까?

그 대답은 수도 없이 많은 가공 처리 과정과 정제 과정을 거쳐야 한다는 것이다. 곡물·콩과 식물·씨앗류에서 추출하는 오일은 압축하고 분쇄하고 으깨고 헥산 용제(鎔劑, 용액에서 녹는 물질인 용질을 녹이는 물질−옮긴이 주)를 사용하는 등 화학적이고 기계적인 방법을 동원해야 한다. 게다가 나쁜 맛과 향을 없애려고 탈취제를 넣고 표백하고 걸러내기도 한다. 병에 담겨 식료품점 선반 위에 진열되는, 눈이 즐겁고 코가 즐겁고 입이 즐거운 이런 오일들에는 자연식품에 든 영양소가 거의 없다. 더구나 옥수수기름, 콩기름, 목화씨유, 홍화씨유, 포도씨유 같은 오일에는 고도불포화지방산이 아주 많다는 사실도 기억해야 한다. 추출하고 가공하는 동안 여러 차례 가열하고 압축해 많은 양이 산화되고 변형되었을 이 고도불포화지방산 기름은 주로 투명 플라스틱 용기에 담겨 경우에 따라서는 24시간 내내 상점 불빛을 받으면서 더욱 산화된다. 시련은 진열되고 팔리는 것으로 끝나지 않는다. 이런 기름들 속에 조금은 남아 있을지도 모를 영양소들은 프라이팬에 붓고 열을 가하는 순간 마지막 사형선고를 받는다. 튀긴 음식은 본질적으로 건강에 아무 문제가 없다. 문제는 어떤 기름으로 튀기는가이다.

우리는 '베지터블(채소)오일'이라는 용어도 자세하게 살펴볼 필요가 있다. 모든 식물을 '채소'라고 분류한다면 맞다. 옥수수와 대두도 '채소'이다. 하지만 영양학적으로 분류하면 대두는 콩과 식물이고 옥수수는 곡물이다. 콩과 곡물은 '채소'라는 생각을 하기가 쉽지 않다. 보통 채소라고 하면 시금치, 브로콜리, 아스파라거스, 방울다다기양배추 같은 초록색 식물을 떠올린다. 그러고 잠시 뒤 가지, 붉은 피망, 당근, 비트, 토마토 같은 색이 있는 식물을 떠올릴 것이다. 대두라고? 글쎄, 채소라는 생각이 쉽게 들지는 않을 것 같다.

공장에서 만든 식물성기름에는 '베지터블오일'이라는 라벨이 붙는다. 옥수수, 목화씨, 대두를 압착해 만든 지방에도 '베지터블오일'이라는 라벨이 붙는다는 사실을 알았으니 기름을 살 때 제대로 확인해야 한다. 이런 기름들은 어디에나 있다. 샐러드드레싱, 마가린 같은 베지터블오일이라는 이름을 달고 나온 많은 기름에 들었으며, 상자·봉투·통같이 용기에 담긴 유제품으로 만들지 않은 크림, 빵, 땅콩버터(땅콩과 소금으로만 만든 '천연' 땅콩버터는 예외이다), 크래커, 전자레인지에 데워 먹는 앙트레, 쿠키, 케이크, 비스킷에도 들었다. 올리브오일로 만들었다는 마요네즈도 주성분은 여전히 콩기름이다. 실상을 들여다보면 거의 대부분이 콩기름인데도 건강에 좋은 음식이라는 환상을 심어주려고 올리브오일을 정말 눈곱만큼 집어넣은 뒤에 '올리브오일로 만든'이라는 라벨을 커다랗게 인쇄해 붙여놓는 것이다. 도무지 석연치 않은 식물성기름도 있다. 목화씨유 말이다. 목화는 옷을 만드는 재료이지 먹는 재료가 아니다!


## 지방에 관한 더 많은 진실: 동물성지방, 식물성지방, 포화지방, 불포화지방

이제 '몸에 좋다'는 식물성기름을 만들려면 어떤 제조 과정을 거쳐야 하는지, 그런 과정을 거치면 무슨 일이 생기는지 알았고, 화학구조 때문에 실제로 우리가 조리해서 먹을 수 있는 지방은 포화지방과 단일불포화지방이라는 사실 또한 알았을 것이다. 그럼 흔히 볼 수 있는 지방 식품과 오일에 든 구성성분을 한 번 살펴보자(〈표 12.1〉). 시

**표 12.1 ∷ 여러 지방과 오일에 든 지방산 함유량**

| 지방/오일 이름* | 포화지방산 | 단일불포화지방산 | 고도불포화지방산 |
|---|---|---|---|
| 코코넛오일 | 91% | 6% | 3% |
| 버터 | 66% | 30% | 4% |
| 양기름 | 58% | 38% | 2% |
| 팜유 | 49% | 40% | 10% |
| 소기름 | 49~54% | 42~48% | 3~4% |
| 돼지비계 | 44% | 45% | 11% |
| 오리 지방 | 35% | 50% | 14% |
| 닭기름(슈몰츠) | 31% | 49% | 20% |
| 목화씨유 | 29% | 18% | 52% |
| 땅콩유 | 16% | 56% | 26% |
| 올리브오일 | 15% | 73% | 10% |
| 콩기름 | 15% | 22% | 62% |
| 참기름 | 15% | 41% | 43% |
| 옥수수기름 | 14% | 27% | 59% |
| 해바라기씨유 | 13% | 18% | 69% |
| 포도씨유 | 11% | 16% | 73% |
| 홍화씨유 | 9% | 11% | 80% |
| 아마씨유 | 9% | 17% | 74% |
| 고올레산 해바라기씨유 | 9% | 81% | 8% |
| 카놀라유 | 7% | 65% | 28% |

출처: 메리 에니그, 《지방을 알자(Know Your Fats)》
* 동물성지방에 든 지방산은 어떤 먹이를 먹느냐(예를 들어 풀을 먹느냐 곡물을 먹느냐)에 따라 조금 달라질 수 있다.

방 식품과 오일은 모두 포화지방산, 단일불포화지방산, 고도불포화지방산으로 이루어져 있다. 동물성지방이든 식물성지방이든 전적으로 포화지방산으로만 이루어졌다거나 불포화지방산만 있는 지방은 하나도 없다.

1부에서 살펴본 내용을 근거로 이제 우리는 '좋은 지방'과 '나쁜 지방'을 새로운 눈으로 보게 되었다. 모두 명확하게 생화학과 인체생리학 지식을 근거로 알게 된 내용이다. 가공하여 병에 담고 보관을 하는 동안 이런 지방산들이 열과 빛과 공기에 어떤 식으로 노출되고 반응하는지를 알면 건강 잡지나 뉴스에서 알게 된 내용과는 사뭇 다른 결론을 내리게 된다.

이 책에서 제시하는 영양 치료 전략은 수십 년 동안 들어와 익숙해진 내용과는 거의 정반대 이야기를 한다. 나는 건강에 좋고 인지기능을 개선하는 지방은 포화지방과 단일불포화지방이라고 말할 것이며, 거의 모든 미국인이 매일 조리할 때 사용하는 '심장 건강에 좋다'는 식물성기름은 쓰지 말라고 경고한다.

지금까지는 요리에 쓸 수 있는 지방을 살펴보았다. 그러면 집에서 만드는 드레싱이나 양념장, 장식으로 얹는 가니시처럼 열을 가하지 않는 소스를 만들 때는 어떤 기름을 써야 할까? 저온 압착을 했거나 정제하지 않은 오일을 쓰면 된다.

- 아몬드유
- 아보카도오일
- 엑스트라 버진 올리브오일

- 아마씨유
- 헤이즐넛오일
- 마카다미아오일

- 호박씨유
- 참기름
- 호두오일

이런 오일은 열과 빛과 공기가 닿지 않도록 유리나 금속, 짙은 색이나 반투명 플라스틱 용기에 밀폐해 담아 시원하고 어두운 곳에 보관해야 한다. 조리대, 냉장고 위, 가스레인지 근처에 두면 안 된다.

지방은 나쁘니까, 먹으면 뚱뚱해지니까, 심장병에 걸리니까 같은 이유로 조금이라도 두려움이 남았다면 얼른 버리는 게 좋다. 티본스테이크를 먹고 코코넛오일로 채소를 튀겨 마음껏 먹자. … 의사들과 심장병 전문의들 가운데도 지방은, 모든 지방은 아니라도 포화지방을 먹는 것은 심장병 발병 위험을 높인다는 낡은 생각을 버리지 못하는 사람이 많다는 것은 정말 놀라운 일이다. 새롭게 평가한 연구 자료들과 최근 밝혀진 임상 연구 결과들은 전체 지방 섭취가, 그리고 포화지방 섭취가 심장병과는 아무 관계가 없음을 말해준다.

– 윌리엄 데이비스[5]

### 고도불포화지방산 음식을 먹는다는 것의 의미

뇌 기능을 강화하는 식단에 고도불포화지방산을 포함한다는 전략이 좋을 수도 있다. 고도불포화지방산을 완전히 배제할 필요는 없고 자연식품 형태라면 고도불포화지방 섭취를 두려워할 이유도 없다. 고도불포화지방산은 함께 있으면 좋은 작용을 하는 영양소와 항산화제가 같이 든 전체식품을 구성하는 한 가지 영양소이다. 앞에서 설명한 것처럼 식품으로 먹으면 좋은 이런 지방산들이 해로운 작용을 하게 되는 이유는 특정 성분을 추출하겠다며 가공하고 정제하는 동안 높은 열과 압력을 가하기 때문이다. 자연 상태로 먹는 고도불포화지방산은 비타민과 미네랄, 식이섬유가 운반되고 흡수되게 돕는 좋은 영양소이다.

저탄수화물 식이요법을 할 때 먹어도 좋은 단일불포화지방산과 고도불포화지방산의 천연 공급원은 다음과 같다.

- 아몬드 버터(무설탕)
- 아몬드
- 아보카도
- 브라질너트

- 호두
- 헤이즐넛(개암이라고도 한다)
- 올리브(대부분 단일불포화지방산이다)
- 피칸
- 금류
- 해산물(어류와 조개류)
- 해바라기씨
- 아마씨(요리 직전에 갈아야 한다)
- 마카다미아(대부분 단일불포화지방산이다)
- 땅콩(탄수화물이 조금 많으니 소량만 먹자)
- 피스타치오(탄수화물이 조금 많으니 소량만 먹자)
- 호박씨(과일씨)
- 참깨나 타히니(참깨 페이스트)
- 캐슈(탄수화물이 조금 많으니 소량만 먹자)

고도불포화지방산이 많이 든 정제 식물성기름을 완벽하게 배제할 필요는 없다(사실 배제할 수도 없다). 고도불포화지방산은 어디에나 있다. 그러니 고도불포화지방산을 전혀 먹지 않겠다며 지나치게 애쓸 필요는 없다. 시도는 좋지만 약간의 고도불포화지방산은 식이요법 진행에 큰 문제를 주는 것은 아니며 지방과 케톤을 연료로 사용하는 몸으로 바뀌는 과정을 방해하지도 않는다.

처음부터 가공하지 않은 전체식품으로 직접 요리를 해 먹으면 고도불포화지방산은 자연스럽게 적게 먹을 수밖에 없다. 보통 고도불포화지방산은 크래커, 쿠키, 케이크, 시판 소스, 조미료, 전자레인지에 데워 먹는 음식, 유제품이 아닌 재료로 만든 크림처럼 공장 제조 형태로 먹게 된다. 이제부터는 이런 음식들을 거의 대부분 섭취하지 않을 테니 고도불포화지방산은 자연스럽게 적게 먹을 것이다. 당연히 마가린이나 옥수수·대두·목화씨유로 만든 '유사 버터 스프레드'가 아니라 진짜 버터를 먹어야 한다(통 위에 트랜스지방이 없는 '몸에 좋은' 마가린이라는 라벨이 적혀 있어도 먹어선 안 된다. 진짜 버터를 먹자!).

현대인의 식단에서 고도불포화지방산을 다량 공급하는 또 다른 식품원은 샐러드 드레싱, 마요네즈, 병에 든 소스이다(설탕이 다량 들었고 글루텐처럼 점성을 높이는 여러 첨가물도 들었다). 이런 오일을 먹지 않는 가장 간단한 방법은 집에서 조리하는 것이다 (올리브오일과 저온 압착 너트오일을 가지고 비네그레트를 만들고 크림과 사워크림, 지방이 든 요구르트로 만든 크림 드레싱을 시도해보자. 저탄수화물 식단에 어울리는 소스 만들기는 15장에서 더 설명한다).

## 지방에 대한 낡은 생각

**좋은 지방**

- 단일불포화지방산
  고도불포화지방산
- 심장 건강에 좋음
- 견과류, 어류, 아보카도에 들었음
- '정부 보조금을 받아 값싼 원료로 만든'
  식물성기름

**나쁜 지방**

- 포화지방산
- 동맥을 막는 물질
- 동물성지방, 특히 붉은
  살코기에 들었음
- 열대 식물에 들었음

| | |
|---|---|
| 아보카도 | 베이컨 지방 |
| 카놀라유 | 소기름 |
| 옥수수기름 | 버터/정제 버터 |
| 마가린 | 치즈 |
| 올리브오일 | 닭 껍질 |
| 홍화씨유 | 코코넛오일 |
| 연어 | 오리기름/닭기름(슈몰츠) |
| 콩기름 | 헤비크림 |
| 호두 | 돼지비계 |
| | 팜유/팜핵유 |

그러나 직접 소스를 만들어 먹고 싶지 않다고 해도 괜찮다. 특정 성분을 추출해 만든 고도불포화지방산 오일을 탄수화물이 많이 든 시판 제품이 아니라 주로 샐러드드레싱이나 마요네즈 형태로 먹는다면 괜찮다. 그 정도는 식이요법을 방해하지 않을 것

## 지방에 대한 새로운 생각

| 요리에 쓸 수 있는 지방 | 요리에 쓰면 안 되는 지방 |
|---|---|
| • 포화지방이나 단일불포화지방산이 많이 든 지방과 기름 대부분 | • 고도불포화지방산이 많은 오일 |
| • 목초지에서 풀을 먹고 자란 동물의 지방 | • 경화유(트랜스지방) |
| • 열과 빛을 막는 어두운 색 용기에 든 오일 | • 마가린/쇼트닝 |
| • 가능하면 유기농오일 | • 투명한 플라스틱 병에 든 오일 |

| | |
|---|---|
| 아보카도오일 | 옥수수기름 |
| 베이컨 지방 | 목화씨유 |
| 소기름/양기름 | 아마씨유(저온 압착 기름은 괜찮다) |
| 버터(약불이나 중불에서 가열 가능) | 포도씨유 |
| 코코넛오일 | 홍화씨유 |
| 오리기름/닭기름 | 콩기름 |
| 기 버터 | 해바라기씨유(고올레산 |
| 돼지비계 |    해바라기씨유라면 조금은 괜찮다) |
| 올리브오일 | |
| 팜유 | |
| 땅콩오일(가끔) | |
| 참기름(가끔) | |

이다. 하지만 다시 한 번 말하지만 조리를 할 때 콩기름이나 옥수수기름을 쓰면 안 된다. 병에 든 식물성기름으로는 요리해 먹어선 안 된다. 올리브오일은 괜찮다. 하지만 '식물성기름'이라는 라벨이 붙은 제품은 어김없이 콩이나 옥수수로 만들었을 것이다.

병을 들어서 라벨을 확인하자. 앞에서 나온 식품에 자연적으로 든 고도불포화지방산이 아니라면 섭취량을 줄여야 한다. 따라서 드레싱이나 소스를 곁들여 조리해 먹는 것보다는 소량만 양념으로 뿌려 먹는 것이 좋다. 다시 한 번 말하지만 탄수화물 섭취를 획기적으로 줄인다는 훨씬 중요한 목표를 달성하려면 너무 강박관념에 사로잡혀 세부사항에 지나치게 매달려 스트레스를 받지는 말자.


## 트랜스지방은 철저하게 피하자!

특정 성분을 추출, 정제해 만든 고도불포화지방산 오일은 아주 조금만 섭취해야 하며, 절대로 먹어선 안 되는 지방도 있다. 트랜스지방은 영양학에 관해 각기 다른 철학을 가진 여러 분파가 같은 주장을 하는 얼마 안 되는 합의 사항 가운데 하나이다.

트랜스지방이란 불포화지방산을 화학적으로 조작해 포화지방처럼 보이게 만든 것이다. 불포화지방산을 트랜스지방으로 가공하는 과정을 '경화(hydrogenation)'라고 하는데, 어떤 식품에 트랜스지방이 포함되어 있는지 여부는 흔히 반경화(partially hydrogenation) 콩기름으로 구운 크래커, 반경화 카놀라유를 넣은 땅콩버터 식으로 제품에 든 식물성기름에 '반경화'라는 말이 적혀 있는지 아닌지로 판단할 수 있다(땅콩버터나 마가린, 케이크 프로스팅, 크래커, 크림 쿠키 같은 음식을 먹으면 입이 텁텁해지는 이유는 반경화 기름이 들었기 때문이다).

사람이 만든 트랜스지방이라는 인공 지방이 등장한 이유는 포화지방이 악마의 음식으로 비난받고 위축되었기 때문이다.

상온에서 액체인 식물성지방을 경화하면 단단한 고체나 반고체 상태가 된다. 액체 지방을 고체로 만드는 가장 큰 이유는 유통 기한이 늘어나고 질감과 씹는 느낌이 좋아지기 때문이다. 트랜스지방은 상온에서 고체인 포화지방과 질감이 거의 같아 트랜스지방 제조회사들은 포화지방과 같은 질감과 맛을 흉내 내면서도 식물성기름으로 만든 지방이라는 사실을 자랑스럽게 광고할 수 있었다. 트랜스지방은 식품 제조회사에게 큰 이득을 가져다주었는데, 특히 옥수수와 대두 생산에 보조금을 많이 받는 미국에서는 저렴한 가격으로 옥수수기름과 콩기름을 사용할 수 있었기에 훨씬 큰 수익을 얻었다. 대신 사람들의 건강을 대가로 지불해야 했다. 트랜스지방은 여러 건강 문제를 야기했는데, 특히 심혈관계에 나쁜 영향을 미쳤다.[6]

나쁜 영향을 미치는 방법은 많은데, 세포막의 구조를 바꾸는 것도 그중 하나이다.[7] 세포가 정상적으로 기능하려면 세포막이 적절한 재료로 구조를 갖추고 있어야 한다고 했던 내용을 기억할 것이다. 더구나 동물 연구 결과 트랜스지방을 많이 섭취하면 뇌에서 DHA(도코사헥사엔산)가 줄어든다고 한다.[8] DHA는 일종의 오메가-3지방산으로 뇌 구조 형성에 중요한 역할을 한다(오메가-3는 다음 장에서 자세히 다룬다).

가공하지 않은 자연재료를 구입해 집에서 직접 음식을 만들어 먹으면 공장에서 만든 트랜스지방은 비교적 쉽게 피할 수 있다. 편리한 포장음식과 정제 탄수화물만 먹지 않아도 별다른 노력 없이 트랜스지방 섭취가 크게 줄어든다. 그래도 식료품 구입은 신중해야 한다. 미국 식품법상 트랜스지방은 1회 섭취량이 0.5g 미만일 때는 라벨에 트랜스지방 0g이라는 표기를 할 수 있다. 여기서 중요한 것은 1회 섭취량이다. 어떤 식품은 제조회사 마음대로 1회 섭취량을 비현실적으로 적게 잡고 거침없이 트랜스지방 0g이라고 표기한다.

그러니 라벨에 적힌 숫자를 아무 의심 없이 믿어선 안 된다. 언제나 첨가 재료를 자세히 살펴보고 '반경화'라는 단어를 보기만 하면 묻지도 따지지도 말고 그냥 선반 위에 되돌려놓고 와야 한다.

물론 독자들에게 혼동을 줄 염려는 있지만 모든 트랜스지방이 나쁜 것은 아니라는 말은 해야겠다. 공장에서 경화 과정을 거쳐 만들어내는 트랜스지방도 있지만 소나 양, 염소, 사슴 같은 반추 동물로 만든 육류 제품이나 유제품에서 자연스럽게 생성되는 트랜스지방도 있다(실제로 자연산 트랜스지방 가운데 하나인 루멘산[rumenic acid]의 이름은 이 트랜스지방을 생성하는 장소인 반추위[rumen]를 따서 지었다).

천연 트랜스지방은 공장에서 만드는 인공 트랜스지방과 구조가 조금 다르며, 그 때문에 몸에서 작용하는 방식도 아주 다르다. 천연 트랜스지방은 몸에 이로운 작용을 한다.[9] 하지만 천연 트랜스지방은 사람보다는 동물의 몸에서 현저하게 좋은 작용을 한다는 연구 결과도 나와 있다.[10] 아마도 그 이유는 임상 실험을 할 때는 보통 소기름, 버터, 목초지에서 풀을 먹고 자란 소나 젖소에서 추출한 천연 트랜스지방이 아니라 보조제 형태로 된 제품을 사용하기 때문일 것이다. (우리 몸에 이로울지도 모를 이런 천연 트랜스지방의 함량은 곡물을 먹은 가축보다 풀을 먹고 자란 동물이 훨씬 높다. 곡물을 먹는 동물도 천연 트랜스지방을 어느 정도는 생산하지만 주로 풀을 먹는 동물에 비하면 보잘 것 없다.[11]) 천연 트랜스지방은 전체식품에 든 여러 가지 영양소와 함께 상승효과를 내기 때문에 공장이나 실험실에서 제조한 보조제는 이를 흉내 낼 수 없다.

천연 트랜스지방을 먹겠다고 일부러 찾아다닐 필요는 없지만 반대로 피하겠다고 일부러 애쓸 이유도 없다. 건강 서적에서 트랜스지방은 위험하다는 말이 나오면 인공 트랜스지방과 천연 트랜스지방은 다르다는 사실을 생각하고, 자연에서 저절로 생성되고 어쩌면 뇌에 영양을 공급하고 있을지도 모르는 천연 트랜스지방을 두려워하고 피하지는 말자.

## 포화지방: 맛있는 거다, 끔찍한 게 아니라!

앞에서 말한 것처럼 주류 영양학자들은 '동맥을 막는'이라는 표현이 아니라면 포화지방이라는 단어를 거의 쓰지 않는다. 지난 반세기 이상 포화지방을 먹지 말아야 할 끔찍한 음식으로 취급해왔기에 '동맥을막는포화지방'은 마치 한 단어처럼 되어버렸다. 마찬가지로 '심장에 좋은'도 통곡물과 붙어 '심장에좋은통곡물'이라는 단어가 되었다. 2가지 모두 잘못된 생각이다.

저탄고지 식사를 하는 사람의 체지방이 크게 줄어든다는 사실은 음식에 든 지방이 우리 몸에 들어가도 저절로 배나 엉덩이, 허벅지 등에 저장되는 지방으로 바뀌지 않음을 의미한다. 마찬가지로 음식에 든 지방이 우리 몸에 들어가 저절로 혈관을 막아 동맥경화를 일으키지는 않

> 포화지방 섭취가 관상동맥 질환(CHD)이나 심혈관계 질환(CVD) 발병 가능성과 연관 있다는 주장을 뒷받침할 중요한 증거는 나오지 않고 있다.
>
> – 패티 시리-타리노 연구팀[12]

는다. 최근 몇 년 동안 진행한 여러 연구 결과들은 끔찍한 건강 범죄를 저지른다는 이유로 기소된 포화지방의 혐의를 상당 부분 풀어주고 있다. 물론 그렇다고 해서 저탄수화물 식이요법을 진행하는 동안 당장 밖으로 나가서 포화지방을 잔뜩 먹고 오라는 의미는 아니다. 더는 피하거나 두려워할 필요가 없다는 뜻이다.

최근에 출간된 수많은 연구·분석결과들은 포화지방의 명성을 회복시켜주고 있을 뿐 아니라 심혈관계 질환에 문제를 일으키는 주범은 과도하게 섭취한 탄수화물이라는 새로운 증거들을 내놓고 있다. 하버드 대학교에서 진행한 포화지방과 심혈관계 질환 관계 연구들을 메타 분석한 결과 "포화지방을 적게 먹으면 심혈관계 건강에 좋다는 전통적인 믿음이 있지만, 두 요소가 서로 관계가 있다는 분명한 증거는 나오지 않았다."[13] 하버드 대학교 연구자들은 또 "최근에는 탄수화물 섭취를 제한하면 죽종형

성 이상지질혈증(atherogenic dyslipidemia)의 모든 증상이 개선된다는 증거들이 나오고 있다"[14]라고 했다.

'죽종형성 이상지질혈증'이란 심장병 발병 가능성이 높을 수도 있음을 알게 해주는 콜레스테롤과 혈중 지방(중성지방)의 수치에 나타나는 패턴을 묘사할 때 사용하는 전문 용어이다. 탄수화물이 미치는 해로운 영향에 관해 하버드 연구팀은 "(포화지방) 대신 많이 먹게 된 탄수화물, 그중에서도 특히 정제 탄수화물은 중성지방과 작은 LDL 입자의 수치를 높이고 HDL 콜레스테롤의 수치를 낮추는 등 인슐린 저항성, 비만과 관계가 있는 죽종형성 이상지질혈증을 악화시킬 수 있다"[15]고 했다. 다시 말해 사람들이 포화지방 섭취를 줄이고 정제 탄수화물 섭취를 늘리자 심혈관계 건강이 나빠졌다는 뜻이다.

이 모든 것이 뜻하는 바는 지금까지 권고 받은 것처럼 포화지방은 적게 먹고 탄수화물을 계속 많이 먹어 해결하려고 노력하는 건강 문제들이 사실상 이 때문에 더욱 악화될 수 있다는 뜻이다. 포화지방 대신 '심장에 좋은 통곡물'을 먹는 경우에도 문제가 되는 사람들이 있다. 특히 인슐린 저항성 같은 대사장애로 탄수화물 내성에 문제가 생길 수 있는 사람에게는 통곡물도 좋지 않다. 통곡물도 수확한 그대로 샐러드나 필라프를 만들어 먹는 방식이 아니라 아주 고운 가루로 빻거나 설탕이나 보존제를 첨가해 빵, 칩, 식이섬유 바, 시리얼 같은 가공식품으로 만들어 먹을 때는 통곡물이 아니라 정제한 탄수화물이라고 생각해야 한다. 이제는 '맥주 배'라고 했던 복부비만을 '밀(wheat) 배'라고 하는 경우도 많다(심지어 '인슐린 주머니'라고 부르는 의사도 있다).

오랜 세월 들어왔던 내용과는 달리 이제 심장병에 관해서는 정제 탄수화물이 포화지방보다 훨씬 위험한 물질임을 깨달아가고 있다. 세인트 루크 미드 아메리카 심장 연구소(Saint Luke's Mid America Heart Institute)에서 심혈관계 질환을 연구하는 제임스 디니콜란토니오(James DiNicolantonio) 박사 연구팀은 "포화지방 대신 정제 탄수화물을 먹으면, 그것도 (자당이나 과당이 많은 옥수수시럽 같은) 설탕을 첨가한 탄수화물을 먹으면 심장 건강에 좋지 않은 결과가 나온다. 탄수화물을 많이 먹는 식습관은 LDL, HDL, 중성지방 수치를 바꾸고 관상동맥 관련 심장 질환의 발병 가능성을 높일 수 있다"[16]라고 했다. 나이가 많은 과체중 여성의 경우 지방을 적게 먹고 탄수화물을 많이 먹는 사람보다 치즈나 고기를 많이 먹는 사람이 심장 건강을 해치는 죽종형성 이상지질혈증 지수가 낮았다.[17]

하버드 대학교 연구자들은 "죽종형성 이상지질혈증과 관계 있는 관상동맥 관련 질환의 발병 위험을 줄이려는 식이요법을 진행할 때는 정제 탄수화물을 적게 먹고 지방이 과도하게 쌓이지 않게 하는 것이 가장 중요하다"[18]라고 했다(지방이 과도하게 쌓이지 않게 한다는 것은 비만이 되지 않게 하라는 뜻으로, 저탄수화물 식사를 하면 체내 지방이 많이 줄어드는 것은 우연이 아니다).

영양학자들은 포화지방 대신 탄수화물을 먹으라고 했을 뿐 아니라 불포화지방을 먹어야 한다고 권했다. 버터, 기 버터, 돼지기름, 소기름이 아닌 콩기름, 카놀라유, 옥수수기름, 올리브오일을 요리할 때 쓰라고 권한 것이다. 하지만 포화지방 대신 탄수화물을 먹었을 때 의도치 않게 생기는 해로운 결과가 여기서도 나타났다. 특정 성분만 추출한 오일은 해산물이나 가금류, 견과류, 씨앗류 같은 전체식물에 든 지방과 달리 거의 대부분 고도불포화지방으로 이루어져 있는데, 이런 오일은 심혈관계 건강에 엄청나게 해를 끼칠 수 있다.[19] 이런 상황은 마치 범죄 수사 드라마를 보고 있는 것 같다. 실제로는 과도하게 섭취한 탄수화물과 고도불포화지방이 저지른 죄를 포화지방이 몽땅 뒤집어쓴 것이다. 죄가 없는 불쌍한 포화지방은 오랫동안 감옥에 갇혀 있어야 했지만, 마침내 누명을 벗고 있다. 글렌 로렌스(Glen Lawrence) 박사는 이렇게 말한다.

사실은 고도불포화지방산이 일으키고 있는지도 모를 온갖 질병이 분명한 증거가 없는데도 포화지방 때문이라는 결론을 내리고 어떻게 건강 분헌에서 그토록 많은 비난을 할 수 있었는지 도무지 이해할 수가 없다. 지방 음식이 혈청 콜레스테롤 수치에 영향을 미치고 포화지방이 심장 질환을 일으키는 생리 작용을 한다는 증거는 아직 나오지 않고 있다.[20]

이 모든 것에 더해 포화지방을 인공 트랜스지방과 혼동할 때가 많다는 사실이 포화지방 연구를 더욱 혼란스럽게 만든다. 포화지방도 인공 트랜스지방도 '고체 지방'이라고 부를 때가 있는데, 둘 다 상온에서 고체 상태이기 때문이다. 하지만 포화지방은 유제품이나 소고기, 돼지고기, 코코넛 등에 든 천연 지방이고 고도불포화지방 식물성기름은 반경화 과정을 거쳐 단단하게 만들었음을 기억해야 한다. 영양학 분파에 따라 포화지방에 관한 의견은 분분하지만 일반적으로 거의 모든 의학계·영양학계 전문가들은 저탄수화물 식단을 옹호하느냐, 구석기 식단을 옹호하느냐, 저지방 식단, 채식 식단, 비건 식단을 옹호하느냐에 상관없이 트랜스지방은 식단에서 제거해야 한다는 데 의견을 같이한다. 현대병인 심장병과 비만이 만연하기 오래 전에는 수세기 동안 유제품과 고기에 든 포화지방을 먹은 사람들이 건강하고 활기차게 생활해왔다.

도널드 밀러(Donald Miller) 박사는 "우리 조부모들과 증조부들이 한 일은 모두 옳은 것처럼 보인다. 그분들은 버터, 고기, 치즈, 달걀을 많이 먹었고, 건강하게 생활했다. 100년 전만 해도 비만율은 150명당 한 명 꼴이었다. 이제 그런 음식들은 먹지 않고 탄수화물이나 고도불포화지방산이나 트랜스지방산이 든 음식을 먹으니 전체 인구의 3분의 2가 과체중이거나 비만이다"[21]라고 했다.

마지막으로 한 가지만 살펴보자. 수년 동안 사람들은 포화지방은 적게 먹고 복합탄수화물과 불포화지방을 먹어야 한다는 소리를 들었다. 특히 포화지방 대신 고도불포화지방을 먹으면 적어도 어떤 사람들에게는 혈중 콜레스테롤의 수치가 낮아지기 때문에 먹어야 한다는 조언을 들었다. 하지만 이제는 콜레스테롤 수치가 높다고 해서 자동적으로 심장병이 생긴다거나 심장마비가 오는 것은 아니라는 것을 알고 있다. 그렇다면 어떻게 해서든 콜레스테롤 수치를 낮추는 것이 옳은 일일까? 아니, 그렇지 않다. 이제 그런 식으로 생각하는 사람은 없다. 포화지방과 심장병의 관계를 밝히려고 노력했던 과거 연구 결과들을 재평가한 최근의 조사결과는 "포화지방 대신 리놀레산(고도불포화지방산의 일종)을 섭취한 무작위 대조군 실험 결과는 분명 콜레스테롤 수치가 낮아졌음을 보여주지만, 그런 결과가 리놀레산을 섭취했을 때 관상동맥 질환을 비롯한 모든 심장 질환으로 인한 사망률을 낮추지는 못함을 보여주고 있다"[22]라고 했다. 이를 평범한 말로 바꿔보면 포화지방 대신 고도불포화지방산을 먹으면 콜레스테롤 수치는 낮아지지만, 콜레스테롤 수치가 낮아진다고 해서 심혈관계 질환으로 사망할 위험을 낮추지는 못한다는 뜻이다. 그런데도 굳이 콜레스테롤 수치를 낮출 이유가 있을까?

다시 한 번 말하지만 일부러 포화지방을 과도하게 먹을 필요는 없다. 하지만 심장 건강이 염려되어 포화지방이 많이 든 버터, 치즈, 베이컨, 크림, 코코넛오일, 지방이 많은 꽃등심 같은 음식을 먹지 않았다면, 이제는 이런 맛난 음식을 두려워할 필요가 없다. 마음껏 먹어도 된다.

# 13장

# 뇌에 좋은
# 특별한 지방들

지방산 중에는 뇌 건강에 특히 좋아 굶고 있는 뉴런에 영양분을 공급하려고 진행하는 고지방 식이요법에 반드시 포함해야 하는 것들이 있다. 첫 번째는 MCT(중간사슬지방)라고 알려진 포화지방산 군(群)이고 두 번째는 오메가-3지방산이라고 알려진 고도 불포화지방산 군이다.

## MCT: 코코넛이 부르는 노래

지금쯤이면 이 책에서 코코넛 제품을, 그중에서도 코코넛오일을 강조한다는 사실을 눈치챘을 것이다. 2장에서 살펴본 것처럼 뇌가 케톤을 연료로 사용하게 한다는 목적을 가진 저탄수화물 식단에서는 코코넛을 특별한 위치에 놓아도 좋은 타당한 이유가 있다. 코코넛오일, 지방을 제거하지 않은 코코넛밀크, 코코넛버터 같은 코코넛 식품에는 MCT가 많은데, MCT는 일반적인 소화 과정을 거치지 않고 훨씬 짧은 경로로 케톤으로 전환된다. 앞에서 살펴본 것처럼 MCT는 탄수화물을 제한하지 않아도 케톤을 생성할 수 있다.

탄수화물을 상당량 먹어도 (인슐린 수치가 높아도) 코코넛 식품을 먹으면 케톤 수치가 올라가지만 정말로 좋은 효과를 보려면 (한 번에 두 마리 토끼를 잡으려면) 탄수화물 섭취를 줄이고 MCT가 많이 든 제품을 마음껏 먹어야 한다. 코코넛 제품과 MCT를 먹되 최상의 결과를 끌어내기 위해 탄수화물 섭취를 줄이고 인슐린 수치를 줄이는 활동을 함께해야 한다는 말이다. 탄수화물 섭취를 줄이지 않는다면 MCT 섭취로 약간의 효과는 볼 수 있겠지만, 기적 같은 효과는 나타나지 않을 것이다. 중간만 가고 말기에는 자신의 건강도, 사랑하는 사람의 건강도 너무나 소중하다. MCT가 풍부하게 든 식품을 먹으면서 탄수화물 섭취를 줄이는 것은 선택사항이 아니라 필수이다.

유기농으로 재배하고 정제하지 않은 엑스트라 버진 코코넛오일을 구입하자(너무 요구 조건이 많은 것처럼 느껴지겠지만, 이런 코코넛오일은 미국 전역에 있는 건강식품 전문점이나 슈퍼마켓에서 쉽게 구할 수 있으며, 놀라울 정도로 품질이 좋은 오일도 있다). 코코넛오일은 코코넛의 향긋한 맛과 향기를 간직하고 있다. 이 향과 맛이 입에는 맞지 않지만 여전히 '케톤 생성을 늘리는' 코코넛오일은 먹고 싶다면 정제 코코넛오일을 찾아보자. 정제 코코넛오일이라면 코코넛 특유의 맛과 향 때문에 고민할 필요 없이 MCT를 섭취할 수 있다(코코넛오일은 포화지방이 많아 조리에 쓸 수 있지만 다른 지방에 비하면 발연점이 상당히 낮다. 순수 코코넛오일보다 정제 코코넛오일이 조리에는 더 좋다는 사실을 발견한 사람들도 있다).

MCT를 추출한 오일도 온라인이나 건강식품 전문점에서 구입할 수 있으니 코코넛이 입맛에 맞지 않는다면 그런 제품을 사보자. 더군다나 코코넛에 든 전체 지방산에서 MCT가 차지하는 비율은 아주 낮다(나머지 지방산은 짧은사슬지방산, 긴사슬지방산이다. 지방산의 길이는 지방산을 이루는 탄소 원자 수가 결정한다). MCT를 추출한 오일은 MCT가 100%이기 때문에 인지기능을(적어도 일시적으로는) 훨씬 효과적으로 개선할 수 있다. 코코넛은 다양한 방법으로 활용할 수 있고 가격도 비싸지 않다.

MCT는 인슐린 수치가 높고 탄수화물을 많이 섭취할 때도 케톤을 생성할 능력이 있다. 따라서 사랑하는 사람에게 이 책에서 제시하는 여러 전략을 실천하라고 설득하지 못한다고 해도 코코넛오일이나 MCT로 만든 오일만큼은 무슨 수를 써서라도 먹여야 한다. 연료로 사용할 케톤이 있다는 사실만으로 퇴행성 질환을 역전시키거나 막을 수는 없겠지만 단기간으로 인지능력을 향상시킬 수 있어 알츠하이머로 고생하는 사람들의 삶의 질과 나아가 간병인들의 삶의 질을 높일 수 있다. MCT 같은 특별한 지방이나 외인성 케톤은 단기간만 효과를 낼 수 있다. 하지만 전혀 효과가 없는 것보다는 낫다.

코코넛 식품과 MCT를 식단에 활용할 방법은 많다.

- 커피나 차에 코코넛오일이나 MCT를 첨가해 마신다(처음에는 이상하게 들리겠지만 실제로 넣어보면 상당히 맛이 있으니 아침에 일어나 가장 먼저 하는 '뇌 강화' 방법으로 실

천해보자)

- 달걀을 조리하고 채소를 볶고 고기를 구울 때 코코넛오일을 사용하자(알츠하이머로 고생하는 사람을 위해 음식을 만들 때면 코코넛오일을 마음껏 활용하자)

- 집에서 커리, 스무디를 만들 때면 코코넛밀크를 넣자(지방을 제거했거나 지방 함량을 줄인 게 아니라 지방이 제대로 들어간 코코넛밀크를 써야 한다. 우리에게 필요한 것은 지방이다)

- 무설탕 코코아나 카카오 함량이 85%가 넘는 다크초콜릿을 써서 간식을 만들 때면 코코넛오일이나 코코넛버터를 사용하자(코코넛버터는 코코넛 만나[coconut manna]라고도 한다)

- 설탕을 가미하지 않고 썰어서 말린 코코넛 조각을 치킨커틀릿이나 해산물을 먹을 때 빵가루처럼 사용하거나 수저로 퍼서 과자처럼 먹자. 생으로 먹거나 기름을 치지 않은 프라이팬에 살짝 볶아 먹어도 좋다(바삭해지고 견과류 같은 향이 나면서 맛있어진다)

- 한 수저 듬뿍 퍼먹자! 진지하게 하는 말이다!

한 가지 주의할 점이 있다. 잠자리에 들기 직전에는 코코넛오일이나 MCT를 많이 먹어선 안 된다. 이 오일들은 케톤을 생성하기 때문에 몸에 에너지가 많아져 늦은 저녁에 먹으면 잠을 못 이룰 수 있다(아무 상관없이 푹 자는 사람도 있으니 직접 먹어보고 어떤 식으로 반응하는지 알아보자). 또 코코넛오일도 MCT도 낯선 음식이라면 서서히 익숙해지게 하자. 몸이 제대로 적응하지 못했는데 한꺼번에 너무 많은 오일을 섭취하면 소화불량에 걸리거나 변이 묽어질 수 있다. 처음에는 소량으로 시작해 점차 늘려야 한다.

## 오메가 이해하기: 오메가-3, 오메가-6, 무엇보다 중요한 비율

12장에서 정제한 고도불포화지방 식물성기름을 많이 먹지 말아야 할 몇 가지 이유를 살펴보았다. 또 견과류나 씨앗류, 해산물, 가금류 안에서 자연스럽게 생성된 고도불포화지방산은 전체식품으로 먹으면 괜찮다는(심지어 몸에 좋다는) 사실을 분명하게 밝혔다. 이제는 좀 더 깊이 들어가서 많은 하위 목록으로 이루어진 고도불포화지방산을 살펴보자. 고도불포화지방산 가운데 2가지는 필수지방산(EFA)이라고 부른다. '필수'라고 하는 이유는 우리 몸에서 만들어내지 못하고 반드시 음식으로 섭취해야 하기 때문이다. 이 두 필수지방산은 리놀레산과 알파 리놀렌산이다. 리놀레산은 '부모 오메가-6(parent omega-6)'지방산이고 알파 리놀렌산은 '부모 오메가-3(parent omega-3)'지방산으로 각각 오메가-6 계열의 지방산과 오메가-3 계열의 지방산을 만드는 전구물질이다. 건강을 유지하려면 두 전구물질이 모두 필요하지만 전체 섭취한 음식에 비하면 상당히 소량만 있으면 된다(과학 기호로 오메가-3 계열의 지방산은 n-3나 ω-3로, 오메가-6 계열의 지방산은 n-6나 ω-6로 줄여 쓸 수 있다).

건강 영양학 관련 서적을 읽은 적이 있다면 오메가-3나 오메가-6라는 용어를 접해보았을 것이다. 또 오메가-3는 '좋은' 지방산이고 오메가-6는 '나쁜' 지방산이라는 이야기도 들어봤을 것이다. 물론 어느 정도 일리는 있지만 단순히 그런 식으로 결론을 내리면 정확하지 않은 상황을 너무나도 단순하게 규정해버리는 우를 범하게 된다. 오메가-6지방산은 적게 먹고 오메가-3지방산은 많이 먹으라는 말을 하는 이유는 오메가-6지방산을 과도하게 섭취하면 염증이 생기고 반대로 오메가-3지방산은 염증을 가라앉히기 때문이다. 지방은 단순한 에너지원이 아니다. 체내 염증을 유도하고 조절하고 제거하며 신호를 전달하는 기능도 한다.

그런데 두 지방산(오메가-3 계열과 오메가-6 계열) 모두 염증을 일으키기도 하고 가라앉히기도 하며, 체내에서 건강하고 적절하게 염증 반응이 일어나려면 둘 다 있어야한다. 염증 반응이라고 나쁜 것은 아니다. 이론적으로 염증 반응이 일어나지 않으면 종이에 벤 것만으로도 죽을 수 있다. 멍이 들었거나 까졌거나 화상을 입었거나 심한 상처가 났을 때 짧은 기간 충분히 제어할 수 있는 급성 염증 반응이 일어나는 것은 몸이 스스로를 방어하는 방법이다. 오랫동안 제어할 수 없는 염증이 만성적으로 지속될 때만 문제가 된다. 만성 염증은 빈약한 식단, 알 수 없는 식품 민감성, 육체 스트레스, 흡연 같은 여러 이유로 생길 수 있다.

뇌는 문자 그대로 오메가-3지방산들로 되어 있다. 당연히 오메가-3지방산은 뇌 건강에 중요하다. 차가운 물에 사는 물고기, 내장, 달걀노른자 같은 식품에 많이 든 DHA(도코사헥사엔산)는 뇌를 만드는 성분이다. (뇌세포 세포막 구성성분 가운데 오메가-3지방산이 차지하는 비율은 40% 정도이다.[2]) 나무 없이 통나무집을 지을 순 없다. DHA도 뇌라는 통나무집을 만들 때 들어가는 나무와 같아 공급량이 부족하면 뇌는 제대로 기능할 수 없다. 실제로 이 특별한 지방과 알츠하이머의 발전 관계를 연구한 사람들은 "탄수화물은 줄이고 DHA 같은 필수지방산 섭취를 늘리면 알츠하이머를 효과적으로 예방하거나 지연할 수 있다"[3]라고 했다. 연구자들은 또 "오메가-3지방산을 제대로 섭취하지 않으면 시냅스 막의 DHA 수치 감소, 세포막 지질의 과산화반응, … 시냅스 소실, … 포도당 등을 수송하는 세포막의 단백질 기능 상실 같은 다양한 증상이 나타난다"[4]라고 했다. 시냅스 소실, 세포막의 지방 산화, 포도당 수송 단백질의 기능 이상은 인지장애와 알츠하이머를 일으키는 주요 요인들이다.

오메가-3지방산들이 뉴런을 비롯한 뇌세포의 구조 형성에 중요한 역할을 하며 염증 반응을 일으키는 신호물질들의 전구체이기에 인지기능을 건강하게 유지하려면 반드시 있어야 한다. 조금은 이견이 있는 자료들이 존재하지만 전체적으로 보았을 때 몸의 상태를 가늠하는 척도인 적혈구 내 오메가-3지방산의 수치가 높으면 전체 뇌 부

DHA를 충분히 섭취하지 않고 해마의 DHA 수치가 낮으면 노인의 경우 알츠하이머인 사람도 그렇지 않은 사람도 인지기능에 문제가 생길 수 있다.

– 스티븐 커네인 박사 연구팀[5]

오메가-3 긴사슬고도불포화지방산을 먹고 DHA(뇌에서 물질대사 작용을 하는 세포막 인지질 구성성분 가운데 가장 높은 비율을 차지하는)가 풍부한 생선을 먹으면 알츠하이머가 발병할 위험이 감소할 수도 있다.

– 로저 레인과 마틴 팔로[6]

피도 크고 해마의 부피도 크다. 알츠하이머는 해마에 상당한 영향을 미쳐 해마가 크게 수축할 수 있다.[7] 나이가 들면 일반적으로 뇌 부피가 줄어들지만(뇌 위축) 체내 오메가-3 지방산의 수치가 낮은 사람은 같은 연령대의 사람들에 비해 뇌 수축이 훨씬 크게 진행되는데, 특히 해마가 상당히 작아진다.[8]

지방이 많은 물고기, 아마씨, 치아씨, 오메가-3가 풍부한 달걀노른자로 오메가-3지방산을 많이 먹는다는 생각은 정말 좋지만 동전에는 양면이 있는 것처럼 그에 못지않게 오메가-6지방산을 덜 먹는 것도 중요하다(오메가-6는 옥수수, 대두, 홍화씨유, 목화씨유에 많이 들어 있다). 앞에서 말한 것처럼 오메가-3지방산도 오메가-6지방산도 모두 '필수'지방산이지만 정확히 같은 양을 먹을 필요는 없다. 어느 정도 비율로 섭취해야 하는지는 의견이 분분하지만 전문가들은 대체적으로 현재 우리가 오메가-3보다는 오메가-6지방산을 훨씬 많이 먹는다는 데는 같은 목소리를 낸다. 그럴 수밖에 없는 것이 현대인이 좋아하는 식물성기름에는 오메가-6지방산이 많이 들었다. 메릴랜드 대학교 의학센터는 보통 미국인이 먹는 식단에는 오메가-3지방산보다 오메가-6지방산이 14~25배까지 많다고 했다.[9]

인체생리학 연구, 실험, 인류사 기록에 따르면 생물학적으로 사람에게 적합한 오메가-6지방산 대 오메가-3지방산의 비율은 4 대 1 내지 5 대 1이라고 한다. (어쩌면 2 대 1 내지 3 대 1 정도가 적당한지도 모른다.[11]) 하지만 콩기름, 옥수수기름, 목화씨유를 아낌없이 쓰는 식단 때문에 현대인들은 오메가-6지방산을 오메가-3지방산보다 20배, 25

배까지 먹고 있다.[12] 미국국립과학회 의학연구소 식품·영양부는 성인들의 오메가-6 적정 섭취량은 전체 필요 열량의 5~10% 정도라고 했다.[13] 따라서 하루에 2,000칼로리를 섭취하는 사람이라면 그 중간 수치 7.5%를 오메가-6지방산으로 섭취해야 하니, 무게는 16.7g, 열량은 150칼로리이다. 그 정도 양은 샐러드드레싱만 넉넉하게 먹어도 훌쩍 뛰어넘을 수 있다. 오메가-6지방산과 오메가-3지방산의 균형이 크게 어긋나면 심장병, 만성통증, 심한 월경전증후군 증상, 관절염 같은 문제가 생길 수 있다.

이제 오메가-3지방산의 섭취는 늘리고 오메가-6지방산은 줄여야 함을 알았으니, 현대 식단에서 이 지방산들이 어떤 식품에 들었는지 살펴보자. 오메가-6와 오메가-3는 모두 고도불포화지방산으로 식물성기름에 들었다.

(동물성지방은 주로 포화지방과 단일불포화지방으로 이루어져 있음을 기억하자. 동물성지방에도 고도불포화지방산이 조금 들어 있기는 하지만 식물성기름에 훨씬 많으니 식물성기름을 중심으로 살펴보자. 〈표 13.1〉을 참고하라.)

동물성식품에는 오메가-6지방산도 오메가-3지방산도 조금밖에 들지 않았다. 야생에서 잡은 물고기는 동물성 오메가-3지방산이 풍부하지만 소고기, 양고기, 사슴고

> 사람들에게 오메가-6지방산이 많이 든 음식을 먹고 포화지방산은 먹지 말라고 권고한 일이야말로 주류 의학계가 저지른 끔찍한 오류이다.
>
> — 드와이트 룬델[10]

---

구석기 시대 수렵·채집인들은 오메가-3지방산과 오메가-6지방산을 거의 비슷한 비율로 섭취했다고 추정하고 있다. 하지만 현대 식단은 동물성식품과 함께 곡물도 먹기에 구석기 시대 사람들보다 오메가-6지방산을 훨씬 많이 먹는다. 구석기 시대에는 거의 1 대 1이었던 오메가-6지방산 대 오메가-3지방산의 비율이 현대 식단에서는 20 대 1 정도가 되었다.

— 사무엘 헨더슨[14]

기, 가금류, 유제품에는 이 필수지방산들이 소량만 있다. 그런데 동물성식품에 든 필수지방산 비율은 동물이 어떤 음식을 먹었느냐에 따라 달라진다. 방목해 풀을 먹고 자란 소와 사슴, 양의 고기, 지방과 유제품에는 곡물을 먹고 자란 동물보다 오메가-3 지방산을 비롯한 여러 영양물질이 훨씬 많다.[15] 달걀노른자도 들판에서 마음껏 돌아다니면서 풀과 곤충을 먹은 암탉이 낳은 달걀이냐 아마씨나 치아씨, 생선으로 영양을 보충한 암탉이 낳은 달걀이냐에 따라 필수지방산의 비율이 달라진다(좀 더 자세한 내용은 16장에서 살펴본다).

〈표 13.1〉에서 보듯이 현대 식품가공 기술이 발전하고, 옥수수·목화씨·대두 같은 정부 보조금을 풍족하게 받는 값싼 원료를 식품가공에 사용할 수 있게 되면서 현대인의 식단에 오메가-6지방산이 높은 비율을 차지하게 되었다. 거의 모든 대형 마켓에

**표 13.1 ▪▪ 식물성기름에 든 오메가-6와 오메가-3지방산 비율**

| 식물성기름 | 오메가-6(%) | 오메가-3(%) | 오메가-6와 오메가-3의 비율 |
|---|---|---|---|
| 홍화씨유 | 75 | 0 | 75 |
| 포도씨유 | 70 | 0 | 70 |
| 해바라기씨유 | 65 | 0 | 65 |
| 옥수수기름 | 54 | 0 | 54 |
| 목화씨유 | 51 | 0 | 51 |
| 참기름* | 42 | 0 | 42 |
| 땅콩기름* | 32 | 0 | 32 |
| 콩기름 | 51 | 7 | 7.3 |
| 호두기름 | 52 | 10 | 5.2 |
| 카놀라유* | 20 | 9 | 2.2 |
| 아마씨유 | 14 | 53 | 0.26 |

출처: 메리 에니그, 《지방을 알자》

\* 땅콩기름, 참기름, 카놀라유에는 단일불포화지방산이 가장 많이 들어 있지만 고도불포화지방산도 상당량 들어 있기에 이곳에 포함시켰다. 이 세 식물성기름은 가끔은 조리할 때 써도 된다.

서 판매하는 양념류, 샐러드드레싱·마요네즈·쿠키·케이크·크래커·감자칩 같은 스낵·통조림 프로스팅·구운 견과류 등 유통기한이 긴 포장식품에 오메가-6지방산들이 들었다. '식물성기름'이라며 커다란 통째 팔리는 옥수수기름와 콩기름 이야기는 앞에서 했다.

매주 생선을 상당히 즐기는 사람도 가공식품을 많이 먹는다면 오메가-3지방산보다 오메가-6지방산을 훨씬 더 섭취하게 된다. 두 지방산의 비율이 우리의 권고보다 높은 4 대 1이나 5 대 1이 되는 것이다. 이 경우 오메가-3지방산의 섭취를 늘리지 않는다면 불균형이 더 악화된다.

오메가-3지방산 보충을 위해 생선기름으로 만든 보조제를 먹는 사람도 있다. 지방이 많은 생선이나 오메가-3지방산을 첨가한 모이를 먹고 자란 닭이 낳은 달걀을 자주 먹을 수 없는 사람은 질 좋은 생선기름이나 대구 간 기름으로 만든 보조제를 먹는 것이 좋다. 여기서 주의할 점은 질 좋은 제품을 먹어야 한다는 점이다. 약국 구석에 놓인 커다란 병으로 된 제품은 권하고 싶지 않다. 지금 우리는 오랫동안 뇌를 망가뜨린 문제를 해결하려고 노력하는 중이다. 품질은 타협의 대상이 아니다. 여건이 된다면 순도 높은 제품을 판매하는 믿을 만한 회사를 추천해줄 의학 전문가를 찾아가 조언을 듣자. 온도가 높은 창고에서 몇 달 동안 방치되거나 24시간 내내 조명이 꺼지지 않는 상점에 전시해놓은 제품은 구입하지 않아야 한다. 그런 제품은 변질되어 지독한 냄새가 날 수도 있다.

또 한 가지, 내가 '지방이 많은 생선'이라고 말할 때는 생선 비늘 부분까지 다 먹으라는 뜻임을 기억하자. 특히 연어, 정어리, 고등어 같은 생선에서 비늘을 벗긴 살만 구입하는 것은 생선이 지닌 아주 좋은 부분을 버리고 온다는 뜻이다. 흔히 가게에서 사는(식당에서 사 먹는) 비늘 없는 연어는 기름기가 적다. 귀중한 오메가-3지방산은 보통 생선의 지방을 먹어야 섭취할 수 있다.

정어리 통조림이나 고등어 통조림을 먹을 때는(이는 내가 추천하고 싶은, 저렴하게 오메가-3지방산을 섭취할 수 있는 훌륭한 식품이다) 뼈와 껍질을 제거한 게 아니라 통째로 든 제품을 구입하자. 우리가 반드시 먹어야 하는 중요한 지방산은 당연히 지방에 들었음을 기억하자. 정어리나 고등어 같은 생선의 껍질에는 지방이 풍부하고, 뼈는 칼슘 같은 미네랄을 공급해준다(통조림으로 만든 생선뼈는 아주 부드러워 살처럼 쉽게 씹어 먹을 수 있다. 전혀 불쾌하지 않을 것이다. 뼈를 먹어보자!).

연어나 고등어 통조림을 샀다면 보통은 따라버리는 액체도 마시기를 권한다. 통조림을 채우고 있는 액체는 번들거리고 반짝이는데, 통조림을 채운 물속으로 생선 지방이 녹아들었기 때문이다. 생선의 지방을 제대로 먹고 싶다면 통조림 액체를 마셔야 한다. 그냥 따라버리면 귀중한 영양소까지 버리게 된다.

**지방이 많은 생선만이 오메가-3지방산을 얻는 유일한 방법인가**

아니다. 내가 오메가-3지방산을 섭취하려면 지방이 많은 생선을 먹어야 한다고 강조하는 이유는 아마씨, 치아씨, 호두 같은 식물성식품에도 오메가-3지방산이 있지만, 이는 동물성 오메가-3지방산과는 사뭇 다르기 때문이다.

식물성 오메가-3지방산은 알파 리놀렌산(ALA)이다. 이 '부모 오메가-3'지방산은 앞에서도 말했다. 알파 리놀렌산은 결국 뇌 건강에 필수적인 EPA(에이코사펜타엔산)와 DHA라는 최종 산물을 만든다. 체내에서 알파 리놀렌산이 EPA와 DHA로 바뀌려면 아주 많은 단계를 거치는 복잡한 생화학 반응이 일어나야 한다. 사람들은 대부분 알파 리놀렌산을 효율적으로 EPA와 DHA로 변환시키지 못하는데, 이때 오메가-6지방산을 너무 많이 먹으면 상황은 더욱 나빠진다. 오메가-3지방산과 오메가-6지방산 모두 복잡한 과정을 거쳐 최종 산물로 바뀌는데, 과정을 마무리하려면 여러 분자가 관여해 도와야 한다. 그런데 체내에 오메가-6지방산이 많으면 오메가-3지방산이 분해되도록 도와야 하는 효소들이 오메가-6지방산을 분해하는 데 쓰이게 된다.

혹시라도 해산물을 좋아하지 않거나 알레르기가 있다면 오메가-3지방산이 든 식물을 먹자. 다행히 아마씨, 아마 기름, 치아씨, 호두는 저탄고지 식이요법을 진행하기에 좋은 오메가-3지방산 공급원이다. 알파 리놀렌산이 EPA나 DHA처럼 강력하지는 않지만 없는 것보다는 낫다. 특히 해산물을 먹지 않는 사람에게는 좋은 오메가-3지방산 공급원이다.

(호두에도 오메가-3가 있지만, 오메가-6지방산이 오메가-3지방산보다 여섯 배나 많다. 따라서 오메가-3지방산의 주공급원으로 활용하지 말고 소량만 먹는 것이 좋다.)

해산물을 싫어하거나 알레르기가 있다면 오메가-3지방산을 보강한 사료를 먹은 닭이 낳은 달걀이나, 그보다 더 좋은 넓은 풀밭에서 풀이나 벌레, 곤충을 먹고 자란 닭이 낳은 달걀이나 풀을 뜯은 동물의 고기를 먹자. 지방이 풍부한 생선을 많이 먹는 사람에게는 달걀이나 육류가 그다지 중요하지 않겠지만, 아니라면 식물보다는 이런 육류를 먹는 것이 EPA와 DHA를 많이 얻는 방법이다.

생선과 조개류로 오메가-3지방산을 섭취하는 게 양적으로나 영양학적으로 현명한 선택이다. 특히 조개류에는 뇌 건강과 인지기능에 더할 나위 없이 중요한 기능을 하는 몇 가지 탁월한 영양소가 있으며, 조개류에 든 콜레스테롤은 당연히 조금도 걱정할 필요가 없다(〈표 13.2〉 참고).

〈표 13.2〉에서 보듯이 조개류와 갑각류에는 미량영양소가 많다. 특히 비타민B12가 풍부한데, 3장에서 수초를 살펴볼 때 확인한 것처럼 비타민B12는 뇌가 제대로 형성되고 기능하도록 하는 데 중요한 역할을 하며, 제대로 섭취하지 않으면 치매에 걸린다고 믿는 연구자들도 있다. 셀레늄은 갑상선 호르몬 생성에 관여하며 흔히 인체의 '주요 항산화제'라고 부르는 글루타티온이 제대로 순환되도록 돕는 미네랄이다.

굴은 특히 생체가 이용할 수 있는 아연이 풍부하다. 아연이 부족하면 노인의 경우

표 13.2 ▫▫ 85g당 든 일일 열량 섭취 권장량당 비율

| 영양소 | 굴 | 대합 | 홍합 | 가재 |
|--------|------|--------|------|------|
| 비타민C | 18% | 31% | 19% | – |
| 비타민B12 | 408% | 1,401% | 340% | 44% |
| 리보플라빈 | 22% | 21% | 21% | 3% |
| 니아신 | 15% | 14% | 13% | 5% |
| 철 | 43% | 132% | 32% | 2% |
| 인` | 21% | 29% | 24% | 16% |
| 아연 | 188% | 15% | 15% | 17% |
| 망간 | 52% | 43% | 289% | 3% |
| 구리 | 114% | 29% | 6% | 82% |
| 셀레늄 | 187% | 78% | 109% | 52% |

출처: http://nutritiondata.self.com. 2015년 4월 28일 Condé Nast, SELF Nutrition Data
주의: 각 영양소의 % 수치는 성인이나 4세 이상 아동의 하루 열량 권장 섭취량을 2,000칼로리로 잡았을 때 필요한 영양소를 기준으로 비교한 값이다.

인지장애가 올 수 있다. 아연은 식물에도 들었다. 호박, 참깨, 땅콩, 여러 종류의 콩에 아연이 많다. 하지만 인체는 식물보다는 육류나 해산물에서 온 아연을 훨씬 잘 흡수한다.

# 14장

# 유제품 · 글루텐 · 감미료 · 당알코올

저탄고지 식이요법에서 지켜야 하는 기본 원칙은 단순하다. 그러나 유제품, 글루텐, 인공 감미료, 당알코올에 관해서는 조금 더 고민해봐야 한다. 이번 장에서는 뇌에 연료를 공급하는 영양학 전략에서 이런 물질들이 어떤 자리를 차지하는지 살펴본다.

## 유제품, 너무 오랫동안 거품을 걷어내라는 소리를 들었다!

식단에 유제품을 포함할 것이냐 아니냐는 젖당에 과민반응을 보이는지 아닌지로 결정해야 한다. 유제품 가운데는 특히 젖당이 많이 든 식품이 있지만, 거의 모든 지방과 단백질이 들었기에 유제품을 첨가하면 훨씬 오랫동안 즐겁게 저탄고지 식이요법을 진행할 수 있다. 이때 저지방이나 무지방처럼 지방 제거 제품이 아니라 그대로 든 것을 선택하자. 저탄고지 식단에서 중요한 다량영양소는 지방이다. 지방 함량을 낮춘 유제품을 선택할 필요가 전혀 없다. 사실 지방은 더 많이 먹어야 하는 영양소이다.

모든 식품이 그렇듯이 유제품도 종류에 따라 인슐린을 자극하는 정도가 다르다. 일반적으로 지방은 많이, 단백질과 탄수화물은 적게 먹을 때 인슐린이 덜 분비된다. 뇌에 영양을 공급하는 케토제닉 식단을 짤 때면 인슐린 수치를 계속 낮게 유지해야 하기에 유제품은 항상 지방 함량이 높은 제품을 선택해야 한다.

유제품의 젖당에 내성이 없거나 카세인(casein) 단백질에 민감하게 반응하는 사람이라면 유제품은 피하되, 그 안의 좋은 영양소는 취하는 전략을 구사해야 한다. 버터나 크림처럼 맛있고 지방 함량이 높은 유제품 대신 지방과 단백질이 풍부한 다른 식품을 먹어도 된다.

**먹어도 되는 유제품**

- 버터
- 기 버터(버터를 약한 불에 녹여 유지방만 떠낸 버터)
- 헤비크림, 진한 휘핑크림
- 라이트크림(포장지에 '식용크림'이라고 적혀 있기도 함)
- 헤비크림과 라이트크림 반반을 소량 섭취(헤비크림이나 라이트크림을 각각 쓰는 것이 낫지만 둘을 섞은 크림의 질감을 더 선호하는 사람들도 있다)
- 크림치즈 – 플레인 치즈나 봄양파, 차이브 같은 허브향을 낸 치즈(과일향이나 꿀에 잰 견과류를 넣은 제품은 설탕이나 옥수수시럽을 첨가할 때가 많으니 피하자)
- 사워크림
- 코티지치즈 – 점성을 높이거나 안정화할 목적으로 녹말 첨가물을 넣어 탄수화물 함량이 높을 수도 있으니 라벨을 확인하자(지방을 제거하지 않은 치즈를 구입해

야 하는데, 미국에서 판매하는 코티지치즈 가운데 지방이 모두 든 제품은 전체의 4% 정도이다).

- 치즈 – 소젖, 염소젖, 양젖으로 만든 단단한 치즈, 부드러운 치즈, 숙성한 치즈, 블루치즈 모두 괜찮다(숙성시킨 단단한 치즈가 젖당 함량이 가장 낮은데 숙성하는 동안 박테리아가 설탕을 모두 먹어치웠기 때문이다. 갓 만든 치즈에는 탄수화물이 조금 많다).

- 지방이 모두 든 플레인 요구르트나 그릭요거트 – 소량 먹어도 된다(원한다면 계피, 장과 열매, 인공 감미료를 첨가해 먹는다).

요구르트 안에는 살아 있는 박테리아가 있어 탄수화물 양이 라벨에 적힌 함량보다 적다. 박테리아는 젖당을 일부 젖산으로 바꾸는데, 액체인 우유가 반고체인 요구르트로 바뀌면서 시큼하고 톡 쏘는 향미가 나는 이유는 그 때문이다. 저탄수화물 식단을 연구하는 사람들이 밝힌 바로는 플레인 요구르트 반 컵에 든 탄수화물은 0.5g 정도에 불과하다.[1]

**섭취량을 제한하거나 절대 먹어선 안 되는 유제품**

- 액체 우유 – 형태와 맛에 상관없이 모두(일반 우유, 저지방 우유, 초콜릿 맛 우유)

- 아이스크림

- 밀크셰이크(슈퍼마켓 유제품 코너에서 판매하는 병에 든 초콜릿 우유 스무디, 딸기 우유 스무디도 안 된다)

- 무지방, 저지방, 과일향 첨가 요구르트 – 요구르트는 보통 '건강식품'이라고 생각하지만 이런 처리를 한 경우 설탕이 지나치게 많아 저탄수화물 식단으로는 적합하지 않다. 이런 요구르트는 170g짜리 한 컵에 탄수화물이 30g 정도 들어 있다(요구르트를 먹을 생각이라면 앞에서 살펴본 것처럼 지방이 모두 든 플레인

요구르트를 선택해야 하는데 무설탕 요구르트도 전체 탄수화물 함량은 높을 수 있기 때문이다).

- 모든 저지방, 무지방 유제품. 먹어야 할 것은 지방이다!

**주의! 유제품 대용식품**

- **비유제품 크리머:** 커피나 차에 넣어 마시고 싶다면 진짜 크림을 사용해야 한다! 향이 나는 비유제품 크리머는 크림처럼 보이지만 사실은 콩기름이나 목화씨유에 설탕을 넣어 만든다. (이런 크리머는 1테이블스푼에 설탕이 5g 정도 든 제품이 많다. 설탕을 지나치게 섭취할 수 있다. 더구나 비유제품 크리머는 '무설탕' 표기가 되어 있어도 옥수수시럽이나 다른 감미료가 들었을 때가 많아 놀라울 정도로 탄수화물을 많이 먹게 될 수 있다.)

- **마가린:** 버터의 맛과 질감을 흉내 내는 제품으로 마가린은 물론이고 '식물성오일 스프레드'는 모두 먹지 말아야 한다. 아직도 포화지방이나 콜레스테롤을 먹는다는 사실이 두렵다면, 빨리 그 두려움을 버리고 진짜 버터를 먹자! 식물성오일로 만든 스프레드는 문제가 많으니 저탄수화물 식단을 하지 않는다고 해도 아예 먹지 않는 것이 좋다.

- **아몬드 우유 같은 견과류 우유(쌀 우유, 캐슈 우유 등도 마찬가지):** 설탕을 첨가하지 않은 제품이라면 먹어도 된다. 제품에 붙은 라벨을 꼼꼼하게 살피자. 포장용기만으로는 구별이 안 될 때도 있다. 220g당 탄수화물 함량이 3g 미만이라면 아몬드·캐슈·대마·쌀을 넣은 우유는 먹어도 된다. 당을 첨가했든 안 했든 두유는 먹어선 안 된다.

## 글루텐은 먹어선 안 된다고?

글루텐은 밀 단백질로, 밀과 가까운 친척 관계인 보리나 호밀 같은 식물뿐 아니라 밀의 '고대' 형태인 스펠트 밀, 아인콘 밀, 카무트 밀, 라이밀에도 들어 있다. 이런 전체 식품에는 글루텐이 처음부터 들어 있지만, 식품의 질감과 식감을 살리려고 글루텐을 일부러 넣는 경우도 있다. 빵, 파스타, 베이글, 크래커, 쿠키처럼 밀로 만든 식품에는 분명 추출한 글루텐을 첨가하지만, 병에 담긴 소스, 드레싱, 양념, 포장음식, 가공 육류(치킨 너겟, 미트볼 같은)에도 글루텐을 넣는다. 글루텐을 먹으면 갑자기 장이 꼬이고 아픈 사람도 있고, 그렇게 심하지는 않아도 배에 가스가 차고 속이 더부룩하고 두통이 오며 포진형 피부병·건선·아토피 피부염 같은 피부질환이 생기는 사람도 있다. 불안장애나 운동실조 같은 심리적이고 신경학적인 문제가 생기는 사람까지 있다.[2] 실제로 글루텐 민감성은 조현병을 유발하는 주요 동인이라는 연구 결과가 나오고 있으며, '글루텐 정신병'이라는 용어를 사용하는 전문가도 있다.[3]

가장 유명한 글루텐 민감성 질환은 글루텐 때문에 소장의 내막에서 알레르기 반응이 일어나 발병하는 셀리악병이다(소화기능에 이상이 생겨 셀리악병이 있는 사람은 가스 참, 복부 팽창, 설사, 음식을 제대로 흡수하지 못해 지나치게 체중이 감소하는 증상이 나타난다). 그런데 이제 의학계는 셀리악병은 글루텐 민감성 때문에 생기는 한 가지 질환일 뿐이며, 글루텐 민감성 질환이 다양하게 존재한다는 사실을 깨달아가고 있다. 셀리악병과 관계가 없는 이런 '글루텐 관련 장애'들은 소화관이 아니라 몸의 다른 부위에 영향을 미친다.[4] 이런 사람들은 글루텐을 섭취하지 않고 오랜 시간을 지내본 경험이 전혀 없어 자신들의 증상이 매일 먹는 음식 때문이라는 생각을 하지 못한다. 아침의 시리얼이나 토스트, 점심의 샌드위치, 간식인 프레첼이나 피타 칩, 저녁으로 먹는 파스타처럼 현대 식단과 간편한 즉석식품의 주성분은 밀과 글루텐이다. 현대인 중 일부는 분명 글루텐(과 글루텐이 든 정제 탄수화물) 홍수 속에 푹 빠져 있다.

이 책에서 제시하는 식이요법 전략이 글루텐 제외식이라고도 할 수 있겠지만, 엄밀히 말해 글루텐 프리 식단은 아니다. 원한다면 글루텐을 뺀 식이요법을 진행할 수도 있겠지만, 꼭 그래야만 하는 것은 아니다. 저탄수화물·고식이섬유 브랜 크래커처럼 글루텐 식품 중에는 저탄수화물 식이요법에 크게 도움이 되는 제품도 많다. 결국 장기적으로는 글루텐이 든 식품을 식단에서 모두 제거해야 하겠지만, 단칼에 끊어버릴 준비가 안 되었다면 천천히 탄수화물 식품을 줄여나가자. 또 일반 빵과 크래커의 질감과 맛을 느끼고 싶을 때도 이런 글루텐 첨가식품은 탄수화물 함량도 낮고 인슐린 분비도 자극하지 않는 좀 더 '안전한' 대체품이다.

이 책에서 권하는 식이요법은 본질적으로 저탄수화물 식단이기에 지금까지와는 달리 밀, 글루텐은 적게 섭취하고 지방을 많이 먹게 된다. 빵, 파스타, 베이글, 피자, 쿠키, 크래커, 머핀, 시리얼, 식이섬유 바 등을 전혀 먹지 않거나 섭취량을 크게 줄이면 밀과 글루텐 섭취도 줄 수밖에 없다.

전적으로 글루텐 섭취를 끊고 싶다면 더욱 신중하게 라벨을 살펴야 한다. 슈퍼마켓에서 파는 가공 포장식품에는 거의 대부분 글루텐과 밀 성분이 들었다. 놀랍겠지만 샴푸, 립스틱, 로션 같은 화장품에도 있다. 하지만 글루텐을 완전히 배제한 저탄수화물 식이요법을 진행한다면 음식이 아닌 다른 제품에 소량 든 글루텐은 몸의 대사작용이나 뇌 연료 사용방법에 어떠한 영향도 미치지 않는다. 글루텐 민감성이 심각한 사람들은 우연히 노출되는 이런 글루텐까지 고민해야 하지만, 저탄수화물 식이요법을 진행하는 사람은 '환경에서 오는' 글루텐을 피하려 노력할 필요는 없으며, 글루텐이 든 제품과 같은 장소에서 만드는 포장식품이나 식당 환경에서 노출될 수 있는 약간의 글루텐을 걱정할 이유는 없다.

## 인공 감미료에 관한 단상

우리가 설탕의 범주에 넣는 물질(백설탕, 흑설탕, 꿀, 메이플시럽, 당밀 같은) 너머, 음식에 단맛을 첨가하는 크게 2가지 범주의 것이 있다. 인공 감미료와 당알코올이다. 인공 감미료는 단맛은 내지만 열량은 없는데, 업체에 따라 다른 이름으로 불린다. 미국에서 가장 많이 판매하는 인공 감미료는 다음과 같다.

- **수크랄로스:** 보통 노란 봉지에 담겨 스플렌다(Splenda)라는 이름으로 팔린다.
- **사카린:** 보통 분홍 봉지에 담겨 스위트앤로우(Sweet'N Low)라는 이름으로 팔린다.
- **아스파탐:** 파란색 봉지에 담겨 이퀄(Equal)이나 뉴트라스위트(NutraSweet)라는 이름으로 팔린다.
- **아세설팜칼륨:** 라벨에 에이스K[Ace-K]라고 적혀 있을 때도 있다.

이런 인공 감미료는 거의 대부분 옥수수에서 추출한 결정포도당과 함께 포장한다. 결정포도당은 충전제 역할을 한다. 인공 감미료는 엄청나게 농축된 상태로 아주 소량만 사용해야 하기에 내용물이 풍성하게 보이도록 결정포도당을 넣는다. 탄수화물은 모두 그렇듯이 아무리 소량이라도 결정포도당에 민감하게 반응하는 사람들이 있다. 따라서 인공 감미료를 사용할 때는 진행하는 식이요법에 맞게(그리고 충분히 맛을 즐길 수 있게!) 필요한 만큼만 아주 소량 쓸 것을 권한다. 액체로 된 제품도 있는데, 액체 인공 감미료에는 보통 충전제를 넣지 않는다.

인공 감미료 사용에 대해서는 의견이 분분하다. 이 책에서 권하는 저탄수화물 식이요법에서는 먹지 말라고 금하지는 않지만 그렇다고 마음껏 먹으라고 권하지도 않는다. 인공 감미료를 자신과 사랑하는 사람의 식단에 넣을지는 스스로 판단해야 한다.

가장 이상적인 방법은 단맛을 찾으려는 욕구를 완전히 끊는 것이다. 하지만 당연히 무리한 요구임을 안다. 어쩌면 불가능한 요구일 것이다(우리는 그저 사람이니까!).

단맛을 내는 이런 물질들은 저탄수화물 식이요법을 좀 더 수월하게 진행하게 해주리라 믿는다. 인공 감미료나 당알코올 때문에 당신이, 그리고 사랑하는 사람이 저탄수화물 식이요법을 진행할 마음을 먹는 것과 두 손 두 발을 다 들고 포기하는 것 사이에서 택해야 한다면, 당연히 먹는 게 맞다. 당신과 당신이 사랑하는 알츠하이머 환자가 새로운 영양학 전략을 시도할 때는 완벽주의자나 순수주의자가 되어 오히려 첫걸음도 떼지 못하게 하지는 말자. 초기에는 괴롭지 않게 식사를 하도록 감미료를 적당히 쓰고, 서서히 줄여나가자.

인공 감미료와 당알코올이 야기하는 가장 큰 문제는 단음식을 먹으면(그것이 인공 감미료라고 해도) 더 단음식이 당겨 결국에는 자제력을 잃고 설탕이나 녹말로 된 음식을 마구 먹어버릴 수 있다는 점이다. 인공 감미료가 소량 든 단음식이나 음료를 먹었을 때 단음식을 더 찾지 않는다면 (특히 혈당이나 인슐린 수치를 높이기에 절대로 피해야 하는 음식이 먹고 싶다는 마음이 들지 않는다면) 이런 감미료들을 저탄수화물 식이요법을 계속하게 해줄 보조제로 활용해도 된다고 믿는다.

그런데 인공 감미료가 인슐린 수치에 영향을 준다는 연구 결과도 있다. 인공 감미료 때문에 인슐린 수치가 바뀌는 이유는 입안에서 단맛이 느껴지기 때문이다. 입안에서 느끼는 단맛은 탄수화물이 든 음식이 몸 안으로 들어왔다는 신호를 췌장에 보내 인슐린을 분비하게 한다.[5] 하지만 인공 감미료가 인슐린 분비를 촉진한다는 일관된 증거는 없으며, 저탄수화물 식사를 하는 사람은 이런 물질에 일반적인 고탄수화물 식사를 하는 사람과는 생리적으로나 대사적으로 다르게 반응한다.[6] 인공 감미료는 열량이 있는 설탕과는 다른 식으로 혈당이나 인슐린, 식욕과 관련 있는 호르몬에 반응한다는 연구 결과도 나와 있다.[7]

236

저탄수화물 케토제닉 식이요법으로 수천 명의 건강을 향상시킨 숙련된 연구자들과 의사들은 인공 감미료를 배제하지 않는다. 인지기능을 강화한다는 측면에서 볼 때 지방을 기반으로 하는 케토제닉 대사작용을 철저하게 방해하는 진짜 설탕과 천연 감미료를 대량으로 먹는 것보다 인공 감미료가 건강에는 좋으리라고 생각한다.

## 좀 더 나은 선택: 당알코올과 스테비아

인공 감미료와 달리 당알코올은 열량이 있지만 일반 설탕보다는 적다. 당알코올은 사람의 소화기관에서 제대로 대사작용이 일어나지 않기 때문에 일반 설탕과 동일한 방식으로 혈당이나 인슐린에 영향을 미치지 않는다. 물론 아예 영향이 없는 것은 아니지만 일반 설탕보다는 영향력이 훨씬 가볍다. 당알코올도 많이 섭취하면 케토제닉을 방해할 수 있다. 더구나 당알코올은 체내로 완전히 흡수되지 않아 대장으로 내려가 당알코올을 먹고사는 박테리아를 만나면 가스가 생성되어 불쾌한 문제가 생길 수도 있다.

(당알코올이 든 제품에는 보통 과도하게 섭취했을 경우 변비나 설사를 할 수 있다는 경고문구가 붙어 있다. '변통작용[laxative effect]'을 유발할 수 있음이라고 적혀 있을 수도 있다. 당알코올은 대변에 문제를 일으키지만 소량만 먹으면 걱정할 일은 없다. 혹시라도 많이 먹었을 경우 문제가 생길 수도 있으니 면밀하게 결과를 관찰하자.)

마지막으로 하고 싶은 말은 당알코올 민감성은 사람에 따라 다르다는 점이다. 같은 양을 먹어도 혈당과 인슐린 수치가 요동치는 사람도 있다. 당알코올을 식단에 포함하기로 했다면 섭취했을 때 몸이 어떻게 반응하는지를 살펴보아야 한다.

식료품점에서 파는 제품에는 다양한 당알코올이 들었다. 보통 '-톨'이라고 표기한

성분을 찾으면 된다.

- 자이리톨  - 마니톨  - 락티톨  - 소르비톨  - 에리스리톨

＊ 에리스리톨은 다른 당알코올과 달리 장에 불쾌한 증상을 유발하지 않는다.

당알코올은 종류에 따라 몸 안에서 대사되는 방법과 당지수가 다르기 때문에 혈당과 인슐린 수치에 미치는 영향도 다르다. 저명한 저탄수화물 식이요법 연구자이자 저자들인 제프 볼렉과 스티븐 피니는 일반 설탕과 흔히 시판되는 당알코올을 전체적으로 비교했다(《표 14.1》).

앞에서 말한 것처럼 이런 감미료를 사용할 때 조심해야 할 점은 단맛이 단음식을 부를 수도 있다는 것이다. 소량만 먹어도 만족한다면 이런 감미료들은 저탄수화물 식이요법을 계속해나가도록 돕는 보조제 역할을 해줄 것이다. 더구나 당알코올은 인

표 14.1 ▮▮ 당알코올

| 당알코올 | 열량/g | 당도 | 당지수 | 체내 흡수율(g/100g) |
|---|---|---|---|---|
| 수크로스(설탕) | 4.0 | 100% | 60 | 100 |
| 에리스리톨 | 0.2 | 70% | 0 | 90 |
| 자일리톨 | 2.5 | 100% | 13 | 50 |
| 말티톨 | 2.7 | 75% | 36 | 40 |
| 아이소말트 | 2.1 | 55% | 9 | 10 |
| 소르비톨 | 2.5 | 60% | 9 | 25 |
| 락티톨 | 2.0 | 35% | 6 | 2 |
| 마니톨 | 1.5 | 60% | 0 | 25 |

출처: 제프 볼렉과 스티븐 피니 저 《저탄수화물 식이요법의 기술과 과학(The Art and Science of Low Carbohydrate Performance)》
(켄터키 렉싱턴, 비만을 넘어서 2012년) 61쪽.

공 감미료를 둘러싼 논쟁이나 서로 다른 연구 결과도 나오지 않았으며, 소화기관에 문제를 일으킬 가능성도 없으니 인공 감미료보다 편한 마음으로 먹어도 된다. 온라인이나 대형 슈퍼마켓에 가면 많은 감미료가 있으니 관심이 간다면 찾아보자.

- 스워브(에리스리톨을 아주 고운 가루 설탕, 혹은 과립 형태로 만든 제품)
- 트루비아(에리스리톨과 스테비아를 혼합한 제품)
- Z스위트(에리스리톨과 스테비아를 혼합한 제품)
- 자일리톨
- 스위트 원(에이스K로 만든 제품)
- 스테비아(가루, 액체, 고체 등 다양한 형태와 맛이 있는, 여러 감미료를 섞어 만든 제품)

보는 관점에 따라 스테비아는 '천연' 감미료라 할 수도 있고 다른 감미료들처럼 정제하고 가공한 감미료라고 볼 수도 있다. 스테비아는 단맛이 많은 식물의 잎을 가지고 만든다. 따라서 표백하거나 정제하지 않고 잎을 그대로 말려서 가루를 낸 스테비아 분말을 구입할 수도 있다. 하지만 시중에서 흔히 볼 수 있는 제품은 훨씬 입자가 고운 가루로 만든 스테비아 추출물이다. 스테비아는 액체로도 구입할 수 있고 다양한 향미를 지니고 있어서 커피나 탄산수, 플레인 요구르트 등에 타먹을 수도 있다.

그러나 아주 진하게 농축된 감미료라는 사실을 명심해야 한다. 설탕 정도의 단맛을 내려면 아주 소량, 정말로 소량만 사용해야 한다. 스테비아의 뒷맛이 쓰다는 사람도 있는데, 그 이유는 단순히 스테비아가 얼마나 강렬한 감미료인지 모르고 너무 많이 먹었기 때문이다. 스테비아는 커피, 차, 집에서 만든 휘핑크림, 초콜릿 푸딩, 플레인 요구르트, 저탄수화물 디저트 등에 넣어 먹기 좋다.

스테비아는 다양한 제품과 형태로 구입할 수 있다. 스테비아를 택했다면 어떤 형태가 자신에게 잘 맞을지 알아봐야 한다. 현재 대형 슈퍼마켓, 건강식품 전문점, 온라인에서 쉽게 구할 수 있는 스테비아 제품은 가루나 액체 형태이다. 보통 빵을 만들 때는 설탕을 많이 넣는데 저탄수화물식 빵을 만들 때는 스테비아를 사용하지 않는다. 이런 제품에는 에리스리톨을 쓰는 것이 좋으며, 원하는 질감과 향미를 내기 위해 반드시 넣어야 한다면 일반 설탕·꿀·메이플시럽을 아주 조금만 첨가하자.

이런 감미료 가운데 어떤 것이든 철저하게 배제할 필요는 없다. 그저 그 속에 든 탄수화물의 총량이 매우 빠르게 증가할 수 있다는 것이 문제이지, 감미료 자체로 문제는 아니다(메이플시럽 1테이블스푼 안에는 탄수화물이 13g 들었고 꿀 1테이블스푼 안에는 탄수화물이 17g 들었다!). 곡물을 넣지 않은 머핀이나 퀵브레드의 경우 1회분에 든 설탕의 양은 적을 수밖에 없다. 그러니 당알코올이나 인공 감미료 대신 천연 설탕을 사용할 생각이라면 한 번에 어느 정도나 먹는지, 그 안에는 탄수화물이 얼마나 들었는지를 철저하게 신경 써야 한다.


## 그럼 마실 것은

가장 좋은 음료는 물이다. 물은 경쟁 음료가 없다. 하지만 다른 음료도 먹어야겠다면 다음을 참고하자.


- **허브차**: 뜨겁거나 차가운 차(설탕은 넣지 말아야 한다).
- **향이 나는 탄산수**: 항상 그렇지만 탄수화물이 없는지 라벨을 보고 확인하자.
- **블랙커피와 녹차**: 카페인 음료 역시 마셔도 되지만 설탕이나 꿀은 넣지 말자(인공 감미료를 넣고 싶지 않은 사람은 아주 소량이라면 넣어도 된다).

- **차이티**: 크림이나 코코넛밀크, (원한다면) 탄수화물이 없는 감미료를 넣어 추운 날에는 따뜻하게 더운 날에는 차갑게 마시자.

- **무설탕 드링크, 인공 감미료를 넣은 혼합 드링크**: 인공 감미료를 지나치게 먹어선 안 되겠지만 달콤한 음료를 끊을 준비가 안 되었다면 저탄수화물 식이요법을 계속해나가도록 이런 음료로 단맛을 원하는 입을 만족시켜줄 수 있다. 슈퍼마켓에서 파는 드링크 음료는 보통 아스파탐이나 수크랄로스를 넣는다. 건강식품 전문점이나 온라인에서는 스테비아나 에리스리톨을 넣은 음료를 구입할 수도 있다.

- **다이어트 소다**: 다시 말하지만 인공 감미료를 먹어도 불편한 곳이 없다면 다이어트 소다 역시 조금은 마셔도 된다. 보통 다이어트 소다와 아이스티에는 아스파탐이 들어가지만 건강식품 전문점이나 온라인에서 판매하는 제품에는 수크랄로스, 스테비아, 에리스리톨, 혹은 여러 감미료를 섞은 제품도 있다.


**절대 먹어선 안 되는 음료**

- **과일주스**: 저탄수화물 식단에서 주스는 마시면 안 된다. 주스는 액체 설탕이다. 설탕을 첨가하지 않은 유기농 주스도 결국 마찬가지이다. 농축 설탕을, 그것도 씹을 필요도 없는 액체 설탕을 마시는 것만큼 혈당과 인슐린 수치를 높이는 더 빠른 방법은 없다.

- **액체 우유**: 앞에서 말한 것처럼 액체 우유에는 젖당(유당)이 아주 많다. 크림이 든 우유 같은 음료를 마시고 싶다면 달지 않은 아몬드우유, 쌀우유, 대마우유, 코코넛밀크를 마시자. 1회 섭취량당 탄수화물이 얼마나 있는지 확인해야 한다. 크림을 어느 정도 사용하느냐에 따라 탄수화물 함량이 급격히 증가할 수 있지만, 헤비크림에 물을 부어 우유를 만드는 것도 고려해보자. 내가 권하는 방법은 지방이 모두 든 코코넛 밀크에 물을 부어 희석하는 것이다(희석한 코코넛밀크는 우유 대

신 먹을 수 있는 좋은 대체음식일 뿐 아니라 뇌 기능을 강화하는 MCT도 함께 먹을 수 있다는 장점이 있다).

### 알코올에 관한 특별한 단상

처음에는 알코올을 마시면 안 된다. 적절한 시간이 지나면 와인이나 가벼운 맥주 정도는 허용되겠지만, 몸이 지방과 케톤을 연료로 사용하는 데 적응하기까지는 알코올은 아예 금하는 게 가장 좋다. 그래도 먹어야겠다고 생각한다면, 사용하는 영양분을 바꾸는 동안 몸은 알코올에 훨씬 예민해졌음을 반드시 기억하자. 저탄수화물 식이요법을 진행하는 초기에 알코올은 그전보다는 훨씬 빨리, 강한 강도로 몸에 영향을 미친다. 일단 알코올을 마셔야겠다는 결정을 했다면 천천히 섭취한다. 몸의 대사 작용과 뇌 건강에 문제가 생기지 않을 선택을 해야 한다.

- 주스나 설탕이 든 알코올, 곡식이나 감자로 만든 슈납스(독일 전통 증류수) 같은 술은 피한다.
- 와인이나 가벼운 맥주만 소량 마시자.
- 럼이나 보드카, 위스키, 진 같은 도수가 높은 술은 일반적으로 탄수화물 함량이 낮지만 이런 독주에는 주스나 감미료를 타는 게 문제이니 어떤 물질을 첨가했는지 따져봐야 한다.

# 양념은 어떤 것을 써야 할까

저탄수화물 식단이라는 특별한 식이요법을 한다고 해서 아무 맛이 없는 맹맹한 음식을 먹으라는 뜻은 아니다. 설탕·옥수수시럽·과당이 많이 든 옥수수시럽, 전분(대부분 옥수수 녹말로 만든) 같은 탄수화물을 지나치게 먹지만 않는다면 요리할 때 다양한 소스와 양념을 첨가해도 된다. 구입할 때 라벨을 꼼꼼하게 살피자. 설탕이나 과당 함량이 높은 옥수수시럽, 꿀, 인공 감미료가 없는지 파악해야 한다.

조미료나 양념을 선택할 때는 다음 기준을 따르면 된다.

- **마요네즈**: 지방을 제거하거나 줄인 게 아니라 제대로 든 제품을 고른다. 마요네즈를 모방해 만든 제품은 안 된다. 저지방 제품에는 흔히 지방을 제거해 떨어진 질감과 향미를 더하려고 설탕이나 옥수수 녹말을 넣는다. 저탄수화물 식단에서는 지방 함량이 높은 음식을 두려워할 이유가 없다.

- **겨자**: 노란색, 매운 갈색, 디종 머스터드, 거칠게 빻은 겨자씨 모두 먹어도 된다. 하지만 꿀이나 감미료를 넣어 만든 머스터드소스는 안 된다. 그런 소스에는 꿀, 설탕, 과당 함량이 높은 옥수수시럽이 들었다. 머스터드소스는 1티스푼당 탄수화물이 1g 미만으로 들어 있어야 한다.

- **식초**: 발사믹식초, 레드와인식초, 샴페인식초, 사과식초 등 식초는 모두 먹어도 된다. 그러나 발사믹식초는 많이 먹으면 혈당에 안 좋은 영향을 미칠 수 있고 다른 식초보다 설탕이 많으니 적당량을 먹자.

- **핫소스**: 플레인 소스나 오리지널 소스를 고르자. 향미를 첨가한 핫소스에는 감미료가 들어가는 경우가 있다. 무언가 색다른 선택을 하고 싶은 사람은 제품에 붙은 라벨을 꼼꼼하게 살펴 설탕이 들었는지 확인해야 한다.

- **샐러드드레싱**: 랜치드레싱, 블루치즈 드레싱, 크리미 시저, 무설탕 비네그레트 등 지방이 모두 든 저탄수화물 드레싱을 골라야 한다. 설탕이나 과당 함량이 높은 옥수수시럽, 과일 퓌레, 여러 감미료가 든 프렌치 드레싱, 사우전드아일랜드 드

레싱, 카탈리나 드레싱, 비네그레트는 피해야 한다. 지방을 제거했거나 줄인 드레싱은 선택하지 말자. 또 2테이블스푼당 탄수화물은 2g 미만으로 들었어야 한다. (시판 드레싱보다는 올리브나 아보카도, 직접 선택한 식초와 허브, 소금과 후추를 가지고 만들어 먹는 것이 좋다. 머스터드를 넣으면 점성을 높이고 유화시킬 수 있다. 크림 드레싱을 만들고 싶다면 사워크림, 플레인 요구르트, 마요네즈를 베이스로 사용하자.)

- **갓 짠 레몬주스와 라임주스:** 식탁에 올리기 전에 레몬주스나 라임주스를 뿌리면 음식의 풍미가 훨씬 살아난다.

- **엑스트라 버진 올리브오일과 참기름:** 이런 오일을 뿌리면 맛과 향이 살아나는 음식이 많다.

- **간장이나 타마리(밀을 넣지 않은 간장)**

- **태국 피시소스**

- **설탕을 줄인 케첩:** 시판 케첩에는 대부분 과당 함량이 높은 옥수수시럽이나 설탕이 들어 있어서 1테이블스푼당 탄수화물이 4g 정도 있다. 따라서 1테이블스푼 정도는 아무 문제가 없다는 뜻이지만, 현실적으로 그 정도 양은 너무 적기에 적정량의 두세 배쯤은 쉽게 먹게 된다. 설탕을 줄이고 수크랄로스를 넣어 만든 하인즈 케첩을 파는 슈퍼마켓도 있다. 인공 감미료를 먹고 싶지 않다면 온라인이나 건강식품 전문점에서 웨스트브래(Westbrae) 케첩처럼 감미료를 전혀 넣지 않은 제품을 구입할 수도 있다. 직접 만들어 먹어도 된다. 설탕 없이 토마토 페이스트, 증류수나 사과식초, 양파 가루, 물만 있으면 된다. 생마늘을 다지거나 생칠리 말린 가루를 넣으면 어른이 즐기는 케첩을 만들 수 있다.

- **피클과 피클 렐리시:** 피클과 피클 렐리시에는 과당 함량이 높은 옥수수시럽을 넣을 때가 많다. (도대체 요즘 사람들은 왜 이럴까?!) 하지만 무설탕인 유명 제품도 있다 (그런 제품에는 수크랄로스를 넣는다). 그도 아니면 라벨을 읽어 무가당이라고 적힌

피클을 고른다(피클이나 사우어크라우트, 김치를 집에서 만들어 발효시키면 몸에 좋은 박테리아를 직접 장으로 보낼 수 있다).

- **살사:** 제품 라벨을 자세히 읽어 1회 섭취량당 탄수화물이 얼마나 들었는지 확인한다. 옥수수, 검은콩, 망고, 복숭아가 든 살사는 탄수화물 함량이 높으니 피해야 한다. 토마토, 양파, 피망, 칠리, 식초, 허브처럼 기본 재료로 만든 살사를 먹어야 한다. 살사는 2테이블스푼당 탄수화물이 3g에서 4g 정도만 들었어야 한다. 2g만 든 제품도 찾을 수 있다.

- **페스토:** 올리브오일, 바질, 허브, 치즈, 견과류로만 만들고 감미료나 점성을 높이는 탄수화물을 넣지 않은 제품을 택해야 한다. 일반적으로 페스토에 든 설탕과 감자 전분의 양을 알게 되면 깜짝 놀랄 것이다.

- **바비큐 소스:** 안타깝게도 공장에서 만든 제품은 모두 피해야 한다. 다음에 가게에 가면 라벨을 읽어보자. 모두 과당 함량이 높은 옥수수시럽이나 설탕을 넣었을 텐데, 그것도 제일 먼저 표기해야 하는 주재료로 사용했을 것이다. 바비큐 소스를 반드시 먹어야겠다면 탄수화물 함량이 낮은 토마토소스에 곱게 간 정향, 커민, 양파 가루, 우스터소스, 훈연액, 향미를 더할 갖은 양념을 넣어 직접 만들어보자. 슈퍼마켓에서는 무설탕 바비큐 소스를 구하기 힘들지만 대형마트에는 있을 수 있고, 온라인에서 구할 수 있을지 모른다.

- **설탕을 첨가하지 않은 모든 허브와 향신료:** 마늘 가루, 커민, 오레가노, 바질, 세이지, 생강, 타임, 로즈마리, 소금, 후추, 칠리 가루, 터메릭(강황), 파프리카, 카레 가루, 무가당 향신료 혼합 제품 등은 모두 먹어도 된다. 말리거나 생으로 다 괜찮다. 여러 허브나 향신료가 섞인 제품을 산다면 설탕이 들었는지 확인해야 한다. 1회 섭취량당 탄수화물 함량이 아주 낮다면 조금은 먹어도 되지만, 어느 정도를 사용하고 있는지 늘 확인한다.

# 15장

# 현실 세계에서
# 저탄수화물 식단이란

지금쯤이면 인지능력을 건강하게 유지하려면 반드시 실천해야 한다고 주장하는 저탄고지 식단이 그동안 먹어왔던 식사와 사뭇 다름을 알게 되었을 것이다. 하지만 이 책에서 소개하는 식단에 이상한 점이라고는 하나도 없다. 특별한 셰이크나 특정 바를 제조해 먹거나 대체 육류를 먹어야 하는 것도 아니다. 그저 녹말과 설탕을 덜어낸 진짜 음식을 섭취하면 된다. 즉 특별 재료를 찾으려고 돌아다닐 필요도 없고 좋아하는 식당에 가는 즐거움을 포기할 필요도 없다는 뜻이다.

이 책에서 제시하는 식단은 지극히 평범하기 때문에 마음껏 외식을 하고 이동하면서도 먹고 집에서도 맛있는 음식을 만들어 먹으면 된다. 15장에서는 그럴 수 있는 방법을 몇 가지 알려준다.

## 저탄수화물 식단에 적합한 부엌으로 바꾸기

언제라도 쓰기 편한 적당한 재료가 마련되어 있다면 저탄수화물 식이요법을 진행하기가 훨씬 수월하다. 그렇다고 미리 일주일 치 식사 계획을 짜두어야 한다는 말은 아니다. 그저 냉장고와 식료품 저장실에 필요한 기본 재료와 좋아하는 식재료를 구비해두면 대충 그때그때 상황에 맞게 적당한 음식을 손쉽게 해먹을 수 있다는 뜻이다. 적절한 식재료가 있으면 특별 계획을 세우지 않아도 완벽한 식사를 만들 수 있다.

부엌도 옷장과 마찬가지라고 생각하면 된다. 여자들은 체형과 몸집에 상관없이 입으면 기분이 좋아지고 몸에도 딱 맞아 특별한 날에 입으려고 준비해둔 멋진 옷이 있다. 더구나 다양한 셔츠, 바지, 치마, 액세서리도 들어 있기에 언제 어느 때고 필요한 목적에 맞춰 짧은 시간 안에 적당한 옷차림을 할 수 있다. 남자들도 언제라도 꺼내 입을 수 있는 검은색이나 짙은 청색, 회색 정장이 한두 벌쯤은 옷장에 걸려 있을 것이다. 운동화, 구두, 샌들, 스포츠 시계, 정장 시계, 드레스 셔츠, 재킷, 넥타이, 주말에 편하게 입을 옷, 세차를 하고 배수구를 청소할 때를 위한 낡고 해진 티셔츠도 들었을 것이다. 이미 필요한 모든 의복을 다 갖추고 있기에 언제라도 필요하면 적절한 복장을 빠르게 갖춰 입을 수 있다.

저탄수화물 식단에 맞는 맛있고 만족스러운 식사를 준비하는 과정도 이와 다르지 않다. 손쉽게 이용할 수 있도록 기본 재료를 준비한 상태에서 몇 가지 액세서리 역할을 해줄 재료를 보강하면 요리가 정말로 즐거운 과정이 될 테고, 녹말은 한입도 먹지 않을 수 있다. 케톤을 생성하는 저탄수화물 식이요법을 하는 동안 재료를 구입하고 요리를 하는 일은 절대 어렵지 않다. 그저 다를 뿐이다.

저탄수화물 식단을 위한 부엌을 준비할 때 일단 갖춰야 할 재료들은 다음과 같다 (더 자세한 정보는 웹사이트www.ketogenic-diet-resource.com/low-carb-grocery-list.

html를 방문해 알아보자).

**냉동실에 항상 있어야 하는 재료**

- 베이컨
- 양고기
- 칠면조
- 소고기
- 돼지고기
- 채소(소스나 튀김옷이 없는 생채소)
- 닭고기
- 해산물

**냉장실에 항상 있어야 하는 재료**

- 남은 음식들! 한 번 요리한 뒤에 두세 번 먹는 음식들(나중에도 먹을 수 있도록 양을 좀 더 해두면 너무 바쁘거나 요리를 하고 싶은 마음이 들지 않을 때 도움이 된다)
- 베이컨 지방(베이컨을 구울 때 나오는 지방을 모았다가 채소를 볶거나 달걀프라이 등을 할 때 사용하자)
- 버터(초원에서 풀을 먹으며 생활하는 소의 젖으로 만든 유기농 제품, 질 좋은 지방을 구입하려면 그 정도 투자는 해야 한다)
- 치즈(풀을 먹고 자란 소의 젖으로 만들고 지방이 그대로 담긴 진짜 치즈, 치즈를 흉내 낸 제품이나 '저온 살균 처리를 한 치즈'는 먹지 않는 것이 좋다)
- 달걀 – 항상 20~30개 정도는 냉장실에 있어야 한다(달걀은 생각보다 빨리 사라지기 때문에 그 정도는 있어야 식료품 가게로 뛰어가는 일을 막을 수 있고 몇 개 정도는 삶아서 필요할 때 꺼내 쓰거나 간식으로 먹을 수 있다).
- 헤비크림이나 라이트크림, 혹은 반반
- 당지수가 낮은 채소들을 일부는 생채소로 보관하고 일부는 쉽게 조리할 수 있도록 잘라두자(피망, 샐러리, 무, 멕시코 감자, 오이, 펜넬, 버섯 등을 보관하자). 남은 채소도 찌거나 구우면 간단하게 먹을 수 있는 좋은 간식이 된다.

248

- 설탕이 적게 든 런치미트 – 로스트비프, 칠면조, 파스트라미 등과 살라미 소시지, 프로슈토, 소프레사타 같은 지방이 많은 재료를 준비해두자.
- 겨자
- 올리브
- 샐러드드레싱(지방을 제거하지 않은 제품으로, 2테이블스푼당 탄수화물 함량이 2g 미만이어야 한다)
- 사워크림
- 무가당 케첩

**식료품 저장실에 항상 있어야 하는 재료**

- 다양한 식초(사과식초, 레드와인식초, 발사믹식초)
- 생선 통조림 – 오래 보관이 가능한 참치, 연어, 정어리, 고등어, 굴 통조림 등을 세일할 때 많이 사두고, 간식이나 식사 때 먹으면 아주 좋다.
- 토마토 통조림(재빨리 요리해 먹을 수 있도록 으깬 통조림, 깍둑썰기한 통조림, 통째로 넣은 통조림, 끓인 통조림, 플레인 통조림, 구운 통조림 등 다양하게 준비해둔다)
- 닭고기, 소고기, 채소 육수
- 코코넛밀크(지방이 모두 든 제품, 가능하면 유기농)
- 코코넛오일
- 다크초콜릿(카카오 함량이 85% 이상인 제품)
- 건조한 코코넛 과육(무가당)
- 견과류와 씨앗류 – 견과류와 씨앗류는 모두 괜찮지만 탄수화물 함량이 조금 높은 땅콩과 캐슈는 소량만 사용한다(빠른 시일 내 쓸 생각이 아니라면 냉장실이나 냉동실에 보관하는 것도 신선함을 오래 유지할 수 있는 방법이다).

- 올리브오일(짙은 색 유리병이나 금속 깡통에 든 유기농 제품이 좋다. 직사광선이 들지 않는 서늘하고 어두운 곳에서 보관한다)
- 돼지 껍데기(그 자체로도 좋은 간식이고 사워크림이나 크림치즈, 과카몰리에 찍어 먹어도 맛있다)
- 참기름과 땅콩기름(재료를 볶을 때 쓰면 좋다)
- 향신료와 허브(무설탕), 소금과 후추
- 호박 통조림(설탕이 든 호박 파이가 아니라 100% 호박이어야 한다. 호박은 그 자체로도 달콤하다. 탄수화물 함량이 조금 높지만 식이섬유가 많아 혈당과 인슐린 수치에 크게 영향을 주지는 않는다. 호박 통조림에 시나몬과 집에서 만든 휘핑크림을 얹으면 훌륭한 저탄수화물 디저트를 만들 수 있다.)

## 간편하게 요리하기

저탄수화물 식이요법을 계속하려면 맛있는 음식을 손쉽게 준비해 제때 먹을 수 있어야 한다. 재료를 언제나 쉽게 꺼낼 수 있거나 미리 요리를 해놓으면 거의 대부분 설탕과 녹말이 가득 든 '즉석 식품'도 덜 먹게 될 것이다.

### 한 번에 많이 만들자

음식을 한꺼번에 많이 하든지 소량을 만들든지 들어가는 노력은 거의 차이가 없다. 스테이크라면 한 번에 2~3장을 구울 수도 있다. 스테이크를 3장 구워두면 내일(그리고 모레도) 먹을 음식을 미리 확보하게 된다. 두 번째 먹을 때 할 일은 스테이크를 조금 자르고 그 위에 탄수화물 함량이 적은 신선한 샐러드를 얹거나 블루치즈를 뿌리는 정도이다. 그저 차가운 채로 간식처럼 먹어도 된다(심지어 잘게 잘라 오믈렛을 해 먹어도 되는 등 방법은 무궁무진하다).

### 닭고기는 많이 굽거나 볶아두자

차가운 닭고기 가슴살은 정말 훌륭한 간식이다. 길게 잘라서 랜치드레싱이나 어니언 딥, 과카몰리에 찍어 먹자. 하지만 뼈도 있고 껍질도 있는 다리나 닭봉 쪽이 훨씬 좋은 선택이다. 맛있는데다 닭 껍질이 없는 가슴부위보다 지방 함량도 높다. 저탄수화물 식단에서는 지방을 많이 먹어야 한다.

(뼈가 있는 닭고기는 요리 시간도 짧다. 그저 양념을 하고 조각 크기에 따라 180도에서 30~45분 정도만 구우면 된다. 또 오븐에 넣기만 하면 되니, 익는 동안 다른 일을 할 수도 있다.)

오븐이 크다면 한 번에 두 마리를 구워보자. 한 마리는 만든 날에 먹고 다른 한 마리는 다른 날 닭고기 샐러드를 해 먹거나 잘게 썰어 먹는다.

### 채소를 다량 찌거나 굽거나 볶기

채소를 찌거나 구워서 냉장실에 보관하자. 차가운 상태로 간식처럼 먹거나 다시 데워 곁들이 음식으로 낸다. 찌거나 구운 저탄수화물 채소는 고기 남은 것과 섞어 오믈렛이나 프리타타를 만들어도 되고, 다진 소고기나 칠면조, 돼지고기를 볶은 육류와 함께 큰 그릇에 담아 소스나 양념을 치면 간편하면서도 근사한 식사가 된다. 저탄수화물 식단용 요리는 생각보다 쉽다. 어렵지 않다, 그저 다를 뿐이다!

### 달걀은 한꺼번에 삶자

달걀을 하나나 2~3개 삶겠다며 시간을 낭비하지 말자. 10개, 20개, 30개씩 삶아라. 삶은 달걀은 껍질째 냉장 보관을 하자. 오랫동안 둘 수 있고, 뇌 건강에도 좋은 간식이다.

## 많은 양 만들기

한 번 요리해서 여러 날 먹어라. 스튜나 국, 수프, 찜 등을 만들어놓자. 2~3덩어리의 큰 고기를 채소와 함께 슬로쿠커(전기 찜솥)로 쪄두었다가 잘라서 식사로 먹거나 간식으로 즐기자.

## 요리법과 요리책

이 책 뒷부분에 실은 '참고 목록'에는 저탄고지 식단에 활용할 수 있는 요리책과 레시피 참고 웹사이트 목록을 실었다(405쪽 참조). 하지만 사실 당신은 이미 많은 저탄수화물 요리를 할 수 있다. 그 사실을 깨닫고 놀랄지도 모르겠다. 그저 의식하지 못하고 있을 뿐, 사실은 평소에 했던 요리 가운데 상당수가 저탄수화물 식단에 적합하다. 오믈렛, 소고기 국, 닭고기 구이, 채소 볶음과 구이, 참치나 달걀 샐러드, 연어 구이 등이 저탄수화물 식단에 적합하다. 저탄수화물 요리는 특별하지도 두렵지도 비범하지도 않다. 녹말이 든 음식을 제외한다는 것 말고는 이미 익숙하게 준비해왔던 건강한 진짜 음식을 만드는 과정일 뿐이다.

이미 가지고 있는 요리책에서도 저탄수화물 요리법을 찾을 수 있다. 게다가 가까운 공공 도서관에는 훌륭한 요리책이 많은데, 저탄수화물 식단을 중점적으로 다룬 요리책도 문제없이 찾을 수 있다. 하지만 앞에서도 말한 것처럼 이미 집에서 하는 요리들이 저탄수화물 요리법인 경우가 많아 케토제닉 요리를 하려고 특별한 요리법이나 요리책을 찾으려고 할 필요는 없다. 실제로 유명 요리사가 쓴 많은 요리책에는 '저탄수화물 요리'라는 타이틀만 안 달렸지 뇌를 살리는 완벽한 저탄수화물 요리법이 가득 들었다. 특별히 육류나 가금류, 해산물, 저탄수화물 채소, 치즈와 지방이 많이 든 유제품을 활용한 요리법을 찾아보면 맛난 음식을 만들 수 있는 흥미로운 방법이 무궁무진하다는 사실을 알게 될 것이다. 이런 요리에는 파스타도, 쌀도, 옥수수도, 감자도, 콩도, 밀가루도 들어가지 않는다. 채식 요리책을 참고하면 계속 즐기면서 저탄수화물 식사를 할 수 있는 새로운 채소 활용법을 알 수 있다.

(콩이나 곡물이 재료로 들어간 요리법은 그냥 넘겨버리거나 대신 콜리플라워를 쓰면 된다. 오랫동안 저탄수화물 식단을 실천해온 사람들은 '콜리플라워 밥', 콜리플라워 훔무스는 물론 매시드 콜리플라워를 만들어 먹을 정도로 콜리플라워를 다방면으로 활용한다. '쌀 대용'으로 사용 가능한 콜리플라워를 판매하는 대형 슈퍼마켓도 있다.)

### '간식'에 대한 단상

'저탄수화물'은 상당히 정의 내리기가 애매모호한 개념이다. 저탄수화물 요리책이나 인터넷에 올라와 있는 요리법 중에는 탄수화물을 상당히 많이 넣는 것도 있다. 상식을 발휘하거나 적절한 판단력을 사용해 어떤 요리법이 자신에게, 그리고 사랑하는 사람에게 적합한지 가려내자. 요리책이나 웹사이트에서 설탕을 쓰지 않은 디저트나 간식을 만드는 요리법도 찾을 수 있는데, 이런 요리들은 밀가루 대신 아몬드 가루나 코코넛 가루를 사용한다. 저탄수화물 쿠키, 저탄수화물 케이크, 저탄수화물 퀵브레드, 저탄수화물 머핀, 저탄수화물 컵케이크 등이 많다는 사실을 알게 되면 깜짝 놀랄 것이다.

이런 간식들은 뇌 기능을 강화하는 건강한 저탄수화물 식단에 분명 포함시켜도 되지만 자주 먹어서는 안 된다. 저탄수화물 간식도 일반 간식처럼 먹어야 한다. 간식은 매일같이 엄청난 양을 먹어야 하는 주식이 아니다. 지금 우리의 목표는, 어느 정도는 인슐린과 혈당을 제대로 조절하지 못해 수년 동안 저하되기만 한 인지기능이 더는 저하되지 못하게 막고, 저하되는 속도를 늦추고, 가능하면 다시 개선하려는 것임을 잊지 말자. 설탕 음식을 흉내 낸 이런 간식을 많이 먹으면 치료 효과가 떨어질 수 있다. 그렇기는 해도 탄수화물은 적게 먹고 지방을 많이 먹는 식단에서 오랫동안 먹어왔던 음식의 질감과 맛을 느끼고 싶은 사람에게는 이런 간식들이 저탄고지 식이요법을 좀 더 수월하고 즐겁게 진행시키는 활력소가 되어줄 것이다.

## 저탄수화물 식단을 위한 주방기구

저탄수화물 식단을 제대로 진행하려면 반드시 갖춰야 하는 주방기구들이 있다. 이 장비들이 있으면 식단에 적합한 맛있는 음식을 만들고 비상시를 대비해 미리 많은 요리를 해 저장해둘 수 있다.

### 전기 에그 쿠커

비싸지 않은 에그 쿠커를 구입하자. 에그 쿠커 하나로 한 번에 반숙과 완숙 달걀을 만들 수 있으며, 흰자는 조금 익고 노른자는 거의 익지 않은 달걀, 중간만 익은 달걀, 흰자와 노른자가 완벽하게 익은 달걀 등, 언제 삶아도 먹는 사람의 취향에 맞는 완벽한 달걀 요리를 할 수 있다. 물론 큰 냄비에 달걀을 10개 이상 넣고 한꺼번에 삶아도 되지만, 에그 쿠커를 사용하면 편리하다. 하지만 달걀 삶은 데 일가견이 있어 원하는 대로 반숙이든 완숙이든 해 먹을 수 있는 사람이라면 하던 대로 하자. 도저히 달걀을 어떻게 삶아야 할지 모르겠고 잘 삶는다고 해도 껍데기가 제대로 까지지 않고, 잘 삶아질 때도 있고 제대로 삶아지지 않을 때도 있다면 이 저렴한 장비가 큰 역할을 해줄 것이다. 특히 뇌 건강을 지켜줄 저탄수화물 식단에서 달걀이 중요하다는 사실을 생각해보면 갖추고 있는 것이 좋다.

### 슬로쿠커

슬로쿠커는 영양가가 풍부하고 기름진 저탄수화물 요리를 만들 때 없어서는 안 될 장비이다. 소꼬리, 소나 송아지의 정강이 부위, 소 혀, 가슴살, 갈비처럼 질긴 부위라면 슬로쿠커로 조리해보자. 이런 고기 부위에는 콜라겐이나 젤라틴, 결합조직이 많아 나 이 때문에 알츠하이머 환자들이 많이 고생하는 관절 통증이나 소화장애 개선에 특히 좋다. 이외에도 닭 가슴살, 돼지 안심, 척로스트, 갈비뼈, 돼지 목살 등 고기는 대부분 슬로쿠커로 완벽하게 조리할 수 있다. 재료도 액체(물, 육수, 수프, 커피도 된다) 조금과 채소(당근, 양파, 샐러리가 특히 좋다. 토마토 통조림을 써도 된다) 약간만 있으면 된다.

손쉽게 맛있는 요리를 만들 수 있다는 장점 외에 슬로쿠커를 사용하면 한꺼번에 많은 양의 조리가 가능하다는 장점이 있다. 이 책에서 제안하는 영양학 전략에 적합한 음식은 대부분 가공하지 않은 전체식품이라 (상자나 종이봉투에서 곧바로 꺼내 먹을 수 있는 음식과 달리) 재료 준비부터 시작해야 한다. 따라서 한꺼번에 많은 양을 요리해 다음에도 여러 번 먹을 양을 확보해두면 훨씬 간편하다.

슬로쿠커는 2개를 사면 좋다. 할인 매장에 가면 비교적 저렴하면서도 멋진 기능을 갖춘 슬로쿠커를 구할 수 있다. 예산이 빠듯한 사람이라면 기본 기능을 갖춘 간단한 모델을 구입해도 저탄수화물 음식을 훌륭하게 만들어낼 수 있다.


### 보관 용기

크기와 모양이 다양한 유리용기, 도자기용기, 환경호르몬인 비스페놀A(BPA)이 없는 플라스틱용기를 구입하자. 남은 음식이나 미리 준비해둔 재료(잘라놓은 샐러리, 피망, 오리, 무, 치즈, 스테이크 같은) 보관에 활용도가 높다. 차를 타고 오래 여행을 하거나 도시락을 싸야 할 때 쓸 수 있는, 쉽게 들고 다닐 수 있는 작은 용기도 다양하게 갖추자.

플라스틱용기는 주의해야 할 점이 있다. 플라스틱에는 열을 가해선 안 된다. '가열 가능'이라거나 '전자레인지 사용 가능'이라는 라벨이 붙어 있어도 안 된다. 봉지째 데 워먹으라고 선전하는 채소도 구입해선 안 된다. 플라스틱을 가열하면 해로운 물질이 음식에 녹아들어갈 수 있다. 당연히 뜨거운 음식을 플라스틱에 담아서도 안 된다(김이 펄펄 나는 수프나 스튜를 플라스틱용기에 담으면 안 된다). 뜨거운 음식은 유리용기에 담거 나 완전히 식힌 뒤 플라스틱용기에 담는다. 플라스틱용기는 가벼운데다가 냉장실, 냉 동실에 자유롭게 쓸 수 있기에 완전히 배제할 필요는 없다. 다시 데우려고 전자레인지 를 이용할 때는 유리나 사기, 도자기용기로 옮겨 담자. 사용하기 편한 용기라면 모두 괜찮다.

### 국거리용 큰 냄비

저탄수화물 식단을 수월하게 진행하려면 국물 요리가 필수이다. 부엌에 커다란 냄 비를 갖춰놓자.

### 믹서기와 도깨비방망이

저탄수화물 식단 요리법에서 믹서기와 도깨비방망이는 엄청난 활용도를 보여준다. 찐 브로콜리, 콜리플라워, 아스파라거스, 여름호박(어리고 덜 여물었을 때 수확해 껍질째 먹는 호박들을 가리키는 통칭-옮긴이 주) 같은 채소로 크림수프를 만들 때 믹서기와 도깨 비방망이가 있으면 채소와 크림, 코코넛밀크, 사워크림 등을 함께 넣어 걸쭉하게 갈 수 있다.

### 금속 찜통

브로콜리, 방울다다기양배추, 호박, 늙은호박, 당근, 아스파라거스 같은 채소를 찔 때 반드시 있어야 하는 도구이다. 온라인이나 백화점, 할인 매장에서 쉽게 구입할 수 있다.

### 로스팅팬

양파, 여름호박, 방울다다기양배추, 브로콜리, 아스파라거스, 고추, 가지, 콜리플라워, 회향, 무 같은 채소를 구울 때 필요하다. 자신은 채소를 좋아하지 않는다고 단정하는 사람들이 있는데, 그런 사람들도 베이컨이나 좋은 올리브오일에 구워 소금과 후추로 간을 한 채소를 먹어보면 다른 말을 할 것이다. 채소를 센 불에서 구우면 본연의 단맛이 나는데, 거기에 양념을 살짝 치면 그 누구도 저항할 수 없을 정도로 맛있다. 형체를 알아볼 수 없을 정도로 푹 삶아 느물느물하고 질퍽실퍽한 채소만 먹어본 사람이라면 채소를 싫어하는 것도 당연하다. 요리법만 바꾸면 채소에 열광하는 사람이 될 수 있다.

### 25~30센티미터 유리 파이 플레이트

빵 껍질을 덮지 않은 키슈는 정말 맛있는 저탄수화물 음식이다. 키슈는 달걀, 치즈, 양파, 버섯, 허브, 녹색채소, 볶은 고추 등 남은 채소를 활용해서 손쉽게 만들 수 있다. 유리 파이 플레이트로 영양가가 높은 키슈를 만들어보자. 뜨겁게 먹어도 되고 차갑게 먹어도 된다.

### 채소 탈수기

싱크대에서 직접 씻어도 되겠지만, 채소 탈수기를 이용하면 더 쉽게 채소를 씻을 수 있고 상추 같은 녹색채소에서 물기를 빼기도, 냉장실에 보관하기도 편하다. 샐러드용 녹색채소는 씻은 다음 물을 털어내고 탈수기 용기에 넣어두면 더 오래 보관할 수 있다. 샐러드는 올리브오일이나 아보카도오일, 마카다미아오일 같은 드레싱을 마음껏 먹게 해주는 음식으로 호두나 블루치즈를 잘게 으깨어 뿌리면 영양가가 높아진다.

## 외식 전략

이 책에서 제시하는 영양학 전략은 지금까지 해왔던 식습관과는 다를 테고 주위 대다수 사람의 식습관과도 다르기에 외식은 어떻게 해야 할지 궁금할 것이다. 조금만 세심하게 주의를 기울여 음식을 주문하면 식당에서도 완벽하게 탄수화물 제한 식사를 하면서 즐길 수 있다. 알츠하이머를 물리치는 식이요법을 진행한다고 해서 가족이나 친구와 밖에 나가 멋진 식사를 못할 이유가 없다. 부끄러워하지 말고 어떤 음식이 나오는지 꼼꼼하게 물어보고, 필요하다면 재료를 바꿔줄 수 있는지 알아보자. 이제 점점 더 건강이 중요하다는 인식이 확산되고 있으며, 많은 사람이 음식 알레르기도 앓고 있다. 식당들도 여러 손님이 식이요법을 이유로 이런저런 요구를 하는 상황에 익숙하기에 빵은 필요 없다고 말해도 신기하다는 표정으로 쳐다보지 않을 것이다. 저탄수화물 식이요법과 구석기 식이요법도 많은 사람이 하고 있으니 특별한 요구를 한다고 해서 종업원들이 이상하게 쳐다본다거나 당황하지는 않을 것이다.

### 몇 가지 조언

다음은 뇌에 영양을 공급하는 식이요법을 방해하지 않고 적절하게 음식을 고를 때 참고하면 좋을 조언이다.

- 육류나 가금류, 해산물, 녹말이 없는 채소를 굽거나 볶거나 찌는 것처럼 단순하게 요리하는 음식을 고른다(샐러드도 좋다).
- 파스타, 쌀, 빵, 감자, 옥수수, 콩, 탄산음료, 디저트처럼 분명히 녹말과 설탕이 든 음식은 피한다.
- 보통 식당에서 본 음식이 나오기 전에 내오는 식전 빵이나 롤케이크는 가져오지

말라고 부탁하고 대신 다른 음식으로 바꿔줄 수 있는지 물어보자(올리브나 피클을 받을 수도 있다).

- 많은 식당에서 주요리에 채소, 녹말음식을 곁들이로 주는데 대신 채소를 두 배로 달라고 부탁하자(예를 들어 감자나 파스타 대신 채소를 두 배 달라고 하는 거다).

- 디저트는 (사랑하는 사람이 실망하는 게 보기 싫어서) 반드시 단음식을 먹어야 한다면 신선한 과일을 줄 수 있는지 물어보자. 과일은 장과류(베리)가 가장 좋은데, 생과일이거나 헤비그림, 사워크림, 무가당 휘핑크림을 뿌린 성도면 괜찮다.

**특별한 식당에 갔을 때 메뉴 선택법**

- **멕시코 식당**: 파히타가 제일 좋은 선택이다. 토르티야 말고, 밥이나 콩 대신 고추나 양파 같은 채소를 더 달라고 부탁하자. 파히타는 구운 고기와 채소 요리이니 사워크림, 치즈, 과카몰리, 피코 데 가요 같은 딥에 찍어 먹으면 된다(피코 데 가요에 옥수수가 들어 있지 않은지 확인하자). 치폴레 레스토랑 체인점에 가면 밀가루 랩 대신 고기나 양상추, 치즈, 채소를 담은 요리를 주문할 수 있다.

- **중동/그리스 식당**: 케밥이나 구운 고기가 나오는 음식을 선택하자. 밥이나 피타빵 대신 채소나 고기를 더 달라고 하자. 보통 밥이 든 포도 잎 쌈 요리는 먹지 말고 콩이나 녹말 함량이 높은 음식도 피한다. 중동과 그리스 식당은 직화 육류 요리로 유명하다. 고기는 마음껏 먹고 페타치즈, 올리브, 구워 먹는 할루미치즈를 곁들이자. 훔무스는 조금 먹어도 된다. 딥핑으로는 얇게 자른 생오이나 방울토마토를 선택하자.

- **인도/아프가니스탄/파키스탄 식당**: 중동 식당과 비슷하다. 밥이나 난은 먹지 말자. 직화 구이나 석쇠 구이를 한 고기와 채소 요리, 카레를 먹고, 병아리 콩이나 감자 요리는 피하자.

- **중국/일본/태국 식당**: 찜 요리를 주문하거나 소스를 빼달라고 하자(이런 식당에서는 주로 설탕이나 옥수수 녹말로 소스를 만드는데 대신 간장, 겨자소스를 달라고 하자). 중국 식당에서 테이크아웃 음식을 주문할 때는 채소와 함께 찐 닭고기 요리나 새우 요리를 시키자. 직화 구이 닭고기나 소고기, 꼬치를 주문할 수 있는 곳도 있다. 국수, 만두, 딤섬, 튀김, 빵가루를 묻힌 어묵은 먹지 말아야 한다. 회는 아주 훌륭한 선택이다. 생선은 먹되 밥은 먹지 않는다. 태국 식당에서는 국수나 쌀 요리는 피한다. 고기나 해산물, 채소, 향신료, 코코넛밀크로 만든 카레를 주문하자. 혹시 카레를 밀가루나 옥수수 녹말을 넣어 진득하게 만든다면 종업원에게 부탁해 그냥 묽게 달라고 하자.

- **이탈리아 식당**: 한 발 앞선 생각으로 파스타 대신 채를 썬 호박국수로 만든 요리를 내는 식당을 찾을 수 있다면 정말 행운이다. 하지만 못 찾았다면 파스타는 먹어선 안 된다(글루텐이 없는 파스타도 마찬가지로 파스타는 어쨌든 곡물로 만든다). 다행히 이탈리아 식당에는 대부분 저탄수화물 식단에 적합한 여러 다른 대안이 있다. 샐러드, 스테이크, 닭 요리, 폭찹, 해산물을 채소와 함께 먹으면 된다. 빵류는 피하고 샐러드에도 빵조각(크루톤)은 빼달라고 하자. 곁들이 요리로는 파스타나 감자 대신 녹말이 들어 있지 않은 채소를 달라고 하자.

- **싸고 저렴한 식당들**: 이런 식당들은 다양한 메뉴를 가지고 있기에 쉽게 괜찮은 음식을 선택할 수 있다. 여기서도 기본 규칙을 적용하면 된다. 녹말이나 탄수화물이 든 재료는 빼고 디저트로 단음식을 먹어선 안 된다. 빵조각이 들지 않은 콥 샐러드, 셰프 샐러드, 시저 샐러드가 탁월한 선택이다. 빵이 없는 햄버거나 샌드위치도 좋다. 언제나 감자나 파스타 같은 곁들임 대신 녹말이 없는 채소를 더 달라고 부탁하자. 구운 고기나 해산물, 상추를 깐 달걀이나 참치 요리도 좋은 선택이다.

- **아침식사:** 달걀, 베이컨, 햄, 소시지를 먹자. 팬케이크, 와플, 감자, 토스트, 베이글, 머핀, 과일, 주스, 잼, 젤리는 안 된다. 달걀, 햄, 양파, 피망으로 만드는 오믈렛은 아주 좋은 선택이다. 달걀, 고기, 치즈, 녹말이 적은 채소(고추, 시금치, 버섯, 양파, 호박 등)로 만든 오믈렛도 아침식사로 적합하다. 달걀은 어떤 형태로 먹어도 훌륭하다. 끓는 물에 풀거나 스크램블, 그저 푹 삶아 먹어보자. 케첩에는 과당 함량이 높은 옥수수시럽이 들었으니 뿌려 먹어선 안 된다. 겨자나 마요네즈, 핫소스를 뿌리자.

- **앙트레 샐러드:** 말린 크랜베리, 과일, 바삭한 국수는 빼달라고 하자. 상추, 시금치 같은 녹색 잎채소를 먹어야 한다. 완숙 달걀, 베이컨, 치즈, 아보카도, 햄, 칠면조고기, 닭고기, 스테이크, 연어, 올리브, 오이, 잘게 썬 고추, 무 같은 녹말 함량이 적은 채소를 곁들이면 좋다. 드레싱은 오일이나 식초를 뿌리거나 랜치치즈나 블루치즈같이 지방이 많은 것을 선택하자. 사우전드아일랜드 드레싱, 프렌치 드레싱, 허니머스터드 드레싱, 라즈베리 비네그레트, 기타 당이 든 드레싱은 피한다.

- **체인점:** 애플비스, 칠리스, 올리브 가든, 아웃백 스테이크하우스 같은 체인점에는 저탄수화물 식이요법을 하는 사람들이 택할 수 있는 메뉴가 몇 가지 있다. 녹말음식 대신 녹말이 적은 채소를 달라고 부탁했을 때 거절한 식당은 한 곳도 없었다.

### 숨겨진 함정 조심하기

쑥스러워하지 말고 조리 과정을 상세하게 물어보자. 확인해야 할 조리 과정은 다음과 같다.

- 오믈렛을 만들 때 달걀에 밀가루나 팬케이크 가루를 넣는 곳도 있으니 둘은 빼

달라고 요청한다(완숙 달걀, 물에 푼 달걀 요리, 노른자를 익히지 않은 달걀프라이를 해 달라고 하면 이런 문제는 쉽게 해결할 수 있다).

- 재료를 알 수 없는 소스가 나왔다면 종업원에게 물어본다(설탕이나 옥수수시럽, 옥수수 녹말, 밀가루가 든 소스가 많으니 소스 없이 주요리만 먹는 것도 괜찮은 생각이다).

- 드레싱에도 어떤 양념이 들어갔는지 확인해야 한다. 시판 케첩, 샐러드드레싱에는 설탕과 옥수수시럽이 많이 들어 있으니 꼭 드레싱을 쳐서 먹어야겠다면 겨자(허니머스터드소스는 안 된다), 마요네즈, 핫소스, 녹인 버터, 올리브오일, 식초(레드와인식초, 사과식초, 발사믹식초 모두 가능)를 선택하자. 슈퍼마켓에서 제품 라벨을 확인하고 어떤 드레싱이 좋은지 미리 알아두자. 지방이 많고 탄수화물이 적은 샐러드드레싱을 시킨다. 탄수화물 함량은 2테이블스푼당 2g 미만이어야 한다.

- 요즘 식당들은 대부분 메뉴를 온라인에 올려놓으니 식당에 가기 전에 메뉴를 파악하자(그러면 메뉴를 미리 결정해둘 수 있어 주문 시간이 단축되고 적당한 메뉴가 없는 경우 식당을 바꿀 수도 있다).

## 이동 중에 먹기

외식과 마찬가지로 길에서 보내는 시간이 많거나 장소를 옮겨가며 일을 처리해야 하는 정신없는 일정 때문에 요리를 할 시간도, 여유 있게 앉아 제대로 식사를 할 시간도 없는 사람이라면 다른 방법을 강구해야 한다. 시간에 쫓기고 부엌에서 찬찬히 요리할 시간이 없다는 것이 저탄수화물 식이요법을 하지 못할 이유가 될 수는 없다. 이제는 거의 모든 곳에서 저탄수화물 식이요법에 맞는 음식을 찾을 수 있기에 어디에 있든지 상관없이 적절한 음식을 먹을 수 있다.

**식료품점에서 구입할 수 있는 간단 음식들**

- 샐러드(상추, 고추, 버섯, 올리브, 닭고기, 햄, 베이컨, 칠면조 고기, 참치, 치즈, 무, 삶은 달걀, 오이, 당근, 해바라기 씨 등을 준비해두고 있다)

- 참치, 연어 팩이나 통조림

- 견과류(플레인이나 소금 간을 하거나 무염인 견과류, 꿀에 재어 구운 견과류는 안 된다)

- 페퍼로니 소시지, 살라미 소시지

- 콜드컷이나 치즈

- 전기구이 통닭

- 달걀 샐러드나 참치 샐러드


**주유소나 편의점에서 구입할 수 있는 간단 음식들**

- 완숙 달걀

- 스트링치즈, 치즈스틱

- 크림치즈

- 육포(플레인치즈나 오리지널 맛을 택하자, 바비큐 맛이나 데리야키 맛 등은 설탕이 많다)

- 견과류

- 돼지 껍데기

- 페퍼로니치즈

- 최악의 선택: 핫도그나 버거(이것밖에 없다면 빵 없이 먹어야 한다)


뇌에 영양을 공급하는 저탄고지 식이요법을 가능한 편하게 해내려면 직장 책상 서랍이나 자동차 안에 늘 손쉽게 먹고 보관하기도 간편한 음식을 준비해두는 것도 한 방법이다. 이렇게 하면 '아무것도 먹을 것이 없는' 상황에 처했을 때 어쩔 수 없이 고탄수화물 음식을 섭취하는 일을 피할 수 있다.

**자동차, 핸드백, 서류가방, 책상 서랍에 넣어둘 '저탄수화물 생존 팩'**

- 참치, 연어, 정어리, 고등어, 굴, 닭고기 팩이나 통조림
- 견과류, 아몬드 버터
- 육포나 고기로 만든 스낵 바
- 액체가 새지 않는 용기에 담은 코코넛오일

음식을 먹을 수 있는 장비를 갖추는 것도 잊지 말자! 아무리 훌륭한 음식이 있어도 그걸 먹을 방법이 없으면 아무 소용이 없다. 플라스틱 식기류, 티슈, 종이 접시, 통조림 따개, 플라스틱 저장용기를 항상 '긴급 구호 음식'과 함께 보관하자.

## 단음식이 먹고 싶다!

뇌를 건강하게 만들려고 오늘도 최선을 다하는 저탄수화물 식이요법 실천자는 단음식이 먹고 싶다는 머릿속 악마들이 스멀스멀 활동을 개시하면 어떤 방법으로 그들을 물리쳐야 할까? 그럴 때는 그저 두 주먹을 불끈 쥐고 욕망이 가라앉을 때까지 꾹 참고 기다리는 것 외에는 할 수 있는 방법이 없지만, 가끔은 욕망이 너무나 커서 도저히 참을 수 없을 때도 있을 것이다. 저탄수화물 식이요법을 계속하면서도 단음식을 먹고 싶어 하는 몸을 달래줄 필요가 생길 때 활용 가능한 몇 가지 방법이 있다. 도저

히 참을 수 없을 때면 다음 방법을 활용해보자.

- 장과 열매 4분의 1컵에 휘핑크림이나 사워크림, 지방이 제대로 든 플레인 요구르트를 부어 먹자.

- 시나몬 고트치즈, 크림치즈, 리코타치즈 등을 채운 대추야자를 2~3개 먹자

- 크림이나 감미료, 코코넛밀크, 코코넛오일을 넣은 커피나 차를 마시자.

- 시나몬을 뿌린 호박 통조림을 먹자(설탕이 든 호박 파이가 아닌 100% 호박 통조림).

- 빨간색, 주황색, 노란색 피망이나 체리토마토를 생으로 먹는다. 여름철이 제철인 피망은 여름에 단맛이 많이 난다. 쿠키, 케이크, 시리얼, 탄산음료를 한동안 멀리한 저탄수화물 식이요법 실천자들의 미뢰는 아주 민감해 이런 채소로 자연이 주는 단맛을 풍부하게 느낄 수 있다. 역시 여름철이 제철인 체리, 그레이프 토마토, 라즈베리 등도 단맛이 풍부하다.

- 지방을 제거하지 않은 플레인 요구르트나 그리스 요구르트나 코티지치즈를 시나몬과 함께 먹는다.

- 무설탕 사탕을 먹는다. 여러 회사에서 무설탕 초콜릿이나 하드 캔디를 판매한다. 무설탕 초콜릿에는 흔히 당알코올이 들었는데 이것이 완하제 작용을 해 설사를 하는 사람도 있으니 주의하자.

- 무설탕 젤라틴 디저트(젤라틴 가루, 장과 열매, 직접 짠 레몬주스나 라임주스를 가지고 집에서 직접 젤라틴 디저트를 만들어보자, 전혀 어렵지 않으며 당분을 거의 넣지 않아도 된다).

- 다크초콜릿(카카오 함량 85% 이상). 이제 유명 회사에서 86%, 88%, 90% 다크초콜릿도 제조하고 있으며, 가까운 슈퍼마켓에서 쉽게 구입할 수 있다. 다크초콜릿이라고 해도 설탕이 들었지만, 단맛을 원하는 몸을 위해 한두 조각만 먹으면 실제로 섭취하는 설탕의 양은 적으니 안심해도 된다.

# 16장

# 식품 품질에 관한
# 지침서

저탄수화물 식단은 건강을 증진하려는 목적으로 시행하는 식이요법이다. 따라서 예산이 허용하는 한에서는 품질이 좋은 음식을 구입해야 한다. 알츠하이머는 현대 식단의 상당 부분을 차지하는 질 낮은 간편 음식이 오랫동안 뇌에 영향을 미치면서 발병했기에 알츠하이머의 진행을 막고 상황을 개선하려면 무엇보다 지금까지 먹어왔던 음식과는 완전히 다른 것을 섭취할 필요가 있다.

지역 슈퍼마켓에서 판매하는 제품 외에 도저히 다른 식품은 구입할 여력이 없다고 해도 절망하지 말자. 이 책을 읽어나가면서 예산이 허락하는 한 질 좋은 식품을 고르는 일이 얼마나 중요한지 알게 되었으면 좋겠다.

# 농산물

농산물은 가능한 근처에서 유기농으로 재배한 것을 구입하자. 가장 좋은 농산물은 근처 농민이 납품하는 지역 농산물 직판장에서 구입한 채소와 과일이다. 해로운 농약, 제초제, 제균제 등을 사용하지 않고도 작물을 재배하는 소규모 농부가 있지만 '유기농 인증' 마크를 얻으려면 서류 작업이 지난하고 검증 과정도 힘들며 행정 절차를 기다리는 일도 오래 걸려 마크를 포기하는 농부들이 많다(소규모 농장을 운영하는 농부들은 소중한 시간을 가장 중요한 영양가가 풍부한 작물을 수확하는 일에 집중해야 하기에 관료 사회에서 끊임없이 요구하는 서류를 작성할 시간적 여유가 없다).

농산물 직판장에 갔는데 진열된 농산물이 유기농인지 아닌지 확신할 수 없다면 물건을 파는 사람에게 물어보면 된다. 유기농 농산물을 구입할 여력이 안 돼도 지역 농산물을 택하면 저렴한 비용으로 품질 좋은 것을 살 수 있다. 시간이 지나면 비타민이 변질되는 농산물도 있기에 수확을 한 뒤 식탁에 오를 때까지의 시간이 길면 상당한 영양소가 사라지는 경우도 있다. 그 말은 아무리 유기농으로 잘 길렀다 해도 식탁에 오르기까지 수천 킬로미터를 이동해왔다면(심지어 다른 나라, 다른 대륙에서 왔다면) 상점에 진열될 때는 이미 많은 비타민이 소실되었을 수도 있다. 이렇게 먼 곳에서 온 유기농 농산물보다 짧은 거리를 이동하기에 불과 며칠이면 우리 식탁에 오르는 지역 농산물이 훨씬 나은 선택일 수 있다. 우리는 굶주리고 있는 뇌에 가능한 농축된 영양분을 많이 공급해야 한다. 이 사실을 염두에 두고 쇼핑을 하자.

# 동물성식품

육류, 가금류, 유제품, 해산물, 동물성지방 등의 품질은 농작물보다 중요하다. 동물성식품이 전체 섭취 열량에서 높은 비율을 차지하기에 가능한 영양소가 풍부한 것을 먹을 수 있게 노력해야 한다. 동물성식품도 가장 좋은 구입처는 지역 농장에서 기른 가축과 정말로 '자연에서 직접 잡은 생선'을 파는 지역 어판장이다.

이런 식으로 한번 생각해보자. 사람도 나쁜 음식을 먹으면 아프게 되는 것처럼 동물도 부적절한 음식을 먹으면 병이 난다. 아픈 동물은 영양가 있는 음식을 제공하지 못한다. 동물의 해부학·생리학·소화계통에 관한 지식을 살펴보면 각 동물이 어떤 음식을 먹어야만 건강하게 자랄 수 있는지 알 수 있다.

## 가금류

닭, 칠면조, 오리 같은 가금류는 잡식동물이다. 그 말은 곡물이나 풀도 먹지만 방목해서 기를 경우 자연에서 지렁이나 굼벵이 같은 동물도 잡아먹는다는 뜻이다. 즉 가금류는 좁은 실내 사육장이 아니라 넓은 풀밭에서 자유롭게 풀어 기르거나 울타리는 쳤다고 해도 마음대로 움직일 수 있는 자연 환경에서 길러야 한다는 뜻이다. 하지만 가금류는 보통 햇빛도, 신선한 풀도, 곤충 애벌레도 구경할 수 없는 사육장에 갇혀 지낸다.

가게에서 파는 달걀에 '식물만 먹고 자란 닭'이 낳은 달걀이라고 적은 교묘한 판매업자도 있지만 고기를 먹고 달걀을 얻으려고 기르는 닭은 잡식동물이다. 따라서 곡물로 만든 사료 외에도 곤충이나 풀을 더 먹어야 한다. 초원에 방목해 기른 닭이 낳은 달걀의 노른자에는 비타민A, 비타민$K_2$, 노란 색소인 카로티노이드 루테인을 비롯한 영양소가 많다. 심지어 라벨에 '자유롭게 풀어 기른 닭이 낳은 달걀'이라고 적힌 달걀보다도 영양가가 훨씬 높다.

사실 사육장에 가둬 기르지 않았다는 문구는 실제로 어디에서 길렀는지에 관한 정보를 전혀 주지 않으며, 대부분 큰 의미를 둘 수 없는 말이다. 슈퍼마켓 등에서 흔히 구입할 수 있는 달걀은 노른자 색이 연하고 흐릿하지만 지역 농부가 판매하는 달걀은 노른자가 주황색에 가까울 정도로 짙다. 진한 노른자를 보고 놀랄 필요는 없다. 노른자 색이 진하다는 것은 암탉이 자유롭게 초원을 누비며 먹이를 먹었다는 뜻이다. 노른자가 진한 달걀은 껍데기도 단단해 쉽게 깨지지 않을 것이다. 껍데기가 단단하다는 것은 미네랄이 많이 들어 있다는 의미이고, 암탉이 좋은 먹이를 먹었다는 뜻이다.

노른자는 당연히 먹어야 한다. 달걀흰자는 단백질이 풍부하지만 그 외 비타민, 미네랄, 뇌 건강을 강화하는 DHA와 콜린 같은 영양소는 모두 노른자에 들었다. 분명 지금쯤이면 콜레스테롤이 풍부하게 든 음식을 먹어도 되는가 하는 걱정은 저 멀리 사라졌을 것으로 믿는다.

그래도 일반 가게에서 달걀을 사는 것이 더 마음 편하다면 걱정하지 말고 쇼핑을 하자. 지금은 슈퍼마켓에 납품하는 달걀 판매업자들도 이 문제를 진지하게 신경 쓰고 있기에 노른자에 오메가-3를 공급하는 아마씨, 치아씨, 생선살을 보강해서 닭을 먹인다.[1]

## 소고기

아사이베리나 고지베리(울프베리-옮긴이 주)는 잊어라. 석류주스도, 열대우림 깊숙한 지역에서 최근 발견했다는 '기적의 과일'도 잊어라. 영양분이 부족해 우리 몸이 고생할 때 가장 많은 영양소를 제공해줄 수 있는 슈퍼 푸드는 풀을 먹고 자란 소의 고기와 지방이다. 흔히 '비타민과 미네랄' 하면 과일과 채소만 생각하는데, 실제로 그런 영양소는 동물성식품에 가장 많이 들었다. 모든 소고기 부위에는 비타민B군과 미네랄이 풍부하지만 풀을 먹고 자란 소의 고기에서 가장 많은 영양소를 품고 있는 부위는 지방이다(저탄수화물 식단에서는 열량을 대부분 지방에서 얻기에 가장 좋은 지방을 선택해야 한다는 사실을 기억하자).

소는 사람들은 할 수 없는 방법으로 풀에 든 영양소를 소화·흡수한다. 사람은 녹색 풀을 마음껏 먹는다고 소처럼 몸이 활용할 수 있는 에너지를 대량으로 만들어내지 못한다. 평생 풀을 먹고 자란 소의 고기는 곡물을 먹는 소의 고기와는 상당히 다르다.[2] 대형 가축 사육장에서 사육하는 소는 태어나면 풀을 먹고 자라지만 도축되기 몇 주 전, 혹은 몇 달 전부터 짧은 시간 동안 지방 함량을 늘리려고 콩이나 옥수수 같은 곡물을 먹인다. 풀을 먹고 자란 소는 곡물을 먹고 자란 소보다 날씬하지만 영양소가 빈약하지는 않다. 부위에 따라서는 풀을 먹고 자란 소의 고기도 지방이 많은데, 이 지방에는 저탄수화물 케토제닉 식단에 완벽하게 어울리는 영양소가 풍부하다.

풀을 먹고 자란 소의 지방은 곡물을 먹고 자란 소의 지방보다 오메가-3지방산의 함량이 높고 오메가-6지방산의 함량은 낮다.[3] 또 풀을 먹고 자란 거세한 수소의 고기나 젖소의 젖으로 만든 유제품에는 공액리놀레산(conjugated linoleic acid, CLA)이라는 독특한 지방이 들었다(공액리놀레산은 12장에서 살펴본 자연에서 저절로 생겨나는 좋은 트랜스지방 가운데 하나이다).

CLA는 건강에 여러 좋은 일은 할 가능성이 높다고 알려져 있다. 이 책에서 고민하는 건강 문제는 인지능력 저하이지만, 현대인들의 식단에 부족한 이 천연 지방산은 아직 발견하지 못한 여러 능력을 가지고 있음이 분명하다. CLA는 거의 전적으로 자기 종에 적합한 먹이를 먹고 자란 반추동물에게서만 볼 수 있다.

(곡물을 먹고 자란 소에게서도 공액리놀레산이 발견되기는 하지만 풀을 먹고 자란 소에 비하면 그 양이 아주 적다. 오메가-3지방산도 마찬가지이다. 소의 지방은 주로 단일불포화지방산과 포화지방산으로 이루어져 있으며, 고도불포화지방산의 함량은 비교적 낮다. 공액리놀레산

과 오메가-3지방산, 오메가-6지방산은 모두 고도불포화지방산이다. 이들은 전체 고도불포화지방산에서 차지하는 비율이 중요하기에 비율이 좋은 동물의 고기를 찾아 먹는다는 생각은 절대 나쁘지 않다.)

생의 마지막 순간에 풀을 먹은 소의 고기를 요리할 때는 지방을 따라 버릴 필요가 없다. 사실 나는 꼭 먹어야 한다고 권하고 싶다. 그런 소의 지방은 맛있을 뿐 아니라 영양가도 풍부하다. 그런 방식으로 먹고 싶지 않다면 따라는 놓되 버려지는 말자. 베이컨 지방처럼 유리그릇에 넣어서 냉장고에 보관했다가 채소를 볶거나 달걀프라이를 할 때 사용하면 된다. 풀을 먹고 자란 소고기 스테이크를 구울 때도 마찬가지이다. 고기에 붙은 지방을 잘라낼 필요가 없다. 맛있게 먹자. 저탄수화물 케토제닉 식이요법에서는 지방과 가까워져야 한다.

**중요:** 소고기에 해당하는 내용은 양·사슴·염소의 고기와 지방에 그대로 적용할 수 있다. 양이나 사슴, 염소는 거의 대부분 평생 풀을 먹고 도살 직전까지도 풀을 먹기에 굳이 풀을 먹고 자란 동물의 고기를 찾으려고 소고기만큼 애쓸 필요는 없다. 하지만 그래도 확실한 것이 좋으니 구입하기 전에 판매업자에게 제대로 확인하자!


### 유제품

유제품에도 소고기에 적용하는 기준을 상당히 차용할 수 있다. 버터, 크림, 치즈 등은 반드시 풀을 먹고 자란 젖소의 우유로 만든 제품이어야 한다. 풀을 먹고 자란 소의 지방에는 공액리놀레산, 비타민K$_2$를 비롯한 영양소가 훨씬 많다. 풀을 먹고 자란 젖소의 우유로 만든 버터는 풀을 먹고 자란 소의 고기만큼이나 저탄수화물 식단에서 황금 같은 존재이다. 정말로 많이 먹자.

버터는 뇌를 위한 음식이다. 건강한 지방과 콜레스테롤이야말로 뇌를 수선하는 데 필요한, 반드시 섭취해야 하는 영양소이다. 북아메리카 전역에 있는 건강식품 전문점에 가면 괜찮은 제품이 많지만 그보다는 가까운 곳에서 지역 축산업자가 풀을 먹인 젖소의 우유로 만든 버터나 기 버터를 구입하자. 소규모 농가에서 만든 버터는 공장에서 만든 버터보다 훨씬 노랗다. 젖소가 풀을 먹으면 눈을 사로잡는 풀의 초록색을 만드는 엽록소나 카로티노이드 같은 색소가 동물의 지방에 농축되기 때문이다. 풀을 먹고 자란 동물의 고기를 감싼 지방이나 젖으로 만든 버터에는 풀의 색소들이 들어 있다. 풀을 먹고 자란 동물의 지방인 수지(tallow)와 수이트(suet) 역시 노란색이다. 반면 곡물을 먹고 자라는 동물의 경우에는 좀 더 하얀색이다.

(이 노란색은 버터를 흉내 낸 마가린이나 식물성오일 스프레드의 노란색하고는 다르다. 버터를 흉내 낸 지방에는 먹음직스러워 보이라고 색소를 첨가하지만 그런 색소에는 영양분이 없다.)


## 돼지고기

지방 때문에 돼지고기를 먹을 수 없었던 사람이라면 이제 걱정을 버리자. 돼지고기는 훌륭한 단백질 공급원으로 소고기처럼 비타민과 미네랄이 풍부하다. 방목해 기른 돼지의 고기는 저탄수화물 식단에 도움을 주는 또 다른 금광이다. 맛이 좋은 돼지고기 지방에는 단일불포화지방산과 포화지방산이 많다.

더구나 11장에서 말한 것처럼 돼지고기에는 올레산(oleic acid)이라고 하는 특별한 단일불포화지방산이 특히 풍부하다. 올레산은 올리브오일에 많이 든 지방산으로 인기가 많지만 지중해 사람들이 먹는 음식에 주로 들었다는 오해를 많이 받고 있다(케일이나 시금치를 싫어한다고 생각하는 사람은 이런 채소들을 냉장고에 보관해두었던 베이컨 기름으로 볶아보자, 분명 좋아하게 될 것이다). 지역 축산업자에게 돼지비계를 정제해 하얗게 굳힌 라드를 구할 수 있는지 알아보자. 믿을 만한 재료로 만들었다면 걱정하지 말고 베이컨과 소시지를 먹자. '가공 육류'는 다양한 질병을 야기할 수 있으니 먹지 말라는 소리를 들었을 것이다. 하지만 가공 육류가 몸에 좋지 않은 이유는 가공 육류 자체보다 대형 공장에서 육류를 가공할 때 화학 보조제와 첨가제를 넣기 때문이다. 가공 육류를 먹을 때는 탄수화물도 함께 먹는다는 사실도 무시할 수 없다(예를 들어 볼로냐소시지나 살라미 소시지를 먹을 때는 샌드위치 빵에 끼어 먹거나 팬케이크나 토스트를 곁들여 먹는다).

가까운 곳에서 지역 축산업자들이 판매하는 베이컨이나 소시지를 살 때는 문제가 되는 그런 첨가물 걱정이 줄어든다. 그런 가공육에는 고기와 질 좋은 지방, 소금, 허브, 향신료만 들었다. 방목해 기른 돼지로 민든 베이컨을 사온 뒤에 요리할 때 나온 지방을 버린다면, 자기 몸에 정말 큰 잘못을 하는 것이다. 지방을 구해주자! 작은 그릇에 담아 냉장실에 보관하자. 이런 베이컨 지방은 언제까지 두고 먹을 수는 없겠지만 비교적 오랫동안 상하지 않은 채 보관할 수 있다. 베이컨 지방은 온갖 다양한 방법으로 즐길 수 있다.

종교나 문화 때문에 돼지고기를 먹지 않는 사람이라면 당연히 계속 먹지 않아도 된다. 건강상의 이유로 돼지고기를 피하는 사람들은 전혀 그럴 이유가 없다.


## 내장

모험을 즐기는 사람이라면 영양분으로 가득 찬 내장을 먹어보자. 실제로 근육으로 이루어진 고기보다 내장에 영양소가 훨씬 많다. 지난날 소 간은 슈퍼 푸드 중에서도 슈퍼 푸드였다. 내장에 든 비타민과 미네랄은 다른 부위에 든 영양소의 양을 초라하게 만든다. 생물종에 적합한 먹이를 먹으면서 인도적으로 사육한 동물의 간은 자연산 비타민으로 가득하다. 돼지나 소, 송아지의 간이 질기다면 닭 간, 오리 간 파테나 무스 요리는 탁월한 선택이 될 수 있다. 파테는 지방이 아주 많은 초영양 간식으로 생채소, 곡물을 넣지 않은 스프레드, 저탄수화물 크래커, 얇은 비스킷 등과 같이 먹으면 좋다. 심장도 영양가가 풍부한 동물 기관이다. 간이나 콩팥은 질감이 퍽퍽하지만 심장은 대부분 근육으로 이루어져 있어 실제 근육 부위와 느낌이 비슷하다. 더구나 심장 근육은 부지런히 일을 하기에 심장에는 코엔자임Q10도 많다.

아시아인이나 히스패닉계, 유대인들이 운영하는 정육점에서 간, 심장, 혀, 콩팥, 깐양(작은창자 안쪽 부분), 골수 등을 구할 수 있는데, 이런 부위는 보통 스테이크나 갈비, 구이용 고기보다 훨씬 저렴하다.

### 해산물

뇌 건강 개선이 목적인 저탄수화물 식단에서 해산물은 멋진 선택이다. 지방이 많은 한류성 어류(연어, 정어리, 고등어)에는 오메가-3지방산이 많다. 가장 좋은 해산물은 자연에서 '직접 잡은' 것이다. 소, 돼지, 닭이 대형 공장형 사육장에서 사육되는 것처럼 지금은 어류도 해안 지역에 가두리를 만들어 가두고 자연 상태에서는 절대 물고기가 먹을 일이 없는 옥수수나 콩, 밀로 만든 사료를 주어 양식한다.[4]

자연에서 직접 잡은 생선을 먹어야 하는 이유는 방목 상태로 풀을 먹고 자란 동물의 고기를 먹어야 하는 이유와 같다. 각 생물종에 적합한 먹이를 먹고 자란 동물만이 우리에게 필요한 적절한 영양소를 가지고 있다. 즉 해초, 해양 식물, 작은 물고기, 크릴새우, 플랑크톤을 먹고 산 어류가 좋다. 주의할 점은 또 있다. 냉동이든 생이든 슈퍼마켓에서 주로 구입하는 연어에는 '색소 첨가'라는 라벨이 붙어 있을 것이다. 실제로 야생에서 잡은 연어의 살은 연어가 잡아먹고 사는 작은 새우나 크릴 같은 해양 생명체 때문에 선명한 붉은색이나 분홍색을 띤다. 자연 연어의 살에는 아스타크산틴(astaxanthin) 같은 항산화물질이 농축되기 때문에 그런 색을 띠는 것이다. 하지만 양식 연어의 살은 둔탁하고 생기가 없어 전혀 먹고 싶은 기분이 들지 않기에 색소를 첨가한다. 당연히 알겠지만 색소를 첨가한다고 영양소가 첨가되는 것은 아니다.

조개류와 갑각류도 바다에서 구할 수 있는 환상적인 식품 자원이다. 콜레스테롤이 풍부한 새우는 뇌가 아주 좋아한다. 굴, 홍합, 백합에는 비타민B$_{12}$와 미네랄이 많은데, 그중에서도 아연이 특히 풍부하다. 조개류와 갑각류에는 갑상선 건강에 필수인 셀레늄과 아이오딘(요오드)이 많은데, 셀레늄은 인체가 체내에서 항산화물질을 만들 때 중요한 역할을 하는 글루타티온의 순환(recycling) 과정에 반드시 필요하다.

품질 좋은 해산물을 구입할 수 없다고 해도 지방이 많은 해산물은 많이 먹으라고 권하고 싶다. 양식 어류에도 건강에 좋은 오메가-3지방산이 많다. 연어 통조림, 정어리 통조림, 고등어 통조림을 이용하면 지렴한 비용으로 해산물을 식탁에 올릴 수 있다.


## 질 좋은 식품은 어디에서 구하는가

가장 좋은 방법은 가까운 곳에 있는 농산물 직판장에 가거나 농가가 운영하는 상점으로 가는 것이다. 인터넷으로 거주 지역에 있는 농산물 직판장을 검색해보면 분명 생각보다 많아 놀랄 것이다. 살고 있는 지역에 농산물 직판장이 없다면 가장 가까운 직판장이 어디에 있는지 알아보자. 농산물 직판장에서는 자신에게 맞는 식품을 추천받을 수 있으며, 전국으로 택배를 보내주는 농장도 찾을 수 있다.


## 도저히 그런 식품을 구입할 수 없다면

풀을 먹고 자란 동물의 고기나 방목해 기른 닭이 낳은 달걀을 도저히 구할 방법이 없다고 해도 문제 없다. 일반 슈퍼마켓에서 구입한 고기나 유제품으로도 충분히 좋은 효과를 기대할 수 있다. 이 책에서 제시하는 영양학 전략이 성취해야 할 가장 큰 목표는 탄수화물 섭취량을 극적으로 줄이고 지방 섭취량을 크게 늘리는 것이다. 대사과정이 바뀌어 굶주리는 뇌에 포도당이 아닌 지방과 케톤을 공급하는 몸으로 바뀌려면 무엇보다도 지방, 탄수화물, 단백질이라는 다량영양소를 적절한 비율로 섭취해야한다. 알츠하이머는 대사기능에 균형이 깨져 생기는 질환이기 때문에 아침으로는 곡물 시리얼을 먹고 저녁으로는 파스타를 먹는 식습관으로 돌아가는 대신 어디에서 구한 것이든 탄수화물을 먹고 자라지 않은 동물성식품이나 가공하지 않은 식물성식품을 먹는 것이 훨씬 좋다. 예산이 허락하는 한 가장 좋은 식품을 사려고 몇 킬로미터 더 움직이는 노력이야말로 좋은 식품을 구하는 가장 쉬운 방법이다.

식비를 지출할 때 상단의 우선순위 사항은 예산이 허락하는 한도 내에서 가장 좋은 지방을 구입한다는 것이다. 개인 농가에서 풀을 먹여 키운 소와 돼지의 고기를 사고, 풀을 먹고 자란 젖소의 우유로 만든 버터, 기 버터, 우지 등을 구입해야 한다는 뜻이다. 지역 농민이 판매하는 방목한 닭이 낳은 달걀은 슈퍼마켓에서 구입할 수 있는 달걀 가격의 두 배 이상일 수 있지만 이 달걀노른자에는 뇌가 제대로 기능하려면 반드시 있어야 하는 콜레스테롤과 콜린, 비타민$B_{12}$가 가득하다.

질 좋은 고기를 싸게 사는 또 한 가지 방법은 갈아놓은 고기를 구입하는 것이다. 갈아서 파는 소고기, 돼지고기, 양고기는 (그리고 이런 고기로 만든 소시지는) 보통 스테이크나 갈비, 구이용 고기와 비교해보면 정말 거저라고 할 수 있다

냉장고가 하나 더 있거나, 냉동실에 여유공간이 있다면 질 좋은 고기를 한꺼번에 많이 구입해 보관하는 것도 예산을 줄이는 방법이다. 소 4분의 1마리, 돼지 반 마리를 한꺼번에 구입해놓으면 스테이크나 갈비를 조금씩 사오는 것보다 저렴하게 여러 부위를 구입할 수 있다.

(버터도 얼려놓을 수 있다. 한 번에 많이 사와서 저장해두자. 버터는 아주 잘 언다. 단 아주

꼼꼼하게 싸놓아야 한다. 제대로 싸놓지 않고 오래 넣어두면 냉동실의 나쁜 냄새가 밴다.)

한꺼번에 많은 음식을 사다가 저장해두고 싶지 않다면 이웃이나 친구, 가족 중에 저렴한 가격으로 질 좋은 식품을 사는 일에 흥미가 있는 사람들을 찾아 공동구매를 하는 것도 한 방법이다. 지역 농부들에게 대량으로 식품을 구입할 수 있는지 물어보자. 분명 기쁜 마음으로 기꺼이 도와줄 것이다.

# 3부

신경계가
건강하게 기능하도록
돕는 생활습관

# THE
# Alzheimer's
# ANTIDOTE

알츠하이머는 여러 원인으로 발병하는 질환이기에
다양한 방법으로 고쳐나가야 한다.
저탄고지 식단은 시작점이자 가장 중요한 실천 사항이지만
그것만이 유일한 전략이 되어서는 안 된다.
3부에서는 식이요법 외에 신경계의 기능을
향상시키는 또 다른 방법을 살펴본다.
충분히 자기, 운동하기, 스트레스 줄이기 같은 생활요소는
뇌 건강에 똑같이 중요하다.

# 17장

# 운동의
# 중요성

운동을 해야 하는 이유는 심혈관계 건강을 개선하고 몸의 활동성, 근력, 유연성을 강화하고 유지하려는 데에만 있지 않다. 운동을 해야만 '포도당이 어딘가로 이동해' 소비될 수 있기에 운동은 인슐린 민감성을 유지하는 데도 도움이 된다.

육체활동은, 몸의 움직임(movement)은 필수영양소이다. 비타민M이다! 운동을 하면 근육세포가 인슐린 민감성 포도당 운반체(GLUT-4)를 분비한다는 연구 결과가 나와 있다. 이는 운동을 하지 않는 사람보다는 정기적으로 하는 사람이 섭취한 탄수화물을 좀 더 잘 조절한다는 뜻이다. 그렇다고 정기적으로 운동하면 저탄수화물 식이요법을 하지 않아도 된다거나 탄수화물을 좀 더 많이 먹어도 된다는 뜻은 아니다(젊고 건강하며 운동 능력이 뛰어나고 인슐린 민감성에 문제가 없는 사람이라면 그럴 수 있을지도 모르지만 인지능력이 떨어지고 있는 노인에게는 전혀 해당되지 않는 말이다).

저탄수화물 식이요법을 진행하면서 운동을 하면 몸과 뇌가 인슐린에 반응하는 방식이 두 배로 개선된다는 뜻이다. 인슐린 민감성 포도당 운반체는 뇌 안에도 존재하는데, 해마처럼 기억과 인지능력을 담당하는 뇌 지역에 특히 많다.[1] 따라서 인슐린 민감성을 개선하려면 이런 뇌 지역에서 포도당을 좀 더 효과적으로 활용하도록 할 전략을 세워야 한다.

근력운동을 하면 근육세포는 인슐린에 훨씬 민감하게 반응하며, 인슐린이 자극하지 않을 때에도 포도당을 좀 더 흡수할 능력이 생긴다. 다시 말해 격렬한 운동을 하면 인슐린이 많이 분비되지 않아도 근육세포는 포도당을 더 흡수한다는 뜻이다. 근육량을 늘리려고 맹렬하게 운동하는 운동선수는 격렬한 운동 뒤 즉시 탄수화물과 함께 단백질 가루를 섭취하는데, 그 이유는 인슐린이 근육으로 아미노산의 흡수도 돕기 때문이다. 그렇기 때문에 근육을 키우려는 보디빌더들은 단백질과 탄수화물을 함께 섭취한다.

뇌 연료 대사작용을 연구하는 스티븐 커네인 연구팀은 그 같은 사실을 다음과 같은 명료한 말로 표현했다.

"인슐린이 조절하는 포도당을 가장 많이 사용하는 신체 부위는 골격근이다. 따라서 나이가 들면 인슐린 저항성이 증가하는 이유는 나이가 들어 근육이 감소하는 것과 관계가 있을지도 모른다."[2]

나이 든 사람들은 흔히 인슐린 저항성이 크게 증가하는데, 근육 역시 크게 줄어든다. 그렇기에 인슐린 저항성과 관계 있는 알츠하이머 같은 질환이 노인에게 많이 발병하는 것도 당연하다. 노화가 진행되면 어느 정도는 당연히 근육이 줄 수밖에 없지만 정기적으로 운동을 해 우리 몸이 상당량의 근육을 가지게 해주면 이 같은 퇴화 현상을 늦출 수 있다.

근육조직을 만든다는 것은 그저 이두근이나 사두근을 강화한다는 의미가 아니다. 강하고 늘씬한 근육은 탱크톱을 입거나 수영복을 입을 때 몸매를 뽐낼 수 있다는 의미 이상을 가진다. 근육조직은 활발하게 물질대사를 하는 곳이다. 따라서 가능한 최선을 다해 근육을 키우고 유지해야 육체적으로나 인지적으로 나이 들어서도 건강하다. 그러려면 2가지를 해야 한다. 단백질을 먹고 육체가 자극을 받도록 움직이는 것이다.

육체활동은 무엇이나 포도당을 더 효과적으로 활용하고 인슐린 수치를 낮추는 데 도움이 된다. 어떤 활동을 하기로 마음을 먹었든 정기적으로 꾸준히 해야 한다. 걷기, 조깅, 정원 가꾸기, 근력운동, 사이클링, 골프, 셔플보드, 수영, 에어로빅, 스트레칭 등 어떤 활동이든 모두 좋다. 그저 쉬지 말고 움직이자.

나이가 들수록 사람은 점점 더 움직이지 않는다. 그러니 이미 규칙적으로 운동을 했다면 하던 대로 꾸준히 지속하고, 하지 않았던 사람이라면 지금 할 수 있는 만큼 몸을 일으켜 움직여보자. 우리 몸에서 에너지를 생산하는 곳은 미토콘드리아라고 했다. 미토콘드리아가 제대로 기능해야 뇌가 건강을 유지한다. 근육세포는 미토콘드리아로 가득 차 있다(당연히 그럴 수밖에 없다. 근육은 아주 힘들게 일하는 조직이기에 에너지가 많이 필요하다).

어떤 연구자가 말한 것처럼 "나이가 들거나 근육 소모성 질환을 앓고 있어 만성적으로 근육을 사용하지 않으면 미토콘드리아가 줄고 기능이 저하되며 활성산소가 과도하게 형성되고 세포자멸 신호를 받게 된다."[3]

(활성산소는 미토콘드리아를 비롯한 세포소기관을 손상시키는 자유라디칼 분자임을 기억할 것이다. 세포자멸 신호란 세포가 스스로 죽는 세포자멸을 진행하라는 신호이다. 따라서 인체에서 근육량이 심각할 정도로 줄면 과도하게 산소 스트레스를 받은 몸이 세포가 죽게 만든다. 산소 스트레스는 근육조직에만 피해를 주는 것으로 끝나지 않는다. 미토콘드리아의 기능이 저하되면 뇌신경을 구성하는 세포도 건강을 잃는다.)

계속 운동을 하면 우리 몸은 건강한 미토콘드리아를 새로 만들어야 할 이유를 갖게 된다. 운동은 '미토콘드리아를 생성'시키는 가장 강력한 자극원 가운데 하나이다. 다시 말해 운동을 하면 몸은 미토콘드리아를 계속 만들어낸다.[4] 비록 근력운동(이나 조금 강도가 센 운동)이 특히 강도가 낮은 운동을 함께할 때 미토콘드리아를 만드는 데는 아주 조금 더 도움이 된다고 하지만 걷기·조깅·사이클링·수영 같은 유산소운동도, 근력 강화 운동도 모두 미토콘드리아를 새로 만들도록 자극한다고 하니 자신이 할 수 있는 운동을 하자.[5] 열심히 일하는 근육세포가 계속해서 더 일하도록 하려면 미토콘드리아가 많아야 한다. 근육이 어떤 일을 하든, 그 일을 할 수 있게 해주는 에너지는 근육세포 안 미토콘드리아가 만든다. 바벨을 들어 올리건 푸시업을 하건 자동차에서 집까지 무거운 쇼핑백을 들고 가건, 미토콘드리아가 만든 에너지가 필요하다. 육체를 움직이면 자극을 받은 몸은 더 많은 미토콘드리아를 생성시키고, 늘어난 미토콘드리아 덕분에 에너지를 더 확보할 수 있다.

미토콘드리아가 생성되도록 자극하는 일 외에도 운동은 여러 가지로 뇌에 좋은 영향을 미친다. 운동을 하면 기억과 학습에 도움이 되는 신호 분자들이 늘어난다. 특히 뇌 건강과 인지기능에 중요 역할을 하는 뇌유래신경영양인자(brain-derived neurotrophic factor, BDNF)가 많이 분비된다. 알츠하이머 환자는 건강한 사람보다 BDNF 수치가 낮다.[6] 이 수치는 운동으로 시냅스 가소성을 자극해 인지능력을 향상시키면 가장 확실히 높아진다.[7] 〈뉴로사이언스(Neuroscience)〉지에 논문을 발표한 저자들은 "운동이 시냅스 가소성과 인지 가소성에 영향을 미칠 때는 BDNF가 핵심 역할을 한다"[8]고 했다. 운동은 시냅스 가소성과 인지 가소성에 영향을 미친다. 분명 적절한 운동은 뇌뿐 아니라 인체 모든 부위의 건강 유지에 큰 역할을 한다. 혈당과 인슐린 수치 조절 실패, 2형 당뇨와 알츠하이머가 운동과 어떤 관계가 있는지 밝힌 〈실험생리학(Experimental Physiology)〉지에 실린 한 논문은 "BDNF는 치매와 2형 당뇨를 예방한다는 측면과 관련해 몇 가지 운동 효과를 좀 더 강화하는 역할을 한다고 추정된다"[9]라는 결론을 내렸다. '치매와 2형 당뇨를 예방한다는 측면과 관련해 몇 가지 운동 효과를 좀 더 강화해주는 역할'이라니, 이보다 더 명확하게 표현할 수는 없다.

---

BDNF 신호 전달 경로는 학습하고 기억을 형성하는 과정에 크게 영향을 미치는 한 가지 요소이다. 육체와 신경계가 활동하면 뇌에서 BDNF 유전자가 활발하게 발현되며, BDNF 단백질이 생성되면 결국 학습과 기억 생성을 담당하는 신호 전달 경로가 활성화된다는 사실이 20년 이상 알려져 있었다.

– S.F. 슬라이만 연구팀[10]

---

지금쯤이면 케톤은 뇌에 엄청난 에너지를 공급하는 연료임을 알고 있을 텐데, 이 케톤도 수치가 높아지면 BDNF 분비에 직접 영향을 미친다. 운동을 하면 케톤 수치가 높아지고, 그 때문에 BDNF가 많이 생성되어 기억·인지·시냅스 전달 능력이 향상된다.[11] 알츠하이머 환자의 뇌는 기억과 인지능력, 시냅스 전달 능력이 현저하게 떨어진다는 사실을 기억하자.

그저 동네를 천천히 걸어 다니건 헬스장에서 거친 근육 강화 운동을 하건 몸을 움직이면 신체와 뇌에 수많은 변화가 생긴다. 운동은 가장 효과적이고 저렴한 스트레스 해소 방법이라는 사실은 전혀 놀랄 일이 아니다. 운동이 인체의 생리 현상에 어떻게 영향을 미치는지는 이 책에서 자세히 다룰 내용은 아니지만 운동을 하면 기분이 좋아지고 기억력과 인지제어능력이 향상되는 것이 우연이 아니다.[12] 육체활동을 하면 건강한 사람뿐 아니라 인지장애를 겪고 있는 노인의 인지능력도 개선됐다.[13] 또 건강한 저탄수화물 식사가 가져오는 좋은 효과도 더 얻을 수 있다. 몸이 인슐린에 반응하는 방법이 향상되는 것이다. 과학자들은 적절한 영양소를 섭취하고 육체활동을 하면 엄청난 상승효과가 생긴다고 했다. "신경·인지장애를 개선하는 데 있어 운동과 식이요법은 수술을 요하지 않는 매우 효과적인 전략이다."[14]

연구자들은 운동량과 인지능력 저하 및 치매 발생 가능성이 반비례한다는 사실을 밝혀냈다. 다시 말해 육체활동을 많이 할수록 치매에 걸릴 가능성은 줄어든다.[15] 운동을 하면 다양한 뇌 부위에서 새로운 뉴런이 성장하고 시냅스가 형성되며, 뇌 일부에서는 신경전달물질이 합성되는데, 이는 상당 부분 BDNF를 비롯한 여러 성장촉진 인자들이 다량 분비되기 때문이다.[16]

그렇다고 철인3종 경기에 나갈 정도로 격렬하게 훈련해야 한다는 생각은 하지 말자. '너무 지나치게' 하는 운동도 지나치게 적게 하는 운동만큼이나 몸에 해가 될 수 있다. 강렬한 운동은 몸에 스트레스를 주는 자극제이다. 사실 운동은 그래서 하는 것이다. 운동 때문에 생긴 스트레스에 몸이 적응하고 회복되는 과정을 거쳐야 근육이 강해지고 심혈관계가 효율적으로 작동한다. 강도 높은 활동을 자주 하는 사람은 휴식도 강도 높게 해 몸을 회복시켜야 하며 쉬는 동안에는 몸이 회복되도록 충분한 영양소와 적절한 열량을 섭취해야 한다. 나이가 든 알츠하이머 환자들이 걱정해야 할 정도로 지나치게 운동을 많이 하리라는 생각은 들지 않지만(사실 너무 적게 움직이는 것이 걱정일 테지만), 굳이 거론하는 이유는 이 책을 읽은 젊은 사람들이 하루 종일 운동을 해야 하냐고 의문을 가질까 걱정해서이다. 항산화제가 그렇듯이, 물 마시기가 그렇듯이 운동도 적당히 해야 한다. 어느 정도 강한 운동을 해야 한다는 것이 많이 할수록 좋다는 뜻은 아니며, 지나치면 해로운 지점도 분명 있기에 강도를 조절해야 한다.

걷기는 건강 유지에 좋은 방법이다. 또 특별한 장비도, 훈련도 필요 없다. 그저 운동화 끈을 질끈 묶고 친구와 함께 출발하면 된다. 충분히 걸을 수 있는 사람이라면 걷기 외에 역도를 든다거나 좀 더 빠르게 몸을 움직이는 살짝 강도 높은 운동을 하면 더 좋은 효과를 얻을 수 있다(미토콘드리아가 힘든 운동에 적응하게 해 더 강하게 만든다는 사실을 기억하자). 운동은 뇌세포에 든 미토콘드리아의 건강에도 직접 영향을 미치는 것으로 알려져 있다.

명심하자. 육체활동은 대사작용과 인지작용이 제대로 작동하게 하는 데 중요하며, 두 기능에 문제가 생겼을 때 개선을 돕는다. 또 규칙적으로 운동하면 인지능력 저하와 치매 예방에도 도움이 된다.[17]

## 운동을 할 수 없는 사람을 위한 조언

육체활동을 할 수 없는 사람이라고 해도 저탄수화물 케토제닉 식이요법을 하면 여전히 좋은 결과를 얻을 수 있다. 어쨌거나 가장 큰 효과는 인슐린 수치를 낮추고 케톤을 생성시키는 데서 얻을 수 있다. 식이요법에 운동을 추가하는 이유는 좀 더 나은 결과를 얻고 식이요법과 생활습관을 개선하는 전략에 힘을 실어주기 위해서이다. 걷기 같은 단순한 움직임만 할 수 있는 사람이라고 해도 몸을 움직일 수 있다면 가능한 많이 움직여야 한다. 운동을 할 수 있는 사람이라면 뇌 기능이 저하되지 않고 건강한 뇌를 유지할 수 있는 모든 방법을 시도하는 것이 옳다. 하지만 규칙적인 강렬한 운동이 어렵다고 뇌를 치료할 수 없다며 걱정할 이유는 하나도 없다. 거동이 불편할 정도로 나이가 많거나 조금의 육체활동도 하지 못할 정도로 신체장애가 있다고 해도 절망하지 말자. 운동은 화살통에 든 여러 화살 가운데 하나일 뿐이다. 운동을 하지 않아도 뇌 기능을 개선시킬 방법이 있다.

모든 활동이 그렇듯이 운동을 하기로 마음먹었다면 자격을 갖춘 의학 전문가를 찾아가 자신의 몸 상태에 맞는 운동을 택할 수 있도록 상담을 받아야 한다.

# 18장

# 지나친 스트레스와 수면 부족은
# 뇌 건강을 해친다

탄수화물은 적게 먹고 적절하게 운동하기, 이 2가지는 알츠하이머를 비롯해 여러 인지장애를 물리칠 수 있는 가장 중요한 전략이다. 그러나 이 2가지 말고도 인지기능에 영향을 미칠 생활습관은 더 있다. 이들을 어떻게 관리하느냐에 따라 인지기능은 좋아질 수도, 나빠질 수도 있다. 기타 요인 중 가장 중요한 2가지는 스트레스와 수면이다.

## 스트레스

정신적, 심리적 스트레스를 제대로 관리하면 알츠하이머 환자가 입은 뇌 손상을 줄일 수 있다. 스트레스는 인체의 생리작용에 수많은 방법으로 영향을 미친다. 심리적 스트레스에 오랫동안 노출되면 심장병, 당뇨, 비만, 분노장애, 우울증 등이 올 수 있다고 알려져 있다. 심리적 스트레스가 비만이나 당뇨를 유발하는 까닭은 스트레스를 받으면 코티솔 분비량이 늘기 때문이다. 이 호르몬은 스트레스를 받은 인체가 '투쟁할 것이냐 도주할 것이냐(투쟁-도주 반응)'의 상태가 되었을 때 분비된다.

코티솔은 당질코르티코이드(glucocorticoid) 호르몬이다. 당질이라니, 왠지 포도당이 생각난다는 사람은 맞게 추론했다. 코티솔은 사느냐, 죽느냐의 상황에서 인체가 생존할 수 있도록 우리 몸에 포도당을 제공하는 역할을 한다. 이 포도당은 아주 빠르게 몸에 에너지를 공급하기에 문자 그대로 그 자리에 서서 스트레스에 대항하거나 아니면 죽어라고 도망치는 투쟁-도주 반응을 일으킨다. 원시 시대에 이 투쟁-도주 반응은 중요한 생존전략이었다. 야생 포식자에게 쫓기는 상황에서는 한꺼번에 엄청난 에너지가 솟구쳐 나와야 했을 것이다. 그러나 현대인은 그렇게까지 목숨이 위험한 상황에 처할 일이 거의 없다. 그런데도 우리의 몸과 마음은 일상에서 겪는 평범한 스트레스를 목숨을 위협하는 긴박한 위험으로 느끼도록 프로그램되어 있다.

더구나 현대인은 실제로 생과 사를 오가는 문제가 아니라고 해도 짜증이 나는 모든 일에 '스트레스'라는 용어를 사용한다는 사실에 주목해야 한다. 교통이 혼잡한 도로에 갇혀 있을 때도, 마감이 급할 때도, 경제 상황이 안 좋을 때도, 사람들과 문제를 겪고 있을 때도 현대인들은 '스트레스'를 받는다고 표현한다. 사는 내내 이런 스트레스는 끊임없이 발생하기에 진정하고 마음을 가라앉히는 기술을 익히지 않는다면 그때마다 혈당 수치가 올라가 결국 감당하기 힘들 정도가 될 수도 있다.

코티솔이 분비되면 혈당 수치가 높아지기 때문에 저탄수화물 식이요법으로 혈당 수치를 낮추었다고 해도 스트레스를 많이 받으면 기껏 진행한 식이요법이 허사가 될 수도 있다. 물론 스트레스가 혈당과 인슐린 수치를 탄수화물을 먹었을 때만큼 높이지는 않지만 그래도 분명 영향을 미친다. 스트레스 때문에 혈당이 하늘 높은 줄 모르고 치솟는 경우는 없을 테지만, 아무리 저탄수화물 식이요법을 진행해도 스트레스를 받으면 혈당 수치는 스트레스를 받지 않을 때보다 조금은 높아질 수 있다.

스트레스를 낮추고 해소할 방법은 여러 가지가 있다. 가장 쉽게 할 수 있는 방법은 요가나 명상, 깊은 호흡을 하는 것이다. 이런 방법을 쓰고 싶지 않다면, 그것도 괜찮다(흔히 말하듯이 누군가의 즐거움이 누군가의 독일 수도 있으니까). 그저 마음이 편해지는 활동을 규칙적으로 하자. 책을 읽거나 정원을 가꾸거나 골프를 치거나 자연에 나가 걸어도 되고 재미있는 영화를 보거나 뜨개질, 요리를 해도 된다. 자신이 하고 싶은 일 무엇이든 행복해지고 편안해지는 활동을 자주 하면서 살자. 스트레스 감소는 알츠하이머를 유발하는 인슐린 신호 전달 이상과 여러 대사기능 장애 개선에 중요한 역할을 한다.

동물 연구 결과, 스트레스는 BDNF에 운동과는 정반대 영향을 미친다는 사실이 밝혀졌다. 운동을 하면 BDNF가 많이 분비되지만 스트레스를 받으면 분비량이 줄어든다.[1] 앞에서 살펴본 것처럼 BDNF는 시냅스 가소성과 인지기능에 중요한 역할을 한다. 스스로 BDNF 수치를 문제가 될 정도로 낮추고 싶은 사람은 없을 것이다. 따라서 스트레스 상황을 통제할 방법을 알아두는 게 좋다. 한참 화를 내고 있을 때는 그럴 기분이 조금도 들지 않겠지만 세심하게 주의를 기울이고 마음을 먹는다면 감정이 반응하는 방식을 바꿀 수 있고, 스트레스 때문에 생기는 나쁜 결과도 줄일 수 있다.

상당히 많은 알츠하이머 환자들이 젊고 건강했을 때는 'A형' 인간이 되기 위해 노력하고 실제로도 그렇게 살아왔다는 사실이 조금도 놀랍지 않다. A형 인간은 엄청난 업무를 처리하면서 엄청난 스트레스에 시달리기 때문에 '어느 날 갑자기' 덜컥 병에 걸리기도 한다. 항상 무언가를 하고 있고 자신이 세운 목표에 도달하려고 애쓰는 사람들은 휴가도 가지 않고 점심도(아침과 저녁도) 책상에 앉아 먹으며 한꺼번에 수만 가지 일을 처리하느라 정신없이 보낸다. 그러는 사이 몸에도, 정신에도, 인지능력에도 큰 문제가 생길 수 있다. 알츠하이머나 경도인지장애를 앓는 사람들의 가족들은 환자가 예전에는 많은 일을 하고, 가족을 위해 헌신했으며, 다른 사람을 살피느라 자신을 돌볼 시간이 전혀 없었다는 말을 자주 한다. 이기심은 조금도 없었던 알츠하이머 환자들은 언제나 자신을 가장 나중 순위로 돌린다. 현대 미국 사회가 믿는 것과 달리 일을 멈추고 TV를 끄고 아기 돌보미를 고용하고 휴가를 떠나고 밤에 사람을 만나는 등 업무에서 벗어나 한숨을 돌리는 것은 결코 나약하다는 신호는 아니다. 사실은 건강을 유지하려면 반드시 필요한 일인데도 많은 사람이 이를 무시하고 위험에 처해 있다.

## 수면

정성껏 먹는 음식과 시간을 들여서 하는 육체활동은 인슐린 민감성을 조절하고 근육조직을 늘리며 인지기능이 건강하게 작용하도록 하는 데 중요하다. 하지만 음식과 육체활동만으로 건강을 유지할 수 있는 것은 아니다. 활동일주기가 인체생리학에 다양한 방식으로 영향을 미친다는 사실을 생각해보면 적당한 시간에 잠자리에 들어 푹 자는 것도 먹기와 운동 못지않게 중요하다. 잠을 제대로 자지 못하면(특히 아주 오랫동안 잠이 부족한 상태가 지속되면) 체내 활성산소가 많아져 생체 균형이 무너지고 뇌 신경세포가 줄어든다.

  아직도 과학자들은 건강을 유지시키는 수면의 다양한 역할을 계속 밝혀내고 있지만, 지금까지 진행한 모든 동물 연구에서 수면은 필수적이며 중요한 역할을 한다는 사실이 밝혀졌다. 예외는 없다. 우리는 모두 잠을 자며, 반드시 자야 한다. 무엇 때문에 충분히 잠을 자야 하는지를 설명하는 이유들이 계속해서 나오고 있다. 생리적 측면에서 수면의 역할을 자세하게 다루는 일은 이 책의 범위를 벗어나지만, 수면은 건강과 인지능력, 인지기능 상실에 몇 가지 방법으로 아주 중요한 영향을 미친다.

현대 산업사회에서는 승자가 되려면 남보다 많은 일을 해야 하는 경쟁을 끊임없이 벌이고 있다는 느낌이 든다. 가장 무거운 역기를 들 수 있는 사람은 누구인가? 가장 많은 돈을 버는 사람은 누구인가? 가장 비싼 차를 사는 사람은, 가장 큰 집을 소유한 사람은 누구인가? 그런데 딱 한 가지, 현대 산업사회에서 승자일수록 가장 적게 해야 하는 일이 있는데, 바로 잠자는 일이다. 가장 늦게까지 잠을 자지 않기, 최소한으로 자고도 제대로 기능하기이다(그 때문에 당연히 일어나자마자 커피를 마시고 오후가 되어 피곤해지면 에너지드링크를 들이켜는 일을 아무렇지도 않게 생각한다).

하지만 수면 빚을 쌓아놓는 경쟁을 해서는 안 된다. 제일 적게 자는 사람이 받을 것은 상금이 아니다. 1등을 했다고 해서 웃을 일이 생기는 것도 아니다. 오히려 계속해서 오랫동안 잠을 제대로 못 자면 심각한 대사장애가 생기고, 그 상황이 지속되었을 때는 인지능력에도 문제가 생길 수 있다.

만성 수면 부족은 비만, 대사증후군, 알츠하이머 같은 여러 심각한 질환과 관계가 있다. 더구나 수면 패턴이 불규칙하면 인슐린 민감성이 낮아지고 오후와 저녁이면 코티솔 분비가 늘어나 더 잠을 잘 수 없게 되고 호르몬을 제대로 조절할 수 없게 된다.[2] 전형적인 일 중독자인 A형 인간은 만성 수면 부족에 시달릴 가능성이 크다. 이런 사람들은 일을 하거나 하루에 조금이라도 자기 자신만을 위한 시간을 가지려고 잠자는 시간을 쪼개기 때문에 아주 늦게까지 깨어 있는데, 그 때문에 수년 동안(어쩌면 수십 년 동안) 제대로 잠을 자지 못했을 수도 있다.

오랫동안 잠을 자지 않으면 대사기능과 인지기능에 심각한 문제가 생긴다. 아주 짧게 자거나 밤새 뒤척이면서 제대로 잠을 자지 못하는 사람은 인슐린 민감성이 떨어지고 포도당 내성에 문제가 발생한다. 건강한 젊은 사람도 그러한데, 회복능력이 떨어지는 노인이라면 그 결과는 어마어마할 수밖에 없다.[3] 제대로 잠을 자지 못하는 사람들이 피곤할 때마다 빨리 에너지를 얻으려고 탄수화물을 먹는다면 어떤 결과가 생길지는 분명히 알 수 있다.

오랫동안 잠을 제대로 자지 않으면 체중이 증가해 비만이 된다는 사실을 입증하는 증거가 많다. 체중이 증가하는 이유는 너무 많이 먹고 너무 적게 움직여 연료를 태우는 복잡한 생화학 과정이 제대로 진행되지 않기 때문이다. 하지만 '적게 먹고 많이 움직이라'는 기존 충고는 이제 완전히 효력을 다했다. 부족한 수면은 이 두 생활습관에 모두 영향을 미친다. 지나치게 잠을 적게 자면 배가 고프고 피곤해진다. 그 때문에 더 먹고 덜 움직인다.[4] 피곤하고 배가 고픈데 운동을 해야겠다는 생각이 드는 사람은 그다지 많지 않을 것이다.

잠을 충분히 자지 못했을 때 문제가 되는 질환은 비만만이 아니다. 부족한 수면이 야기하는 사악한 결과가 많다. 잠은 인슐린의 신호 전달 과정과 혈당 조절에 관여하기에 제대로 잠을 자지 못하면 2형 당뇨에 걸릴 가능성이 커진다.[5] 2형 당뇨인 사람들은 확정 진단을 받지 않았다고 해도 폐쇄성수면무호흡증(obstructive sleep apnea)일 수 있는데, 이 경우는 혈당을 낮추는 약을 먹고 식이요법을 진행해도 혈당을 잘 조절하지 못한다.[6] 양질의 수면을 적절히 취해야 혈당 조절이 가능하고 전체 내분비계가 원활하게 기능하기 때문에 수면무호흡증은 인슐린 저항성과 2형 당뇨를 유발하는 직접적인 원인이라고 추정하는 연구자들도 있다.[7]

알츠하이머로 고생하는 사람이 대사장애를 개선하고 인지기능의 저하를 막으려면 잠은 '뇌를 위한 단식'이라고 생각하는 것이 도움이 된다. 각 수면 단계에 맞춰 뇌는 활발하게 활동하지만, 잠을 자야 매일 밤 뇌가 오래되고 낡은 세포 부위를 말끔하게 제거하고 깨끗하게 하는 '청소 활동'을 할 수 있다. 잠을 자야 뇌가 휴식을 취하고 다시 일할 준비를 할 수 있다. 충분히 자지 못하면 뇌가 스트레스를 받는다는 사실을 기억하자!

잠을 충분히 자지 않으면 불안해지고 짜증이 난다는 사실은 쉽게 알 수 있지만, 부족한 잠은 우리가 눈치채지도 못하는 상태에서 코티솔 분비를 촉진하고 인슐린 저항성을 유발한다. 어쩌면 이런 인체의 반응도 원시인들의 몸에서 만들어진 반응 기작일 수 있다. 우리 몸이 잠을 충분히 자지 못하는 데는 분명 이유가 있으리라 추측한다. 그러니까 우리 몸을 위협하는 포식자나 마을에 쳐들어온 이웃 부족 같은 외부 요소가 있으리라 추측한다. 위험 상황이기에 경계를 늦추지 않고 늦게까지 깨어 있는 것이라 여겨 코티솔과 포도당을 혈관으로 많이 분비해두는 것이다.

그러니 명심하자. 잠이 부족해선 안 된다. 잠을 비타민S(sleep)라고 생각하자. 결핍되면 안 되는 필수 비타민과 미네랄처럼 잠도 부족해선 안 된다.

오랫동안 잠을 제대로, 충분히 자지 못하면 인슐린 민감성, 혈당 조절, 스트레스 조절장애 같은 해로운 결과가 다양하게 나타난다는 사실을 생각해보면 인지기능을 강화하려고 할 때 가장 먼저 할 일은 잠을 충분히 자는 것이다. 밤에 푹 자면 좀 더 맑은 정신으로 명쾌하게 생각을 할 수 있다. 밤을 꼬박 새고 나면 인지능력이 떨어지고 하루 종일 기분도 좋지 않다는 사실은 누구나 안다. 하지만 인지능력을 강화해야 한다는 특별한 목적을 수행해야 하는 알츠하이머 환자나 경도인지장애 환자에게는 일반 사람들보다 수면이 미치는 영향이 훨씬 크다.

뇌와 중추신경계가 대사작용을 하고 나온 노폐물을 혈관 밖으로 버려 몸 밖으로 배출하는 방법에는 여러 가지가 있는데, 그중 하나가 글림프계(glymphatic system)를 이용하는 것이다.[8] 글림프계는 낮에 활동할 때는 대부분 쉬고 있다가 잠을 잘 때 활발하게 움직인다.[9] 실제로 연구자들은 모든 동물에게 잠이 절대적으로 필요한 이유는 뇌에 독성물질이 될 수 있는 노폐물을 밖으로 배출하는 '휴지 시간'이 있어야 하기 때문이라고 추론하고 있다.

제대로 잠을 자지 못하고 활동일주기가 깨지면 비만, 인슐린 저항성, 대사증후군 등이 생기는 것처럼 알츠하이머도 발병하고 진행될 수 있다.[10] 알츠하이머 환자는 쉽게 잠들지 못하며, 일단 잠이 들어도 여러 번 깨거나 전혀 엉뚱한 시간에 잠을 자거나 깨는 경우가 많다. 하지만 뒤바뀐 활동일주기가 알츠하이머의 원인인지 결과인지는 아직 명확하게 밝혀지지 않았다. 아마도 원인이기도 하고 결과이기도 한 것 같다. 오랫동안 양질의 수면을 취하지 못하면 알츠하이머가 발병할 수 있는데, 일단 알츠하이머에 걸리면 신경세포가 서로 제대로 신호를 주고받지 못하기에 수면의 질은 떨어질 수밖에 없다.[11] 따라서 애초에 수면의 질이 낮아지면서 알츠하이머라는 고약한 주기가 시작됐으리라고 보는 과학 문헌이 훨씬 많다.

잠을 제대로 자지 못하면 인슐린 민감성은 저하되고 스트레스 호르몬이 분비되며 혈당을 제대로 조절할 수 없음을 생각해보면 알츠하이머 환자에게서 나타나는 증상 가운데 몇 가지는 수면 부족 때문이라고 설명할 수도 있을 것이다. 문제는 수면 부족이 야기하는 문제가 그보다 훨씬 심각하다는 점이다. 오랫동안 잠을 자지 못하면 베타아밀로이드가 응집되는데, 베타아밀로이드가 계속 쌓이면 제대로 잠을 자지 못하게 된다. 생쥐의 경우 수면 주기를 정상으로 되돌리면 훨씬 효율적으로 아밀로이드 단백질을 배출한다는 연구 결과도 나와 있다.[12]

잠자는 시간을 늘리면 뇌가 좀 더 효율적으로 베타아밀로이드 응집을 제거할 수 있음은 분명하다. 아밀로이드 단백질의 양은 깨어 있을 때는 증가하고 자는 동안에는 줄어든다.[13] 다시 말해 24시간 주기로 양이 변하는 것이다. 그 이유는 부분적으로는 글림프계의 활동이 활발해지는 주기와 관계가 있다. 과도하게 축적되면 고약한 응집을 만드는 베타아밀로이드 단백질은 깨어 활동하는 시간보다는 잠들었을 때 두 배는 빠른 속도로 제거된다.

인슐린 억제효소(IDE)도 잠을 자는 동안 베타아밀로이드 단백질을 청소하는 과정에 영향을 미친다. 앞에서 살펴본 것처럼 인슐린 억제효소의 기질(효소가 조절하는 물질)은 2가지(인슐린과 베타아밀로이드)로, 두 물질은 인슐린 억제효소를 차지하려고 서로 경쟁을 벌인다. 하지만 인슐린 억제효소는 베타아밀로이드보다는 인슐린과 더 잘 결합하기에 체내에 인슐린이 상당히 많으면 인슐린 억제효소가 베타아밀로이드를 분해하는 능력은 현저하게 떨어질 수밖에 없다. 인슐린 수치를 정상으로 만드는(최소한 낮추는) 역할도 잠이 가진 여러 기능 가운데 하나이다. 건강한 사람은 오래 자면 인슐린 수치가 상당히 낮아진다. 거의 모든 시간 인슐린 수치가 비정상적으로 높은 상태로 지내야 하는 인슐린 저항성인 사람도 깨어 있는 시간에는 인슐린 수치가 정상으로 돌아오지 않지만 잠을 자는 동안에는 다른 시간에 비해 인슐린 수치가 상당히 낮아진다. (건강한 사람과 비교하면 자고 일어난 직후의 인슐린 수치도 상당히 높지만 평소와 비교하면 가장 낮다.) 자고 일어났을 때 인슐린 수치는 가장 낮기 때문에 이때는 인슐린이 인슐린 억제효소를 놓고 베타아밀로이드와 싸움을 벌일 이유가 없다. 따라서 인슐린 억제효소는 베타아밀로이드를 집중적으로 청소할 수 있다.

한 가지 기억할 점은 알츠하이머 환자라고 해서 베타아밀로이드가 많이 생성되는 것은 아니라는 점이다. 알츠하이머 환자의 문제는 생성된 베타아밀로이드를 제때 효과적으로 배출하지 못해서 쌓인다는 점이다.

지금까지 살펴본 내용을 종합해보면 시간이 날 때마다 눈을 붙이고 싶어 하는 사람의 습성은 뇌에게 정기적으로 '쓰레기를 버릴' 시간을 주려는 진화 전략일 수도 있다. 어쨌거나 몸 안에 쌓인 노폐물은 깨어서 활동할 때보다는 어떤 형태든 잠을 자는 동안 좀 더 효과적으로 몸 밖으로 배출된다. 따라서 양적으로나 질적으로 좋은 잠을 자야 한다. 또 한 가지, 적어도 설치류의 경우에는 똑바로 누워 자거나 엎드려 자는 것보다 옆으로 누워 잘 때 좀 더 효과적으로 노폐물을 배출한다는 증거가 있다. 사람의 경우 가장 효율적인 수면 자세는 아직 밝혀진 바가 없지만 한 가지는 분명하다. 어떤 자세로 잠을 자든지 간에, 잠은 매우 중요하다는 것!

시간 외에 수면 환경도 중요하다. 완고하게 몸속에 저장되어 있는 생체 시간대로 움직이는 활동일주기는 우리 몸이 밝은 낮에는 깨어 있고 어두운 밤에는 잠을 자리라고 기대한다. 자는 시간에 주변에 인공 광원이 많으면 몸은 아직도 낮이라고 생각하고 멜라토닌을 적게 생성한다. 멜라토닌은 활동일주기를 조절해 우리 몸이 잠든 뒤 깨지 않게 돕는 역할을 하는 호르몬이다. 따라서 잠을 자는 공간에서는 가능한 인공 불빛을 멀리 떨어뜨려놓아야 한다. 침대 바로 옆에 디지털시계가 있으면 안 되고, 거리의 불빛이 침실로 스며들어 와서도 안 되며, 전자기기 스크린이 밝게 빛나서도 안 된다. 밖에서 많은 불빛이 침실로 쏟아져 들어온다면 '암막 커튼'을 구입하자.

쾌적한 수면을 취하기 위해 잠자리에 드는 절차를 정해두는 것도 좋다. 일단 수면 1시간쯤 전에 밝게 빛나는 전자기기를 모두 꺼두면 긴장을 풀고 쉽게 잠들 수 있다. 잠자리에 들기 직전까지 밝은 빛에 감싸여 있으면 (특히 머리 위쪽에서 오는 밝은 빛을 쬐면) 우리 몸은 이제 밤이니 곧 자야 한다는 신호를 받지 못한다(가능하면 머리 위에서 밝게 빛나는 전등 대신 옆에서 희미하게 빛나는 침실 등을 켜두자, 불빛의 세기를 아주 약하게 해두자). 쉽게 잠이 들지 않는다면 혀 밑에 넣고 녹여 먹는 멜라토닌 사탕이나 수면에 도움을 주는 허브차를 마시자. 태양광선이 내리쬐는 낮에 충분히 햇살을 받아두는 것도 활동일주기를 조절해 밤에 쉽게 잠들 수 있는 방법이다.

# 19장

# 케톤을 생성하고
# 뇌가 '노폐물을 청소하게' 하는
# 간헐적 단식

에너지를 얻으려고 고군분투하는 뇌를 치료하려 할 때 선택할 수 있는 또 한 가지 생활습관은 간헐적 단식이다. 지금까지 계속해서 잘 먹어야 한다고 강조했던 책에서 갑자기 먹지 말라니, 이상하게 느껴질 수도 있겠다. 하지만 전혀 무리하지 않고도 금식을 할 방법이 있다. 종교적 이유로 혹은 영적인 이유로 단식을 하는 사람들은 단식이 머리를 맑게 해주고 몸과 마음도 깨끗하게 만든다는 말을 많이 한다. 최상의 '환희'를 느꼈다는 사람도 있다. 대다수는 이런 환희를 영적인 깨달음이나 열반에 이른 경험이라고 말하지만 사실 그런 경험을 하는 데는 훨씬 세속적이고 과학적인 이유가 있다. 바로 케톤 때문이다!

　단식을 하는 동안 혈당과 인슐린 수치는 낮은 상태를 유지하기 때문에 몸은 주연료를 지방으로 바꾼다. 그렇게 해 계속해서 지방을 태우면 케톤이 많이 생성된다. 앞에서 살펴본 것처럼 케톤은 뇌에 매우 좋은 연료이다. 몸과 뇌가 지방산과 케톤을 주연료로 사용하면 오르락내리락 하는 혈당 때문에 겪어야 했던 머리가 혼란스럽고 멍한 상태도, 들쑥날쑥했던 감정 기복과 정서 불안도 사라지고 일상적으로 자연스럽게 선명하고 날카롭게 생각할 수 있다.

단식은 알츠하이머를 앓는 사람에게도, 가벼운 인지기능 저하와 인지장애를 겪는 사람에게도 매우 효과적인 치료법이 될 수 있다. 소화는 큰 에너지가 드는 힘든 대사 과정이다. 소화를 '운동'이라고 생각하는 사람은 많지 않을 것이다. 실제로도 소화는 마라톤처럼 격렬한 운동은 아니다. 하지만 세포 차원에서 소화는 정말로 에너지가 많이 드는 격렬한 운동이다.

(추수감사절 만찬을 먹은 뒤에, 아니면 거하게 식사를 한 뒤에 왠지 졸린 것 같은 데는 이유가 있다. 칠면조에 든 트립토판 때문이 아니다. 소화는 큰 에너지가 드는 과정이기에 음식을 많이 먹으면 혈액과 영양소가 소화기관으로 몰려가 몸의 나머지 부분은 혈액도 영양소도 부족해져 졸린 것이다.)

단식을 하는 동안에는 몸 안으로 음식이 들어가지 않기에 소화에 자원을 쓸 필요가 없다. 덕분에 몸은 인지기능을 개선하는 데 반드시 필요한 요소인 낡은 세포 파편들을 청소하고 고장 난 조직을 수선하는 데 여분의 에너지를 사용할 수 있다.

단식은 여러 이유로 전 연령대에서 할 수 있는데, 인슐린 억제효소가 뉴런을 망가트리고 당화반응의 마지막 산물을 생성하며 뉴런 시냅스의 모양을 바꾸는 베타아밀로이드 단백질을 제거하는 역할을 한다는 사실을 생각해보면 알츠하이머 환자에게 특히 도움이 된다. 인슐린과 베타아밀로이드는 인슐린 억제효소의 관심을 끌기 위해 서로 경쟁하지만 인슐린 억제효소가 '선호하는 아이'는 인슐린이었음을 기억하자. 그것은 인슐린 수치가 높게 유지되는 한(탄수화물을 주로 먹는 현대 미국식 식사를 하는 사람으로 특히 인슐린 저항성이 있는 수백만 명은 인슐린 수치가 높을 때가 많은데), 인슐린 억제효소는 인슐린을 먼저 청소하기 때문에 베타아밀로이드가 몸에 쌓일 수밖에 없다. 탄수화물을 상당히 적게 먹거나 나아가 금식을 하는 경우처럼 인슐린 수치가 낮을 때에만 인슐린 억제효소는 아밀로이드 단백질을 밖으로 내보내는 일에 집중할 수 있다.

종교 의식이나 그 밖에 다른 이유로 단식을 시도해봤지만, 하기가 어려웠던 사람도 일단 몸이 지방을 태워 연료로 사용하는 법을 익히면 단식이 쉽다는 사실을 알고 놀랍고도 기쁠 것이다. 지방을 태워 연료를 얻는 방법을 터득한 사람은 혈당이 요동 칠 일이 없으니 단식도 어렵지 않다. 단식은 많은 열량을 얻으려고 끊임없이 탄수화물을 섭취해 혈당 수치가 매우 높아지거나 낮아지기를 반복하는 사람들에게나 어려운 과제이다.

잘 짜인 저탄수화물 식사를 하면 저혈당증도 막을 수 있다. 따라서 단식을 방해하는 가장 큰 이유는 생리적인 것보다 심리적인 문제에 있다. 현대 산업사회는 끊임없이 먹는 일에 익숙하다. 행복해도, 슬퍼도, 지루해도, 신나도, 스트레스를 받아도 먹는다. 또 외로워도, TV를 봐도, 축하할 일이 있어도, 사랑하는 사람을 저세상으로 떠나보낼 때도 먹는다. 무슨 일이 있든 먹고 또 먹는다.

단식에 성공하려면 하루에도 여러 번 '먹고 싶어 하는' 생각부터 버려야 한다. 배고픔을 느끼는 것은 나쁘지 않다(사실은 아주 좋은 일이다). 인류의 역사에서 하루 중 언제라도 먹을 수 있었던 시기는 거의 없었다. 간헐적 단식은 인간 진화사의 일부분으로 우리 몸과 뇌는 아무것도 먹지 않고 상당한 시간을 보내야 하는 상황에 대비되어 있다. 하지만 21세기를 사는 산업 사회인들은 1년 내내 풍족한 음식에 둘러싸여 있다. 이제는 치료를 위해 의식적으로 음식을 끊는 노력을 해야 한다. 사람은 만찬을 즐긴 뒤에는 기아를 경험해야 한다. 하지만 값싼 음식이 도처에 널려 있어 언제나 만찬, 만찬, 또 만찬이다.

간헐적 단식의 생화학 원리와 효력을 연구하는 저명한 연구자들은 간헐적 단식을 하면 뇌에서의 BDNF 수치 상승 같은, 운동을 한 뒤에 나타나는 효과가 생긴다고 하면서[1] "BDNF는 동물 신경퇴행성 장애 모형에서 뇌 기능 저하와 퇴보를 막는 뉴런 저항성을 높인다"[2]라고 했다. 단식을 하면 세포가 산소 때문에 손상되는 일도 줄고, 흥미롭게도 열량을 제한하면(여러 열량 제한법 중 가장 극단적인 게 단식이다) "성인의 뇌에서 새로 신경세포가 다량 생성되는데, 이는 열량을 제한하는 행위가 뇌 가소성과 재생능력을 강화한다는 증거"일 수도 있다.[3]

섭취 열량을 제한하고 간헐적 단식을 하면 생기는 생화학적 이득이 너무나도 많아서 이 책에서 상세하게 다룰 수는 없다.[4] 알츠하이머에 걸린 뇌를 치료한다는 특별한 목적을 놓고 보았을 때 단식이 주는 가장 중요한 효과는 인슐린 민감성을 개선하고 지방과 케톤을 쉽게 연료로 사용하게 해준다는 것이다. 더구나 단식을 하면 세포는 '스트레스'를 받는데, 이 스트레스는 운동이 주는 스트레스처럼 몸에 좋다. 많은 사람이 스트레스를 줄이려고 운동을 하는데, 실제로 운동은 스트레스를 줄이는 데 효과가 좋다. 심리적으로는 말이다. 세포 차원에서 운동은 육체적으로 스트레스를 준다. 앞에서도 말한 것처럼 운동 때문에 생기는 스트레스는 몸을 더 강하고 탄력 있게 만든다.

뇌도 마찬가지이다. 단식이 주는 생화학적 '스트레스'에 적응하면 뇌는 뉴런이 퇴화되고 죽는 일을 막을 수 있다.[5] 동물 연구에서는 단식을 하지 않더라도 식사 간 간격을 길게 하면 좋은 효과가 나타난다는 사실을 밝혔다. 단식이 주는 효과를 연구하는 과학자들은 "흥미롭게도 생쥐의 식사 간격을 길게 하면 전체 열량 섭취량에 상관없이 뇌에 좋은 영향을 미쳤으며, 전체 몸 상태도 좋아졌다"[6]라고 했다. 이는 먹는 양은 줄이지 않아도 (섭취하는 열량은 동일해도) 식사 시간 사이의 간격만 길게 늘여도 좋은 효과를 볼 수 있다는 뜻이다(물론 생쥐의 경우에 그랬다는 뜻이지만 어쨌거나 참고할 만하다). 따라서 흔히 알려진 것처럼 하루 종일 조금씩 여러 번 먹을 것이 아니라 한 번에 많은 양을 먹되 횟수를 줄이는 것이 몸에는 더 좋을 수도 있다.

단식으로 얻을 수 있는 또 하나 좋은 점은 '자가소화작용(autophagy)'이 일어난다는 것이다. 이 과학 용어는 쉽게 말해 '스스로 먹는 과정'이라고 할 수 있다. 그러니까 우리 몸의 기능이 다한 부위를 재사용하고 재생하고 깔끔하게 정리하는 과정이다. '스스로 먹는' 과정은 내부 조직에서 일어나는 일을 설명해준다. 보통 하루에 세 번(사람에 따라서는 그 이상) 해야 하는 소화라는 엄청난 과제를 더는 처리하지 않아도 될 때 우리 몸은 청소를 해야겠다는 마음을 먹을 수 있다. 다시 말해 오래되고 낡아 기능에 이상이 생긴 세포 파편을 몸 밖으로 배출하거나 아미노산이나 당, 지방산 같은 다른 세포 구조물로 활용하기 위해 필요한 곳으로 운반할 수 있다.

사실 자가소화작용은 우리 몸에서 끊임없이 일어나고 있는 정상적이고도 이로운 과정이다. 그리고 단식을 했을 때, 열량 섭취량을 크게 줄였을 때 자가소화작용은 더욱 활발하게 일어난다.

단식을 하는 동안 운동을 하면 효과를 더 높일 수 있다. 물론 노인의 경우 단식을 하면서 격렬한 운동을 해서는 안 된다. 하지만 지방 대사를 높이고 케톤을 더 많이 생성하도록 느리면서도 약한 운동을 하는 것이 좋다. 자고 일어났을 때 먼저 식사를 하지 말고 천천히 오래 걷는 것도 한 방법이다. (운동을 하기 전에 '사람으로 되살아나려고' 커피를 마시거나 차를 마시는 것은 된다. 차나 커피에 코코넛오일이나 MCT 오일을 넣으면 케톤 연료를 장착한 건장한 짐승이 될 수 있다!)

운동이 그렇듯이 단식도 꼭 해야 하는 필수사항은 아니다. 단순히 할 수 있다면 뇌 건강을 되살리는 데 도움이 될 또 다른 도구를 소개하는 것이다. 그러나 다시 한 번 말하지만, 우리 몸이 지방을 연료로 사용하는 방식에 적응하기만 한다면 단식을 함으로써 뇌에게 우리 몸을 청소할 시간을 줄 수 있다.

일상에서 단식을 실천할 방법은 여러 가지가 있다. 일주일에 한 번, 혹은 한 달에 한두 번씩 24시간 내내 단식을 할 수도 있고, '간헐적 단식'을 해도 된다. 간헐적 단식을 하는 방법도 몇 가지가 있다.

1. 저녁과 아침의 식사 간격을 최소한 12시간으로 하는 일정을 짠다. 저녁 7시에 밥을 먹었다면 다음 날은 오전 7시 전에는 밥을 먹지 않는 것이다. 이 방법은 알츠하이머 치료 프로그램을 개발한 브레드슨 박사가 제안했다(아침에 일어나 무언가를 먹기 전에 걷기 같은 육체활동을 하는 것이 도움이 되는 이유는 밖에 나와 아름다운 경치를 보면서 상쾌하게 걷다 보면 허기를 잊게 되고 좀 더 시간이 지난 뒤에 아침을 먹을 수 있기 때문이다).

2. 엄격하게 정해진 시간 안에만 식사를 한다. 즉 여덟 시간을 식사 가능 시간으로 결정했으면 오전 10시와 오후 6시 사이에만 식사를 하고, 열 시간으로 정했으면 오전 10시와 오후 8시 사이에만 식사를 하는 것이다.

단식을 하는 동안 먹을 수 있는 음식이나 음료가 조금 있는데, 그런 음식과 음료는 먹어도 단식 중이라고 생각해도 된다. 가장 중요한 것은 혈당과 인슐린 수치를 계속 낮춘 상태로 유지하는 것이다. 따라서 탄수화물은 전혀 먹어선 안 되고 단백질은 거의 먹지 않아야 한다. 인슐린 수치에 별 영향을 주지 않는 순수한 지방은 소량 먹어도 된다.

**단식 중 먹어도 되는 음식과 음료**

- 물 – 말할 것도 없다!

- 커피

- 차 – 허브차, 녹차, 홍차 등 원하는 대로 마셔도 된다.

- 차나 커피에 넣을 헤비크림 조금(되직한 휘핑크림도 된다)

- 코코넛오일이나 MCT 오일 – 오일만 먹어도 되고 뜨거운 음료에 넣어 마셔도 된다.

- 마카다미아나 호두, 피칸 30~60g.
- 순수 지방 – 버터, 올리브오일 한 수저, 코코넛버터
- 직접 뼈를 고아 만들거나 고형 큐브를 녹여 만든 고기 국물 – 나트륨 같은 전해질을 공급할 수 있는 좋은 음식이다.

이 목록 가운데 일부는 아주 이상하다고 생각할 수도 있다. 하지만 '아주 조금 먹는 것이' 그렇지 않으면 제대로 진행할 수 없는 약식 단식을 계속하게 해 치료에 도움을 줄 수 있다. 중요한 것은 단식 중 인슐린과 혈당 수치가 높아지지 않는 것이기 때문에 순수 지방이나 순수한 지방에 가까운 음식을 최소한으로 먹는 것이 논리적으로 완벽한 선택임을 기억하자.

이제 막 저탄수화물 식이요법을 시작한 사람이라면 순수한 기름을 한 수저 먹는다는 생각이 매우 이상할 수도 있다. 하지만 저탄수화물 식이요법을 계속 진행해나가면 오일을 먹는 일이 즐겁다는 사실을 알게 될 것이다. 단식 중의 코코넛오일이나 MCT 오일 한 수저는 '뇌가 가장 필요로 하는 약'을 먹는 것이다.

## 간헐적 단식 주의점!

단식이 모든 사람에게 적합하지는 않다. 모든 치료법이 다 그렇듯 단식도 자격을 갖춘 전문가와 상의해 자신에게 맞는 방법을 찾아야 한다. 저탄수화물 식이요법을 진행하면서 단식을 하려는 사람은 누구나 의사와 상의해야 하지만, 특히 당뇨인 사람들은 저혈당 약을 복용하는 시간을 조정해야 할 수도 있으니 반드시 의사와 상의해야 한다. 더구나 저체중인 노인은 단식을 하지 않는 것이 좋다.

# 4부

식습관과 생활습관을
뛰어넘는
성공 전략

# THE
# Alzheimer's
# ANTIDOTE

4부에서는 저탄수화물 케토제닉 식이요법에 적응하면
어떤 결과를 기대할 수 있는지,
섭취한 훌륭한 영양소들을 제대로 흡수하려면
소화 기능을 어떤 식으로 강화해야 하는지, 이 식이요법을 계속하려면
어떤 식으로 정신적인 지원을 받아야 하는지 등을 살펴본다.
또 저탄수화물 케토제닉 식이요법을 진행하는 동안
약을 복용하는 방법과 금기사항 같은 중요한 문제도 다룬다.

# 20장

# 변화를 부르는 로드맵

뇌에 영양을 공급하는 저탄고지 식이요법 진행 방법은 단순하지만, 자신이나 사랑하는 사람에게 가장 적합한 식습관과 생활습관 전략을 세우려면 반드시 알아야 하는 몇 가지 내용이 있다. 이번 장에서는 약물 치료, 식습관을 완전히 바꾸면 나타나는 결과들, 채식주의자를 위한 저탄수화물 식이요법, 이 식이요법을 하면 안 되는 사람 등에 대해 살펴본다.

## 곧바로 강도 높게, 아니면 점진적으로

하룻밤 사이에 즉시 식습관과 생활습관을 바꿀 것이냐, 아니면 조금은 편하게 점진적으로 바꾸어나갈 것이냐를 결정할 수 있는 사람은 자신밖에 없다. 자신이 편한 방식으로 결정해야겠지만, 나는 즉시 시작하기를 권한다. 우리는 오랫동안 뇌를 손상시켜온 식습관과 생활습관을 물리치려는 경주에 나서야 한다. 그렇기에 더 지체할 시간이 없다고 생각한다.

하지만 천천히 저탄수화물 식단으로 바꾸는 편이 더 마음이 편하다면 그렇게 해도 된다. 며칠 동안 하루에 보통 어느 정도나 탄수화물을 섭취하고 있는지 적어본다면 시작점을 어떻게 잡아야 할지 알 수 있을 것이다. 서서히 탄수화물 섭취량을 줄이기로 마음먹었다면 어떤 비율로 줄여나갈지 결정해야 한다. 일주일이나 이주일 동안은 일단 25% 줄이고, 이후 50%로 줄였다가 결국에는 75%까지 줄일 수도 있다. 아니면 아침과 점심은 저탄수화물 식사를 하고 저녁에 탄수화물을 먹는 방법도 있다.

(탄수화물은 아침보다는 저녁에 먹는 것이 좋은데, 아침에 탄수화물을 먹었다가는 하루 종일 먹고 싶을 수도 있기 때문이다. 더구나 인슐린은 일반적으로 아침에 가장 수치가 낮다는 사실도 기억하자. 따라서 아침에 시리얼이나 머핀, 주스 등으로 탄수화물을 공급하면 인슐린 수치가 갑자기 솟구쳐 오르는 최악의 사태가 벌어질 수도 있다.)

어떤 전략을 선택하든 시간이 지나면 전체 탄수화물 섭취량이 반드시 줄어 있어야 한다. 저탄수화물 식이요법으로 신경계와 인지기능에 좋은 효과를 보려면 인슐린이 충분히 오랫동안 낮은 수치를 유지해 케톤이 필요한 만큼 어느 정도는 생성될 수 있도록 탄수화물 섭취량을 낮추어야 한다.

점진적으로 탄수화물을 줄여나가는 또 다른 방법은 개별 음식을 하나씩 식단에서 제거해 결국 어느 정도 시간이 지나면 몸에 해로운 작용을 하는 음식을 거의 다 배제하는 것이다. 예를 들어 첫째 주에는 그저 파스타만 식단에서 뺀다(밥이나 빵 등, 어떤 음식이든 상관없다). 그다음 주에는 콩이나 감자 같은, 또 다른 음식을 뺀다. 그런 식으로 해 결국 더는 탄수화물 음식을 먹지 않게 되는 지점까지 오면 저탄수화물 식사를 훨씬 편하고 무리 없이 진행하게 될 것이다.

곧바로 탄수화물 음식을 모두 끊든 서서히 끊든 뇌에 영양을 공급하는 저탄수화물 식이요법을 하려는 사람은 시작 전에 반드시 몇 가지 사항을 알아야 한다. 가장 중요한 2가지 사항은 철저하게 점검해야 한다.

첫째, 저탄수화물 식이요법이 '노인과 당뇨 환자(알츠하이머 같은 인지장애 질환으로 고생할 가능성이 가장 큰 두 집단이다)'가 흔히 먹는 약물과 어떤 식으로 상호작용하는지 알아야 한다.

둘째, 자신이 케토제닉 식이요법을 할 수 없는 사람인지 확인해야 한다.

## 약을 복용하고 있다면

저탄수화물 케토제닉 식이요법을 시작하면 기존 식단이 크게 변해 몸의 생리 현상도 빠른 속도로 강한 영향을 받는다. 그 때문에 복용하는 약이 몸에 들어가 영향을 미치는 방식도, 약의 대사작용도 바뀔 수 있다. 그러면 큰 문제가 생길 수 있기에 의사나 자격을 갖춘 건강 전문가와 상의해 몸에 맞게 식단과 약물 치료 계획을 짜야 한다. 절대로 자기 혼자 판단하고 약을 바꿔서는 안 된다. 의학 전문가와 함께 몸에 어떤 변화가 생기고 있는지 철저하게 점검하고 그에 맞는 조치를 취한다. 하지만 중요한 몇 가지 변화는 아주 초기에(식이요법을 시작하고 며칠 정도면) 나타나기 때문에 사전에 예방조치를 취해둔다.

### 혈압약(베타 차단제, 칼슘 채널 차단제 등)

저탄수화물 식단에 적응한 몸에 제일 먼저 나타나는 변화 중 하나는 혈압이 낮아지는 것이다. 혈압이 높은 사람에게는 당연히 좋은 일이다. 하지만 현재 혈압 조절약을 먹는 사람이라면 저탄수화물 식이요법을 하면 혈압이 위험할 정도로 낮아질 수 있다는 사실을 명심해야 한다.

의사의 지시 아래 저염 식이요법으로 고혈압을 관리하는 사람이라면 음식으로 섭취하는 나트륨보다 인슐린 수치가 혈압에 훨씬 많은 영향을 미친다는 사실을 알아야 한다. 인슐린은 콩팥의 미네랄과 전해질(특히 나트륨) 보유 방식에 큰 영향을 미치는데, 탄수화물 섭취를 확 줄이면 당연히 인슐린 수치도 크게 낮아져 더 많은 나트륨이 몸 밖으로 배출된다.[1] 더구나 나트륨이 아니라 설탕이 고혈압을 일으키는 주범이라는 증거가 쌓이면서 우리가 '그릇된 흰색 결정'을 악마로 만들어왔다고 주장하는 연구자들도 있다.[2] 저탄수화물 식이요법은 혈압을 낮출 가장 효과적인 자연 치료법이기에 이를 시작한 뒤 혈압약을 끊는 사람이 많은 것은 결코 우연이 아니다.

### 인슐린과 경구 당뇨 제제

저탄수화물 식이요법의 뚜렷한 특징 중 하나가 단식을 하는 동안과 식사를 마친 뒤 혈당과 인슐린 수치가 낮아진다는 걸 이제는 분명히 알았을 것이다. 탄수화물을 적게 섭취하면서 필요한 인슐린 양이 줄어든 것이다. 혈당과 인슐린 분비량을 조절하는 구강 약품도 마찬가지이다. 인슐린 제제를 복용하는 사람이라면 자칫 잘못하면 혈당이 너무 낮아져 매우 위험한 상태가 될 수 있으니 이 점을 명심해야 한다.

(주의점: 저탄수화물 식이요법을 하면 기존에 알던 저혈당 상식이 바뀔 것이다. 저탄수화물 식이요법을 하기 전에는 혈당 수치가 70~90mg/dL 부근에 있을 때면 저혈당 증상을 느꼈을 것이다. 혈당 수치가 높을 때는 150~200mg/dL까지 올라갔기 때문이다. 하지만 실제로는 몸과 뇌가 연료로 사용할 지방산과 케톤만 충분하다면 혈당 수치가 70~80mg/dL 정도라 해도 완벽하게 정상적이고 건강한 상태이기에 저혈당 증상은 나타나지 않는다.)

### 혈장 용해제(Blood Thinners)

식단을 완전히 바꾸면 혈액의 점성도 바꾼다. 생선기름으로 만든 보조제를 먹거나 지방이 많은 생선, 아마씨유, 오메가-3가 많이 든 음식이나 보조제를 먹으면 혈액의 점성은 더 크게 바뀐다(생선기름은 천연 혈장 용해제라 할 수 있다). 혈액이나 혈관에서 당화반응이 훨씬 적게 일어나도 혈액의 점성은 조금 묽어진다. 혈액이 덜 '끈적'거리고 혈관이 유연하면 혈액은 훨씬 부드럽게 흘러갈 수 있다. 쿠마딘, 와파린, 플라빅스, 혹은 아스피린 같은 혈액의 점성을 낮추고 응고되는 것을 막는 혈장 용해제를 복용하는 사람은 의사와 상의해 건강 상태를 점검하고 약을 계속 먹어도 되는지, 복용을 중단해야 하는지를 결정해야 한다.

### 처방 제산제와 시판 제산제

위산 분비를 막거나 억제하는 양성자 펌프 억제제(PPI), 히스타민2 수용체 길항제, 펩시드, 롤레이즈, 타가메트, 툼스, 잔탁 같은 약품을 오래 복용하면 음식으로 섭취한 영양소를 제대로 소화하지도 흡수하지도 못하게 될 수 있다. 소화 과정을 방해하도록 설계된 약물 때문에 소화 기능이 떨어지면 뇌를 치료하고 뇌 건강을 증진시키는 음식을 아무리 먹어도 소용이 없다.

저탄수화물 식이요법을 하는 사람들은 계속 진행할수록 제산제를 먹을 필요가 줄어듦을 알고 깜짝 놀랄 것이다. 저탄수화물 식이요법을 하면서 곡물을 끊고(맞다, '몸에 좋은 통곡물'도 마찬가지이다) 얼마 뒤에 위산 역류와 위-식도 역류 질환이 사라졌다는 사람이 수천 명에 이른다(이 문제는 21장에서 좀 더 자세하게 다룬다).

### 항동맥경화약

몸 안에서 콜레스테롤 합성을 막는 약은 뇌에 영양을 공급하고 뇌 기능을 강화하려고 콜레스테롤을 늘리려는 노력과 상충될 수밖에 없다. 뇌가 건강해지려면 반드시 콜레스테롤이 필요하다는 사실을 잊지 말자. HMG CoA 환원효소 억제제인 스타틴 같은 콜레스테롤 수치를 낮추는 약을 먹고 있다면 의사와 상의해 적정 복용량을 알아보거나 더는 복용하지 말아야 한다. 콜레스테롤 수치를 낮추는 약은 인지기능을 회복시키는 데 걸림돌이 된다. 콜레스티라민이나 담즙산 제거제 같은 약은 다른 생화학 경로로 몸에 작용하기에 스타틴 같은 심각한 부작용은 생기지 않는다.

### 당질코티코이드계 약품과 스테로이드 제제

둘 다 합성한 코티솔 약품으로 고통을 줄이거나 염증을 막으려고 처방한다(이런 약품은 흔히 코티솔, 프리드니손, 덱사메타손이라는 명칭으로 불린다). 관절염이나 류머티즘 관절염 환자들이 이런 약품을 특히 많이 복용하는데, 알츠하이머나 인지장애를 앓는 사람 중에는 관절염 환자들이 많다. 체내에서 분비되는 코티솔 호르몬처럼 코티코스테로이드계 약품은 혈당을 높이기에 인슐린 수치를 낮추고 영양분을 얻지 못해 괴로워하는 뉴런을 위해 케톤을 좀 더 많이 생성하도록 노력하는 과정과는 완전 상충될 수밖에 없다. 하지만 좋은 소식도 있다. 저탄수화물 식이요법을 진행하면 자연히 관절 통증과 염증이 줄어든다(만성적으로 높은 혈당 수치와 인슐린 수치는 염증을 일으키는 주범들로 특히 오메가-6지방산이 다량 든 식물성기름을 먹으면 염증은 더 악화된다). 따라서 지방을 연료로 사용하는 몸으로 바뀌면 통증과 염증을 줄이는 이런 약들을 먹을 필요가 확 떨어진다. 저탄수화물 식이요법을 한 뒤에도 통증이 크게 줄어들지 않는다면 의사에게 혈당과 인슐린 수치에 영향을 주지 않는 오메가-3지방산이나 커큐민 같은 항염증 영양보조제를 처방해줄 수 있는지 물어보자.

## 저탄수화물 식이요법을 하면 안 되는 사람이 있을까

이 책에서 제안하는 저탄수화물 영양 전략은 간질, 당뇨(1형 당뇨와 2형 당뇨 모두), 심장병이 있는 사람도, 그 어떤 사람도 전부 안전하게 할 수 있다. 저탄수화물 식이요법은 건강에 좋다. 하지만 저탄수화물 식이요법이 맞지 않는다거나 의사의 세심한 관찰이 필요한 사람들도 있다. 다음 증상이 있는 사람들은 케토제닉 식이요법을 해선 안 된다.[3]*

- 카르니틴 결핍증(중요)
- 1형 카르니틴 팔미토일전환효소 결핍증과 2형 카르니틴 팔미토일전환효소 결핍증
- 카르니틴 전위효소 결핍증
- 베타 산화 결함
- 미토콘드리아3-하이드록시-3-메틸글루타릴-CoA 합성효소(mHMGS) 결핍증
- 중간사슬 아실 탈수소효소 결핍증(MCAD)
- 긴사슬 아실 탈수소효소 결핍증(LCAD)
- 짧은사슬 아실 탈수소효소 결핍증(SCAD)
- 긴사슬3-아실 탈수소효소 결핍증
- 중간사슬3-아실 탈수소효소 결핍증
- 피루브산 탈탄산효소 결핍증
- 포르피린증

---

* 주의: 이런 증상들은 비교적 이른 나이에 나타나는데 포르피린증(porphyria)은 언제라도 발현할 수 있다.

그 밖에 다른 건강 문제가 있는 사람은 케토제닉 식이요법을 충분히 할 수 있지만, 진행하는 동안 다음과 같은 문제가 발생하면 어떤 식사를 하는 것이 좋을지 의사와 상의하자.

- 간 기능 저하
- 콩팥 기능 저하
- 쓸개관/간관 막힘

이 책은 '고단백질' 식이요법을 권하진 않지만, 저탄수화물 식이요법을 진행하는 동안 평소보다 단백질을 많이 먹게 될 가능성이 크다. 건강한 사람이라면 단백질을 많이 먹어도 별문제가 없으며, 간이나 콩팥도 괜찮다는 연구 결과가 나와 있다.[4] 그러나 이미 간이나 콩팥에 문제가 있는 사람은 진행하기 전에 철저하게 사전 점검을 하고, 하는 동안에도 의사와 함께 정기적으로 몸 상태를 살펴야 한다.

### 쓸개를 제거한 사람은 어떻게 해야 할까

쓸개가 없다고 해도, 심지어 의사가 저지방 식사를 해야 한다고 해도 저탄수화물 식이요법은 할 수 있다(쓸개를 제거한 사람들은 흔히 저지방 식사를 해야 한다는 말을 듣는다). 소화 기능을 강화하는 방법에 대해서는 (특히 쓸개와 지방 소화에 대해서는) 21장에서 자세하게 다룬다.

### 유대교도, 이슬람교도 등 종교로 인해 특정 음식을 먹지 못하는 사람은 어떻게 해야 할까

특정 음식을 먹지 못하는 사람도 당연히 저탄수화물 식이요법을 할 수 있다. 금지 음식 말고 다른 걸 먹으면 된다. 저탄수화물 식이요법에서 '반드시 먹어야 하는' 음식은 없다. 종교 때문에 돼지고기를 먹지 말아야 한다거나 조개류, 소고기 같은 특정 음식을 먹을 수 없다고 해도 아무 문제가 없다. 어떤 음식이든 탄수화물은 아주 적게, 단백질은 적당하게, 지방은 많이 먹으면 된다.

### 채식을 하는 사람은 어떻게 해야 할까

채식을 하는 사람도 당연히 저탄수화물 식사를 할 수 있다. 단지….

이 책에서 권하는 식이요법에서는 동물성지방과 단백질이 중요하다. 하지만 달걀과 유제품을 먹는 채식주의자(락토-오보)라면 저탄수화물 식이요법으로 충분히 좋은 효과를 볼 수 있다. 섭취하는 열량과 영양소를 대부분 치즈, 달걀(특히 노른자), 버터, 코티지치즈 같은 음식에서 얻으면 된다. 달걀과 유제품을 먹으면 단백질을 보충할 수 있지만 콩과 식물에서 주로 단백질을 얻던 채식주의자들이 탄수화물 때문에 콩과 식물을 먹지 못하는 것이 걱정이고, 스스로 단백질 섭취량이 조금 부족하다고 느낀다면 유청(乳淸) 같은 단백질 보충제를 먹는 방법도 고민해보자.

저탄수화물 식이요법의 효과를 극대화하려면 해산물을 먹는 것이 좋다. 다시 해양성 동물 단백질이 먹고 싶다면 굴, 대합, 홍합, 가리비 같은 쌍각류나 단각류 패류로 시작해보자. 조개류에는 굶주리는 뇌가 절실하게 필요로 하는 비타민B12, 아연, 셀레늄 같은 비타민과 미네랄이 많다. 지방을 주로 식물에서 얻고 싶은 사람이라면 올리브오일, 아보카도, 견과류, 씨앗류를 먹으면 된다. 하지만 인체에 훨씬 적합하고 중요한 영양소는 식물이 아니라 동물성식품에 더 많이 들었음을 기억하자.

완전히 채식만 하는 비건에게는 저탄수화물 식이요법이 훨씬 어려울 수도 있다. 하지만 정말로 원한다면 동물성식품을 완전히 배제한 상태로도 이 책에서 제시하는 식이요법을 어느 정도는 실천할 수 있다. 가능한 최대로 설탕과 곡물을 먹지 말고 아보카도, 올리브오일, 코코넛, 견과류와 씨앗류 같은 건강한 지방으로 섭취 열량의 대부분을 채우고 당지수가 낮은 채소와 과일을 먹으면 뇌 건강에 크게 도움이 된다. 콩과 식물을 제한하기에 비건인 사람이 저탄수화물 식이요법을 하려면 다른 음식으로 단백질을 보충해야 한다. 대체 식품으로는 완두, 대마, 쌀 단백질이 좋다. 대두 단백질은 권하지 않는다. 굳이 단백질과 영양소를 콩과 식물로 먹겠다면 영양가도 풍부하고 당지수도 비교적 낮은 렌즈콩을 추천한다.

앞에서도 말한 것처럼 콩과 식물이나 녹말이 든 채소가 건강에 '나쁘다'거나 영양가가 없다는 말을 하는 것이 아니다. 그런 음식들은 수세기 동안 사람들에게 좋은 영양소를 공급한 건강에 좋은 전체식품이다. 그러나 이 책에서는 포도당이 아니라 지방을 주로 소비하는 몸으로 바꿀 영양학 전략을 구사한다는 사실을 기억하자. 젊고 건강하고 탄수화물에 거부감이 없는 사람은 탄수화물을 많이 섭취해도 큰 문제가 없을 수 있지만 이미 대사기능과 인지기능에 문제가 생겼다는 징후와 증상이 나타나는 노인은 다른 방식으로 영양소를 섭취해야 한다. 비건 채식을 하는 사람들이 정제 설탕과 곡물을 먹지 않고 건강한 지방 위주로 식사를 하면 녹말 섭취량이 상당히 줄어 결국 인슐린 민감성이 좋아지고 전체적으로 대사기능이 향상될 것이다.

인지기능과 미토콘드리아가 제대로 기능하는 데 반드시 필요한 영양소에는 동물성 식품에서만 얻을 수 있는 영양소도 있고, 식물성식품보다 동물성식품에 들어 있는 형태가 사람 몸에 더 적합한 영양소도 있다. 동물성식품에는 이미 완성된 형태로 존재하는 DHA와 EPA(긴사슬오메가-3지방산으로 식물에 든 ALA와 대비되는 영양소이다), 아연, 철, 비타민B12 등이 그런 영양소이다. 비건인 사람은 수천 년 동안 인류가 먹어왔던 동물성식품을 다시 섭취하는 방향으로 생각을 바꾸는 건 어떨까? 동물성식품을 먹는 일이 문자 그대로 생명을 구할 수도 있다. 아니면 60~90일 정도만 다시 동물성식품을 먹어보는 것은 어떨까? 그 기간 동안 인지기능도, 전반적인 몸 상태도 개선될 조짐이 보이지 않는다면 다시 식물성식품만 먹는 식습관으로 돌아가도 될 것이다.

오랫동안 유제품과 달걀을 먹는 채식주의자였거나 철저한 비건으로 살았지만 이제 동물의 근육이나 내장을 먹는 식단으로 돌아갈 생각이라면 21장에서 소개하는 소화 기능을 보완하는 방법을 참고하면 도움이 될 것이다.

저탄수화물 식단을 위한 요리책에는 채식주의자도 기뻐할 정도로 많은 채식 요리법이 실려 있다. 곡물이나 콩과 식물, 녹말이 많이 든 채소는 사용하지 않아야 하지만 숙련된 저탄수화물 식이요법 실천가들은 녹말이 들어 있지 않은 채소를 이용해서도 독창적인 음식을 만들어낸다. 미디어에서 흔히 접하는 모습과 달리 저탄수화물 식단은 빵이 없는 베이컨 치즈버거하고는 상당히 거리가 있다. 저탄수화물 식이요법을 한다고 해서 지금까지 먹어왔던 맛있는 채소나 당 함량이 낮은 과일을 포기할 필요는 전혀 없다. 그저 탄수화물만 줄이면 된다.


## 저탄수화물 '플루' 조심하기!

지금까지와는 전혀 다른 음식을 먹어야 한다는 사실을 기억하자. 탄수화물로 연료를 얻던 몸이 지방으로 연료를 얻는 몸으로 바뀌면 큰 충격을 받는다. 따라서 몸이 적응할 시간이 필요하다. 이때 가능한 몸이 편하고 쉽게 적응할 방법을 익혀야 한다. 처음 며칠 동안은 마치 플루(독감)에 걸린 것 같은 증상이 나타나고 평온해지기 전까지는 기분도 조금 불쾌한 시기도 지나게 된다. 이 같은 사실을 미리 알고 대비해야 한다. 몸과 마음에 생기는 이런 증상은 완벽하게 정상적인 반응으로 결국 사라지게 되어 있다. 저탄수화물 식이요법을 시작한 사람은 말 그대로 약(설탕)을 끊었기 때문에 처음에는 몸이 아프고 불쾌한 기분이 들기 마련이다.

설탕을 연료로 태우던 몸이 지방을 연료로 태우는 몸으로 바뀌는 동안 우리 몸은 다음과 같은 힘든 상황을 겪을 수도 있다.

- 두통(아주 심각할 수도 있다)
- 어지러움
- 무기력
- 식욕 감소(이 증상은 초기에 나타난다)

- 메스꺼움
- 짜증
- 저혈당증

이런 증상이 나타난다고 해서 놀라거나 의욕을 잃을 필요는 없다. 결국에는 이겨낼 수 있고, 일단 이런 증상들을 극복하면 기분은 훨씬 좋아질 것이다. 뇌를 치료하려면 일시적으로 힘들고 불쾌한 과정은 치러야 하는 작은 대가일 뿐이다. 며칠만 지나면 아주 힘든 상태는 사라진다. 하지만 그 과정을 좀 더 쉽게 지나가려면 몇 가지 내용에 주목하고 제대로 관리해나가야 한다.

### 탈수 방지

물을 마셔야 한다. 그것도 아주 많이. 처음 며칠 동안은 몸에서 수분이 빠져나가기 때문에 탈수 증상을 느낄 수도 있다. 그 이유는 몸에 저장되어 있던 탄수화물이 사라지기 때문이다. 포도당을 글리코겐의 형태로 저장할 때 우리 몸은 수분도 함께 저장한다. 실제로 글리코겐 1g당 2.5㎖쯤 되는 물이 저장된다. 저탄수화물 식이요법을 시작하고 며칠 정도 지나면 몸 안의 글리코겐이 사라지면서 상당히 많은 물이 함께 없어진다. 물을 마실 때는 미량미네랄(trace mineral)을 첨가해보자. 저탄수화물 식이요법을 시작했을 때 앞에서 말한 두통 같은 증상이 나타날 수 있는 이유는 녹말 섭취량이 줄어들면서 우리 몸에 든 물과 미네랄의 양이 변해 체내 전해질에 균형이 깨졌기 때문일 수도 있다. 목이 마를 때까지 기다리지 말고 물을 마시자.

가능하면 가까운 곳에 물을 두고 하루 종일 마시는 것이 좋다. 몸무게 1kg당 60㎖ 정도의 물을 마시는 게 좋다(예를 들어 몸무게가 70kg이라면 2.1ℓ 정도 마시면 되는데 이때 커피나 차도 함께 계산한다).

### 다리나 근육 경련

초기에는 몸에서 수분이 빠져나가면서 미네랄도 함께 배출된다(미네랄은 물에 녹아 있기에 물과 함께 배출된다). 근육이 수축하고 이완하려면 특별한 미네랄과 전해질이 필요한데, 이런 미네랄이 체내에서 제대로 균형을 이루지 못하면 다리에 경련이 일거나 근육에 통증이 생긴다. 경련은 대부분 칼륨과 마그네슘 영양제를 먹어 두 미네랄이 필요보다 더 많이 체내에 존재하기 때문에 일어난다. 탄수화물이 많이 든 포장식품을 먹지 않으면 소금 섭취량이 크게 줄어든다. 포장식품은 소금을 식품 보존제로 사용하기 때문이다.

그러니 두려워하지 말고 소금을 뿌려 먹자. 가공하지 않은 천연식품에는 나트륨이 그다지 많지 않으니 요리를 하거나 식사를 할 때 소금을 넣어 먹자. 나트륨은 우리 몸에 꼭 필요한 필수영양소이며, 저탄수화물 식이요법에서는 특히 중요하다. (레드몬드 리얼 솔트나 켈틱 시 솔트처럼 비정제 소금을 추천하지만 슈퍼마켓에서 구입 가능한 천일염 등 일반 소금도 상관없다. 이국적인 장소에서 비싸고 화려한 분홍색, 빨간색, 검은색 소금을 구입할 필요가 전혀 없는 것이다!) 피곤하거나 근육에 경련이 나는 사람은 고체 스튜를 넣고 끓인 수프를 한두 컵 마시자.

### 구취

입안에서 금속 맛이 나거나 나쁜 냄새가 난다면(아니면 용감한 배우자나 연인이 입에서 냄새가 난다는 사실을 알려준다면) 그것이야말로 몸이 지방을 연료로 사용하는 상태로 바뀌고 있다는 신호이다. 저탄수화물 식이요법을 시작한 초기에는 탄수화물 섭취량이 크게 줄기에 지방의 분해 산물인 케톤이 많이 생성되는데, 인체는 과도한 케톤을 모두 사용할 능력이 없어서 그중 일부는 날숨이나 땀, 소변에 섞여 몸 밖으로 배출된다. 케톤이 숨에 섞여 나갈 때는 아세톤 같은 맛과 냄새가 난다(실제로 호흡으로 배출되는 케톤은 아세톤이다).

이런 '케토 호흡'을 없애는 가장 좋은 방법은 물을 많이 마셔 케톤이 항상 물에 녹아 있게 하는 것이다. 자주 무설탕 구강 세정제를 쓰거나 껌, 빅하 잎이나 파슬리를 씹자. 박하 잎이나 파슬리는 입 냄새를 제거하는 천연 구강 청정제이다.


### 식욕 저하

지방을 연료로 사용하는 몸으로 바뀌면 예전과 달리 식욕이 떨어진다. 그 이유는 세포 차원에서 보면 이미 식사를 했기 때문이다. 세포는 이미 몸에 저장되어 있던 지방을 소비한다. 아무리 마른 사람이라도 몸에 저장되어 있는 지방을 계속 공급 받을 수 있기에 이전보다 훨씬 배고픔을 덜 느끼게 된다.

이럴 때는 굳이 먹으려고 노력하지는 말자. 식사를 건너뛰어도 되고 평소보다 적게 먹어도 된다. 하지만 식욕이 없는 상태가 며칠 동안이나 지속되고 기운이 없고 무기력하다면 지방과 단백질을 조금 먹어보자. 식욕이 계속 없다는 것은 너무 오랫동안 열량을 충분히 섭취하지 않았다는 뜻일 수도 있는데, 기력이 없다는 사실은 단순히 연료가 될 음식을 좀 더 먹어야 한다는 뜻일 수도 있다. 저체중인 사람은 열량이 될 음식을 조금 더 섭취해야 한다(노인은 저체중이 많은데, 저체중인 노인은 반드시 음식을 충분히 섭취해야 한다). 코코넛밀크는 손쉽게 지방으로 많은 열량을 섭취할 수 있는 중요한 식품으로 뇌 건강을 강화하는 MCT도 많이 들어 있다.

## 변비

식단을 크게 바꾸기 때문에 장의 운동 상태가 변하는 사람들이 있다. 그 이유는 몸이 물을 간직하는 방법이 달라지기 때문인데, 곡물과 채소 섭취량이 줄어들어 식이섬유 섭취량도 따라서 줄기 때문이기도 하다. 칼륨 섭취량이 상당히 준 것도 이유가 될 수 있는데, 이 문제는 칼륨 보조제를 복용하면 해결된다. 저탄수화물 식이요법을 진행하는 동안 섬유소가 많이 든 채소는 먹지만 늘 먹어왔던 브랜 시리얼, 섬유소 함유 곡물 바, 프룬주스 같은 식품은 섭취하지 않는다.

저탄수화물 식이요법을 하는 동안 변비가 문제가 된다면 완하제(배변을 도와주는 약이나 음료, 음식-옮긴이 주) 효과가 있는 허브차를 마시면 좋다. 트래디셔널 메디시널에서 나온 스무스 무브와 요기 브랜드에서 나온 겟 레귤라를 추천한다. 이런 허브차는 건강식품 전문점, 일반 대형 슈퍼마켓이나 인터넷에서 구입할 수 있다. 식이섬유가 풍부한 금불초(psyllium) 껍질도 효과가 있다. 구연산마그네슘 보조제 복용도 추천한다. 따뜻한 물이나 찬물에 가루를 타서 잠들기 전에 마셔라. 내추럴 캄(Natural Calm)이라는 구연산마그네슘 제품은 스테비아를 넣어 맛이 있고 여러 가지 맛 중에서 고를 수도 있다. 되도록이면 저녁에 먹기를 권한다. 구연산마그네슘 자체가 완하제인데다 마그네슘은 천연 근육 이완제이기 때문인데, 그 이유 말고도 구연산마그네슘을 먹으면 졸리다는 사람도 있기 때문이다.

식단을 바꾸는 것은 지금까지 먹어왔던 많은 음식을 끊고 새로운 음식을 먹는 일이니, 소화기관 또한 제대로 기능하도록 해야 한다. 소화가 제대로 되지 않아 고생하는 노인이 많다. 21장에서는 소화 기능을 강화하는 방법들을 알아보자.

# 21장

# 소화기관을
# 건강하게!

저탄고지 식이요법을 하면 전보다 지방과 단백질을 더 섭취하게 되는데, 이 중요한 영양소를 제대로 소화·흡수하려면 반드시 위산, 담즙산, 췌장의 소화효소 등이 제대로 생성되고 분비되어야 한다. 소화 기능에 문제가 있으면 아무리 뇌에 좋은 영양소를 먹어도 소용이 없다.

안타깝게도 소화 기능은 나이가 들면 떨어지기 마련이다. 위산, 담즙산, 소화효소도 젊을 때처럼 충분히 생성·분비되지 않을 때가 많다. 나이가 들면 제대로 맞지 않는 틀니, 약해진 턱 근육, 치아 부식 같은 구강 문제들도 음식물을 제대로 씹거나 삼키지 못해 소화 기능에 또 다른 문제를 일으킨다. 많은 노인이 폭찹이 아니라 국수나 빵을 선호하는 이유가 바로 그 때문이다(게다가 탄수화물이 많이 함유된 음식은 준비와 조리가 쉬워 혼자 사는 80대 노인은 스테이크 굽기보다는 마카로니를 끓이거나 오트밀을 전자레인지에 돌리는 쪽을 선호할 수밖에 없다).

하지만 이런 문제들이 저탄고지 식이요법을 못하게 막는 이유가 될 수는 없다. 편하고 쉽게 저탄고지 식이요법을 할 방법이 많다. 하지만 그전에 소화에 관한 기본 지식을 조금 살펴보자.

나이가 들면 위산 분비가 줄어 몸에서 필요한 위산을 충분히 만들어내지 못할 수도 있다. 음식이 벽돌처럼 식도와 위를 막는다는 기분이 드는 것이다. 게다가 가슴이 타는 듯이 아프고 위산이 역류할 수도 있다. 위산 역류는 위산이 너무 많아서가 아니라 너무 적어 생길 때가 많다. 이에 관해서는 조나단 라이트(Jonathan Wright), 레인 레너드(Lane Lenard) 박사가 함께 쓴 《위산이 우리 몸에 좋은 이유(Why Stomach Acid Is Good for You)》를 읽어보자.[1]

당연히 위산은 산성이어야 한다. 염산(HCl)인 위산의 산도는 위가 비었을 때는 pH 1~3쯤 되고 위에 음식이 찼을 때는 pH 3~5쯤 되는 아주 강한 산이다.

(pH는 산과 염기를 나누는 기준 단위로 중성일 때는 7이다. pH 앞 숫자가 낮을수록 산성에 가깝다. pH는 로그로 표현되는 값으로 pH 6은 pH 7보다 10배, pH 5는 pH 7보다 100배나 산성도가 강하다. 따라서 위산은 정말 아주아주 강한 산이다.)

위산이 강산이어야 하는 이유는 단백질이 소화관을 따라 내려가면서 분해되고 소화되려면 산성의 도움을 받아야 하며, 단백질의 소화효소 중에는 강산이 분비되는 상태에서만 제대로 기능하는 효소도 있기 때문이다. 더구나 위에서 산과 섞인 음식물이 소장의 윗부분으로 내려가면 소장 벽을 자극해 췌장에서 단백질과 지방, 탄수화물 소화효소가 분비된다. 따라서 위산이 필요량보다 적게 분비되면 전체 소화 과정에 엄청난 문제가 생길 수 있다.

위산이 적게 분비되면 가슴에 타는 듯한 통증이 느껴지고 위산이 역류하는 한 가지 이유는 위산이 부족해서 먹은 음식이 빠른 속도로 효율적으로 소화가 되지 않아 필요 이상으로 위에 오래 머물기 때문이다. 음식물이 위에 오래 머물면 발효가 되고

322

부패하면서 기체가 발생하는데, 이 기체가 식도로 '역류'하면서 가슴이 타는 것 같은 통증을 유발한다. 따라서 소화가 제대로 되지 않아 고생할 때는 위산이 부족하기 때문인 경우가 많아 약국에서 판매하는 제산제를 함부로 먹었다가는 오히려 소화불량이 더 심해질 수도 있다. 제산제는 잠시 동안은 불쾌한 증상을 없애고 몸을 편하게 해주지만 장기적으로 보았을 때는 근본 원인을 치료하는 일과는 전혀 상관이 없다.

현재 병원에서 처방 받은 제산제를 먹고 있는 사람은 장기 복용하면(알츠하이머를 앓고 있어 굶주리는 뇌가 절실하게 원하는) 영양소를 소화하고 흡수하는 기능에 심각한 문제가 생길 수도 있음을 염두에 두어야 한다. 의사와 상의해 제산제 양을 적정 수준으로 유지할 수 있는지, 어느 정도 시간이 흐르면 완전히 끊어도 되는지 알아보자.

속쓰림과 소화불량을 치료하려고 약국에서 제산제를 사 먹는 사람은 약을 끊고 위가 스스로 위산을 만들 기회를 주는 것이 어떨까? 위산은 많을 때보다는 적을 때가 더 자주 생김을 기억하자. 여기 위산 분비를 늘리고 소화 기능을 돕는 몇 가지 방법이 있다.

- 식사 전 10~15분 먼저 사과식초를 2~3숟가락 정도 먹자(물을 조금 첨가해 희석해 먹어도 된다). 모든 식초는 소화를 도우니 샐러드나 찌거나 구운 채소를 먹을 때는 집에서 만든 비네그레트를 섞어보자. 겨자나 핫소스에도 식초가 들었으니 이런 소스를 조미료처럼 먹으면 된다. 전 세계적으로 많은 문화에서 소화가 잘되라고 산이 들었거나 유산균(젖산)으로 발효한 식품을 먹는 게 우연이 아니다. 동부 유럽에서는 고기를 자우어크라우트나 피클과 함께 먹고 아시아에서는 김치나 무절임, 생강절임을 곁들인다. 그리스와 발칸반도에서는 양고기와 같이 흔히 요구르트 소스를 먹으며, 인도에서도 식사 때 요구르트를 내놓는다. 산성 식품이 전통음식으로 오랫동안 여러 문화에서 섭취되어온 데에는 분명 이유가 있다. 더구

나 식초는 식사를 한 뒤에 혈당과 인슐린 수치를 낮추는 데 놀랍도록 탁월한 효과가 있다는 것도 밥과 식초를 함께 먹는 것이 좋은 또 한 가지 이유이다.[2]

- 밥은 천천히 먹자. 스트레스를 받거나, 걱정이 많거나, 음식을 급하게 먹어 우리 몸이 투쟁-도주 반응을 시작하면 신경계 여러 부분에 문제가 생긴다.

- 식사 때 액체를 다량 섭취해서는 안 된다. 특히 찬 음료는 피하자. 음료 때문에 안 그래도 적게 만들어진 위산이 희석되고 만다. 시원하거나 상온의 물을 소량 마시자. 냉장고에서 꺼내온 차가운 물을 마셔선 안 된다. 하루 종일 충분한 물을 마셔 밥 먹을 때는 그다지 목이 마르지 않게 해야 한다. 음료를 마셔야 음식이 넘어가는 사람이라면 간단한 해결책이 있다. 좀 더 꼭꼭 씹으면 된다. 음식을 먹으면서 음료를 마시는 사람은 너무 큰 덩어리가 위로 넘어가게 된다. 그저 천천히 씹으면서 음식을 잘게 부수자. 따뜻하거나 상온의 물에 레몬주스를 타서 조금씩 마시기는 액체를 소량 먹으면서도 소화를 돕는 좋은 방법이다.

- 항상 꼭꼭 씹어 먹어야 한다. 입안에서 꼭꼭 씹어 잘게 부순 뒤에 위로 넘겨야 음식물이 위산에 닿는 표면적이 넓어지고 소화효소가 더 효율적으로 작용한다. 이쯤이면 삼켜도 되겠다 싶을 때 꿀꺽 삼키지 말고 열 번을 더 씹자.

- 염산과 소화효소를 보충할 영양제 복용을 생각해보자.


## 쓸개를 제거한 사람이라면

쓸개를 제거한(담낭절제 수술을 받은) 사람이라면 특별히 고려해야 할 점이 있다. 이런 사람도 당연히 저탄고지 식이요법을 진행할 수 있고 좋은 효과도 보겠지만 우담 같은 특별한 영양보조제를 먹어야 할 수도 있다.

쓸개는 간의 뒤쪽 바로 밑에 있는 작은 주머니인데, 쓸개즙을 저장한다(간이 쓸개즙을 만든다, 쓸개는 저장창고이다). 그렇다면 쓸개즙은 무엇일까? 세탁세제가 세탁물에 하는 역할을 지방에 한다. 일종의 유화제인 셈이다. 쓸개즙이 지방을 작게 쪼개면 지방의 전체 표면적이 넓어져 지방 소화효소가 더 쉽게 일할 수 있다. 쓸개즙 자체로는 소화 기능이 없지만 지방이 빠르게 소화되도록 돕는다. 쓸개즙을 분비시키는 원동력은 작은창자로 들어간 지방이다. 데이비드 윌리엄(David Willam) 박사는 이렇게 말했다.

> 쓸개가 있으면 쓸개는 소화관에 필요한 만큼만 쓸개즙을 방출한다. 쓸개가 없으면 지방이 있으나 없으나 쓸개즙은 계속해서 소화관으로 조금씩 흘러 들어간다. 지방과 쓸개즙 분비가 제대로 맞지 않으면 지방을 소화할 수 없기에 결국 지용성 비타민과 필수지방산이 결핍되고 콜레스테롤을 제대로 대사할 수 없다.[3]

윌리엄 박사의 말처럼 쓸개가 없어도 우리 몸은 계속 쓸개즙을 만든다. 차이가 있다면 '지방이 작은창자로 들어왔으니 쓸개즙을 분비하라'는 신호를 받아 적절한 시간에 쓸개즙을 분비할 쓸개가 없으니 지방이 있든 없든 (아주 소량이기는 해도) 끊임없이 쓸개즙이 소화관으로 흘러나온다는 것이다. 그러면 실제로 지방이 작은창자 안으로 들어왔을 때 소화가 될 만큼 충분한 쓸개즙이 분비되지 않는다. 그렇기에 실제로 쓸개즙을 만드는 곳은 간이고 쓸개는 쓸개즙을 저장만 하는 곳인데도 쓸개 제거 수술을 한 뒤에 지방을 제대로 소화하려고 우담 보조제를 먹는 사람이 많다.

쓸개가 제대로 기능한다고 해도 고지방 식이요법을 진행하면 지방을 잘 분해하지 못해 쓸개즙의 기능을 보조할 영양제를 먹어야 하는 사람도 있다. 적어도 초기에는 말이다. 시간이 지나 몸이 지방을 많이 먹는 식사에 익숙해지면 적정한 양의 쓸개즙이 분비될 것이다. 초기에는 지방이 제대로 소화되지 못해(따라서 지방은 물론 지용성 비타민 같은 영양소도 흡수되지 못해) 복통이나 설사, 기름진 대변이 나오는 등 몸 상태가 나빠질 수 있다.


## 위산 촉진 보조제와 소화효소 보조제에 관한 조언

소화 기능을 강화할 영양보조제는 약국, 건강식품 전문점, 인터넷에서 구입할 수 있다. 건강 전문가와 상의해 어떤 제품이 뇌에 영양을 공급하는 고지방 식이요법 보조제로 적합한지, 어느 정도 복용해야 하는지 정하자.


- **염산 보조제**: 보통 고형 베타인 HCl의 형태로 판매한다.
- **쓸개 기능 강화제**: 규모가 큰 건강식품 전문점에 가면 우담 보조제나 우담에 지방 소화를 돕는 여러 영양소를 섞은 영양보조제를 구입할 수 있다(보통 비트주스나 타우린이 들었다).
- **약효가 광범위한 소화 증진 혼합 제제**: 소화를 촉진하는 여러 화합물을 섞어 만든 것으로 일반적으로 염산, 췌장효소, 리파아제, 아밀라아제, 프로타제(각각 지방, 녹말, 단백질을 소화하는 효소들), 펩신, 우담, 타우린, 비트주스, 브로멜린, 파파인이 들었다(단백질 소화를 돕는 브로멜린과 파파인은 식물에서 추출한 효소이다).


가스 참, 복부 팽창, 트림, 속쓰림, 조금만 먹어도 느껴지는 더부룩함 같은 소화 기능이 떨어졌을 때 나타나는 증상은 저탄수화물 식단에 익숙해지면 사라질 때가 많다. 보통 이런 증상은 곡물을 먹을 때 생기므로 일단 곡물을 먹지 않으면 상당 부분

사라질 것이다. 제산제 복용량이 줄어드는 것이 (사실 아예 복용할 필요가 없어질 때도 많은데) 저탄수화물 식이요법을 진행했을 때 얻을 수 있는 가장 흔한 결과이다. 일단 어떤 영양보조제도 복용하지 않은 상태로 저탄수화물 식이요법을 시작한 뒤에 한동안 상황을 보고 필요한 경우에만 영양제를 복용하자.

## 제대로 씹지 못하고 소화도 하지 못할 때 해결 방법

앞에서 말했던 것처럼 젊은이와는 달리 음식물을 제대로 씹거나 소화하지 못하는 노인이 많다. 그래도 저탄고지 식이요법을 할 수 있다. 저탄고지 식단에도 쉽고 부드럽게 씹어 먹을 수 있는 수프나 스튜, 카레, 칠리 요리가 무궁무진하게 많다. 치아가 부실한 사람은 질긴 덩어리 고기가 아니라 간 소고기, 양고기, 돼지고기, 닭고기, 칠면조 고기를 먹으면 된다. 질긴 고기 덩어리도 슬로쿠커에 넣고 오랫동안 저온에서 조리하면 놀라울 정도로 부드러워진다. '낮은 온도로 오랫동안'은 소꼬리, 소나 양의 정강이 고기처럼 영양가는 엄청나게 풍부하지만 값이 싼 고기를 요리해 먹는 아주 뛰어난 방법이다. 젤라틴이 풍부한 뼈나 연골을 푹 고아 먹는 것도 좋다. 열량을 충분히 섭취하지 못하는 사람들에게(식욕이 없는 노인이 많다) 코코넛밀크, 버터, 우지 같은 지방을 넣어 칼로리와 맛을 살린 수프는 좋은 열량 공급원이다.

채소는 부드러워질 때까지 굽거나 찐 다음 믹서에 넣고 갈자. 여기에 버터, 코코넛 오일, 올리브오일 같은 맛있는 오일을 뿌려 먹거나 한데 섞어 다시 갈아도 된다. 갈기는 생채소 그대로는 먹기 힘든 사람도 손쉽게 채소를 섭취할 수 있는 방법이다. 물론 반드시 갈아 먹을 필요는 없다. 브로콜리, 콜리플라워, 방울다다기양배추 등은 생으로는 단단하지만 일단 찌거나 구우면 부드러워져 그대로 먹을 수 있다. 채소는 물에 삶으면 소중한 미네랄이 손실될 수 있으니 찜기에 쪄먹는 것이 좋다.

'액체로 된 음식'을 먹으라고 권할 생각은 없지만 거의 씹을 수가 없고 식욕도 없는 사람이라면 지방이 많이 든 스무디를 먹자. 이런 스무디는 씹지 않고도 충분한 열량을 확보할 좋은 방법이다. 지방 스무디 베이스로 코코넛밀크를 사용하면 뇌에 영양을 공급하는 MCT가 풍부한 음식을 먹을 수 있다. 코코넛 맛을 싫어한다면 당을 첨가하지 않은 아몬드, 대마, 견과류나 씨앗류를 넣어 만든 우유를 사용해도 되고, 케톤을 생성할 수 있도록 순수한 MCT 오일을 넣어 먹어도 된다.

# 22장

# 식이요법만으로는 부족할 때,
# 효과적인 영양보조제

알츠하이머 환자의 뇌에서는 원인이 다양하고 복잡한 손상들이 나타나기에 그런 손상을 치료하거나 진행을 늦추려면 여러 원인을 가능한 한 많이 교정할 수 있는 다각적인 전략을 구사해야 한다. 이 책에서 내내 강조한 것처럼 알츠하이머를 막거나 늦추려고 할 때의 기본 전략은 저탄수화물 케토제닉 식이요법이다. 그와 함께 인슐린 민감성을 개선하고 뇌세포에서 미토콘드리아가 더 많이 생성되며 시냅스 가소성을 높여 인지기능을 강화할 수 있도록 생활습관도 바꾸어야 한다. 식습관과 생활습관을 개선하려고 노력하는 동안 함께 복용하면 인체의 생화학 기능을 효과적으로 개선해주는 영양보조제가 많다.

식습관을 바꾸면 영양보조제를 먹지 않아도 몸에 좋은 영양소를 분명 섭취할 수 있다. 하지만 영양보조제를 더해 일반적인 식품 섭취로 가능한 양보다 조금이라도 더 먹을 수 있다면 분명 좋은 효과를 보게 된다. 자격을 갖춘 전문가와 상의해 자기 몸에 맞는 영양보조제가 있는지, 어떤 제품을 선택하는 것이 좋은지 알아보자.

영양보조제는 말 그대로 보조제일 뿐이지 음식을 대체하지는 못한다는 점은 명심하자. 영양보조제는 절대 마법의 약이 아니다. 영양보조제만으로는 아무것도 할 수 없다. 도움이 되지만 인지장애를 일으키는 근본 원인의 치료에는 그다지 효과가 없기에 대사기능을 강화하고 인슐린 민감성을 개선시키는 식습관과 생활습관을 실천하면서 함께 복용하는 방법을 써야 한다. 영양보조제는 식습관과 생활습관을 고치지 않아도 강력한 효과를 내는 대체 수단이 아니라 강력한 수단(식습관과 생활습관)을 보조해주는 보조 수단이다.

이런 영양소나 화합물 중에는 인슐린 신호를 강화하고 혈당을 조절하며 미토콘드리아의 효율을 높이는 물질도 있으니 이 물질이 만성적으로 심각하게 부족한 사람은 영양소를 보강해 인지기능을 강화하고 건강을 증진하는 것이 좋다. 인체에 도움이 되는 몇 가지 영양보조제를 살펴보자.

### 아연

뇌에 생성된 베타아밀로이드 응집을 제거하는 인슐린 억제효소가 제대로 활동하려면 보조인자인 아연이 필요하다.[1] 흥미롭게도 아연이 결핍되면 맛과 냄새를 느끼는 감각이 저하되기에 여러 알츠하이머 환자의 후각 기능에 문제가 생긴다.[2] 실제로 후각 기능 저하를 알츠하이머 진행의 징후라고 판단하는 경우가 많다.[3] 아연이 심각하게 결핍되면 알츠하이머의 여러 병리 증상이 나타날 수 있다(붉은 살코기, 간, 조개류, 특히 굴은 저탄수화물 식이요법을 할 때 아연을 섭취할 좋은 영양 공급원이다).

### 피콜린산크롬

미네랄인 크롬은 포도당 내당 인자(glucose tolerance factor)로 당 조절과 인슐린 민감성 개선에 효과가 있다고 알려져 있다.[4] 인슐린 저항성이나 탄수화물 대사기능에 문제가 생긴 경우 크롬 보조제를 먹으면 증상을 개선할 수 있다.

### 알파리포산

알파리포산은 강력한 항산화제이다.[5] 글루타민이나 비타민C, 비타민E가 다시 순환하도록 돕기에 '항산화물질들의 항산화제'라고 부르는 연구자들도 있다.[6] 미토콘드리아가 받는 산화 스트레스가 알츠하이머와 경도인지장애를 유발하고 악화시킨다는 사실을 생각해보면 알파리포산 복용이 도움이 될 것이다. 더구나 알파리포산은 당을 조절하기에 인슐린 분비와 인슐린 민감성을 개선하는 데도 좋다.[7] 인슐린 저항성이나 당 조절 문제로 알츠하이머나 인지장애가 생긴 사람은 알파리포산 보조제를 복용하면 여러 가지 면에서 도움을 받을 수 있다.[8] 리포산을 복용하면 비타민B 계열인 비오틴의 필요량이 증가하기에 알파리포산 보조제는 비오틴이 포함된 제품으로 복용하자.[9]

### 고품질 생선기름, 크릴기름, 대구 간기름, 기타 오메가-3지방산 보조제

오메가-3지방산 보조제는 오메가-3지방산과 오메가-6지방산의 균형을 회복시키고 염증을 가라앉힌다. 13장에서 살펴본 것처럼 대두나 옥수수, 목화씨, 해바라기씨 같은 오메가-6지방산이 풍부한 기름을 너무 많이 먹으면 몸에 만성염증이 생기는데, 오메가-3지방산은 일반적으로 염증을 가라앉히는 반응을 유도한다.

사실 둘은 모두 '필수지방산'이기에 오메가-6지방산도 조금은 식품으로 섭취해야 한다. 문제는 둘 사이의 균형이다. 오메가-3지방산에 비해 오메가-6지방산을 지나치게 많이 먹는다. 미국식 식단에는 오메가-6지방산이 아주 많다.[10] 신경세포의 세포막에는 오메가-3지방산(특히 DHA)이 더 필요하다는 사실을 잊지 말자. 지방이 많은 생선은 훌륭한 오메가-3지방산 공급원이지만 생선을 자주 먹는 사람이 아니라면 생선기름이나 크릴기름, 대구 간기름을 영양보조제 형태로 먹어도 도움이 된다.

### 코엔자임Q10

코엔자임Q10은 우리 몸에 필요한 에너지를 생산하는 미토콘드리아의 전자전달계를 구성하는 중요 성분이다. 또 항산화제로 작용하기도 해 극심한 산화 스트레스를 받으면서 에너지를 얻으려고 애쓰는 알츠하이머 환자의 뇌에 코엔자임Q10은 강력한 영양보조제일 수 있다. 특히 스타틴 제제를 복용하는 사람들에게는 중요하다(9장에서 살펴본 것처럼 스타틴 제제는 우리 몸이 코엔자임Q10을 만들어내는 능력을 떨어뜨리기 때문에 스타틴 제제를 복용하면 기억력 상실, 몽롱함, 인지력 저하 같은 부작용이 나타날 수 있음을 기억하자).

코엔자임Q10 보조제의 효능을 알아본 동물 실험에서 이를 먹은 동물은 뇌세포에서 미토콘드리아 수가 늘었으며, 미토콘드리아 기능 이상으로 생긴 여러 질병이 개선되었다.[11] 알츠하이머 환자를 대상으로는 실험이 많이 진행되지는 않았지만 생쥐의 경우 코엔자임Q10을 복용한 생쥐의 뇌에서는 베타아밀로이드 응집이 다수 제거되었고 응집 때문에 나타나는 신체 증상도 개선되었다.[12] 보통 코엔자임Q10은 동물성식품에 많기에 코엔자임Q10 보조제는 특히 채식을 하면서 저탄수화물 케토제닉 식이요법을 진행하는 사람들이 복용하면 좋다. 코엔자임Q10은 견과류와 씨앗류에도 어느 정도는 들었으며, 일부 채소와 과일에도 소량 들었다.[13] 동물성식품에서는 심장이나 간, 콩팥처럼 일을 많이 하는 기관에 코엔자임Q10이 많다.[14]

### L-카르니틴

카르니틴은 세포 단계에서 지방을 태우는 데 필요한 아미노산이다. 몸이 탄수화물을 태우는 몸에서 지방을 태우는 몸으로 바뀌려면 지방을 조절할 수 있는 '대사 기계'가 반드시 있어야 한다. 5장에서 살펴본 것처럼 지방을 연료로 태우는 내부 용광로는 우리 세포 안에서 작은 발전소 역할을 하는 미토콘드리아이다. 카르니틴이 있으면 지방이 미토콘드리아 안으로 들어가기 때문에 케톤을 생성해 지방산으로 에너지를 얻는다는 특별한 목적으로 탄수화물 섭취를 줄이는 사람은 카르니틴 보조제를 먹으면 좋은 효과를 얻을 수 있다.[15]

인체는 카르니틴을 직접 합성할 수 있기에 '필수영양소'는 아니지만 보조제를 먹어 체내 카르니틴 양을 늘리면 좋다. 카르니틴은 동물성 단백질과 유제품에 가장 많으며, L-카르니틴은 보조제보다는 식품에 든 형태가 체내에 더 흡수가 잘된다.[16] L-카르니틴이 알츠하이머에 효과가 있는지는 아직 의견이 분분하다.[17] 이 연구는 대부분 탄수화물을 많이 먹는 사람을 대상으로 진행하기 때문에 케토제닉 식이요법을 하는 알츠하이머 환자가 카르니틴 보조제를 먹는 경우와 먹지 않는 경우로 나누어 진행하는 연구를 볼 수 있다면 정말 흥미로우리라고 생각한다.

### 베르베린

식물 의학, 중의학에서 사용하는 골든실, 뿔남천, 매자 같은 식물의 뿌리, 근경(뿌리줄기), 줄기, 껍질에 든 알칼로이드 물질로, 인슐린 수치와 혈당을 조절하는 약리 효과가 있다고 널리 알려졌다. 또 당뇨약으로 흔히 처방하는 메트포르민(metformin)과 같은 효과를 발휘하는 물질로 공복 시 인슐린, 혈당, 헤모글로빈 A1c, 중성지방, HOMA-IR(인슐린 저항성 지표) 수치를 낮추는데, 이런 효과는 복용 후 5주 정도면 나타난다.[18] 베르베린은 세포가 인슐린 수용체를 더 많이 발현하게 해 인슐린 저항성과 관계가 있는 알츠하이머의 병리 증상을 개선한다.[19] 게다가 작은창자에서 탄수화물 소화에 관여하는 여러 소화효소의 활동을 억제해 탄수화물을 많이 먹어도 인슐린이 분비되지 않고 혈당이 높아지지 않게 한다[20](식초도 같은 방식으로 식사 뒤에 혈당이 높아지는 상황을 막는다).

알츠하이머의 경우 베르베린은 특히 아세틸콜린에스테라아제(AChE)의 활동을 막는다.[21] 아세틸콜린에스테라아제 효소는 아세틸콜린의 분해를 돕는데, 아세틸콜린은 학습, 기억, 인지력에 매우 중요한 신경전달물질이다. 베르베린이 아세틸콜린에스테라아제의 활동을 막으면 아세틸콜린이 활성 상태를 유지하기 때문에 뉴런의 시냅스가 오랫동안 활동할 수 있어 인지력이 개선된다(알츠하이머 치료약 중에는 아세틸콜린에스테라아제를 억제하는 약도 있다). 베르베린은 또 항산화제이기도 해서 연구자들은 아세틸콜린에스테라아제의 활동을 억제하는 효과와 항산화제로서의 특성을 이용하면 베르베린과 이와 유사한 효력이 있는 물질들을 "알츠하이머나 산화 스트레스가 유발하는 질병을 치료하고 예방하는 약물을 개발할 때 유용하게 쓸 수 있다"[22]라고 했다. 인슐린과 혈당 수치를 낮추고 항산화제이면서 아세틸콜린에스테라아제의 활동을 억제하기에 한 논문의 저자들은 베르베린은 "알츠하이머를 치료하는 데 있어 다양한 작용을 할 수 있는 잠재능력을 가진다"[23]라고 했다. 베르베린은 알츠하이머 환자에게서 흔히 나타나는 병리 증상인 고인슐린혈증을 직접 치료하는 효과가 있을 뿐 아니라 Aβ 단백질 생성을 막고 글리코겐 생성효소 인산화효소3의 활동을 막는다.[24] 글리코겐 생성효소 인산화효소3은 뉴런의 세포 골격을 변형시키고 알츠하이머에 걸렸음을 나타내는 징후인 신경섬유엉킴(neurofibrillary tangles)을 유발한다.

### 후퍼진 A(HupA)

후퍼진 A는 중의학에서 사용하는 중국 석송(Huperzia serrata) 성분으로 만든 영양 보조제이다. 생리학적으로 후퍼진 A는 베르베린처럼 아세틸콜린에스테라아제의 활동을 억제한다. 타크린이나 도네페질 같은 제약회사에서 만든 콜린에스테라아제 억제

약품과 달리 후퍼진 A는 경구 복용이어서 더 생리 친화적인 제품으로 혈관뇌관문을 훨씬 효과적으로 뛰어넘으며 오랫동안 체내에 남아 콜린에스테라아제를 억제한다.[25]

후퍼진 A는 아세틸콜린에스테라아제의 활동을 막기 때문에 알츠하이머 환자에게 특히 도움이 될 뿐 아니라 염증을 완화하고 미토콘드리아가 받는 산화 스트레스를 줄이며 세포자멸을 막는다.[26] 소규모 연구에서 후퍼진 A는 8~12주라는 짧은 기간 동안만 복용해도 인지력이 향상되었으며 흔히 인지력 측정 기준 시험인 간이정신상태평가(MMSE)에서는 (아주 조금이기는 해도) 점수가 높아졌다.[27]

솔직히 말해 후퍼진 A에 알츠하이머를 치료하는 효과가 있는지 밝히려고 진행한 연구들을 메타 분석한 결과 그런 연구들이 매우 조잡한 방식으로 진행되었음이 밝혀졌다. 그러나 알츠하이머는 하루아침에 발병하는 병이 아님을 생각해보면 8~12주라는 연구 기간은 너무 짧을 수 있다. 알츠하이머는 망가진 뇌 기능을 대체할 수 있는 능력이 사라지고 결국 눈에 띄는 징후와 증상이 나타나기 전까지는 오랫동안 병리 현상이 축적되는 질환이다. 수년 혹은 수십 년간 병리 현상이 축적되어온 질병에 눈에 띄는 개선 효과를 내려면 분명 12주는 훨씬 넘는 긴 시간이 필요할지도 모른다. 그럼에도 메타 연구를 진행한 학자들은 후퍼진 A에는 일반적인 인지기능 저하, 행동장애, 기능 수행장애 개선 효과가 있다는 결론을 내렸다.[28]

좀 더 최근에 진행한 메타 분석 연구에서도 비슷한 결론이 나왔다. 개별 연구는 조악한 방법으로 진행됐다는 단점이 있지만 전체적으로 보았을 때는 연구 결과들이 후퍼진 A에 인지기능, 일상생활 영위 능력, 전반적인 임상 평가 모두에서 개선 효과가 있었음을 보여준다고 했다.[29] 다른 연구 결과들은 의견이 분분하지만 대체적으로 긍정적인 결과를 내놓고 있다.[30]

분명 후퍼진 A는 마법의 약은 아니지만 다른 보조제와 함께 복용하면 케토제닉 식이요법에서 흥미로운 효과를 내리라고 생각한다. 치매 환자가 환자 자신에게나 간병인에게 엄청난 짐을 지운다는 사실을 생각해보면 환자의 증상을 일시적이라도 조금 개선할 방법이 있다면 시도해보는 것이 좋다고 믿는다.

### 피로로퀴놀린퀴논(PQQ)

현재까지 진행한 피로로퀴놀린퀴논 연구는 거의 대부분 동물 실험이었지만 사람을 대상으로 한 것도 조금 있는데, 인간 실험일 때는 특히 미토콘드리아 기능과 생성에 미치는 영향력을 주로 살펴보았다.[31]

과거에 연구자들은 피로로퀴놀린퀴논이 필수 비타민일 가능성이 있다고 생각했지만, 현재 그 가설은 옳지 않다고 알려져 있다. 그렇다고는 해도 피로로퀴놀린퀴논은 (포도주, 포도, 사과, 붉은 양파 같은 식품에 든 퀘르세틴과 레스베라트롤과 함께) '생리 활성 물질'로 분류되며, 산화 스트레스를 줄이고 미토콘드리아 기능을 강화해 뉴런을 건강하게 만든다고 알려져 있다.[32]

### 중간사슬중성지방(MCT)

이 책에서 여러 번 말한 것처럼 코코넛오일이나 팜핵유에 풍부하게 든 이 특별한 포화지방산은 여타 지방산과는 대사 방식이 달라 체내 지방으로 저장되지 않고 케톤으로 바뀐다. 이는 탄수화물을 제한하지 않아도 중성지방을 먹으면 케톤을 많이 만들어낼 수 있다는 뜻이다.

다시 한 번 강조하지만, 그렇다고 해서 MCT만 있으면 충분히 알츠하이머를 치료할 수 있다는 뜻은 아니다. MCT는 당연히 인지기능을 강화해 알츠하이머 환자와 간병인들에게 큰 도움을 주지만 병을 유발하는 대사기능장애의 근본 치료제는 아니다.

그래도 MCT가 풍부하게 든 코코넛오일과 코코넛 제품은 알츠하이머 환자들의 인지기능을 크게 강화한다는 증거가 많이 나와 있다.[33] 코코넛오일은 MCT를 먹을 수 있는 유일한 원천이다. 건강식품 전문점과 인터넷에서는 정제한 MCT 오일을 구입할 수 있다. 그런 제품에는 코코넛 냄새도 맛도 나지 않으니 코코넛을 싫어하는 사람에게 도움이 될 것이다. 더구나 코코넛에 든 MCT의 비율은 전체 지방산의 15%에 불과하다(나머지는 짧은사슬지방산과 긴사슬지방산이다). 정제한 제품에는 거의 100% MCT가 들었으니 (일시적이라고는 해도) 인지기능 향상에는 훨씬 효과적이다.

# 23장

# 혼자 애쓰지는 말자,
# 저탄수화물 식이요법을 계속하도록
# 도움을 받는 방법

지금쯤이면 이 책에서 제시하는 뇌를 강화하는 식단은 산업화 사회(특히 미국)에서 살아가는 사람들 대부분이 먹고 있는 식단과는 사뭇 다르다는 사실을 분명히 알게 되었을 것이다. 뇌 강화 식단을 하겠다는 것은 거의 대다수 사람들이 '정상'이라고 생각하는 음식을 상당 부분 버려야 한다는 뜻이다. 저탄수화물 식단에도 육류와 해산물, 유제품, 채소, 견과류, 소량이라고는 해도 과일 등 충분히 즐길 수 있는 맛있는 음식이 많지만 탄수화물 위주의 음식은 배제해야 한다는 사실 때문에 어렵게 느끼는 사람도 있다.

그렇기에 이 식이요법을 함께해줄 '친구'가 있으면 좋다. 원칙이 흔들릴 때, 관심이 사라질 때, 왠지 포기하고 싶을 때 친구에게서 계속해나갈 힘을 얻을 수 있다. 더구나 외식, 저녁 만찬 때 비슷한 음식을 먹어주는 사람이 있다면 혼자만 이상한 사람이 된 것 같은 어색함이나 소외감도 덜 느낀다.

진심으로 이 책의 식이요법을 누군가와 함께해나가기를 바란다. 어느 날 갑자기 앉은자리에서 도넛 십여 개를 먹어치우려는 충동이 일 때면 전화기 너머에서 그러지 말라고 따끔하게 충고해줄 사람이 필요하다.


## 알츠하이머 환자나 체중 감량이 필요한 사람을 한 명도 모른다면

뇌에 연료를 공급한다는 목적 외에 저탄수화물 식이요법을 하려는 사람은 대부분 체지방을 줄이려 한다. 분명 이 식단은 체지방 감소에 효과적이지만 더 큰 효과를 얻을 수 있다. 탄수화물 섭취량을 줄이고 인슐린과 혈당 수치를 낮추면 나타나는 수많은 이득과 비교하면 체지방 감소는 가장 사소하고 감동적이지 않은 결과일 수도 있다.

알츠하이머 환자나 경도인지장애 환자가 저탄수화물 식이요법을 하는 목적은 뇌가 사용할 수 있는 연료를 공급하는 것 외에도 늘어나는 염증과 산화 스트레스를 줄이는 데 있다. 하지만 이외에도 직간접적으로 많은 효과들을 직접 확인할 수 있다.


### 안정적인 혈당 수치

식사를 늦게 하거나 거를 때마다 저혈당이 되거나 짜증이 나는 등 혈당 수치 변화로 생기는 여러 증상으로 더 이상 고생하지 않아도 된다. 저탄수화물 식이요법을 하면 포도당이 아니라 지방을 연료로 사용하기 때문이다.

'롤러코스터처럼 요동치는 혈당'에 휘둘리지 않는다면 에너지의 양을 하루 종일 비교적 안정적으로 유지할 수 있다. '지금 당장 먹어야 한다'는 충동을 느끼지 않을 테고 수시간 동안 아무것도 먹지 않아도 전혀 불편하지 않을 것이다(무언가를 먹은 뒤로 어느 정도 시간이 지나면 지금 당장 뭘 먹지 않으면 자기 팔이라도 씹어 먹을 것처럼 배가 고파지고 갑자기 화가 나는 사람들이 있는데, 저탄수화물 식이요법을 하면 이것도 사라진다).

### 안정적인 마음

저탄수화물 식이요법을 하면 얻을 수 있는 또 한 가지 좋은 효과는 걷잡을 수 없이 요동치는 기분, 분노 같은 심리 문제의 개선이다. 이런 심리 문제가 생기는 이유는 당연히 혈당을 제대로 조절하지 못하기 때문이다. 단백질을 적절하게 섭취하면 신경전달물질을 만드는 재료인 아미노산도 충분히 확보할 수 있다.

세로토닌, 도파민, 에피네프린, 노르에피네프린, 멜라토닌 같은 신경전달물질은 뇌가 감정과 기분, 에너지 소비량, 수면 주기 등을 조절할 때 사용하는 화학물질이다.

### 기력 향상

하루 종일 더 많은 힘이 난다. 지방은 탄수화물보다 효율적인 연료이기 때문이다. 저탄수화물 식이요법을 했을 때 빠른 시간에 거의 대다수 사람은 갑자기 기운이 솟는 경험을 한다(물론 저탄수화물 플루를 겪은 다음에 그렇다는 뜻이다!). 이는 인슐린 수치가 낮아졌기 때문이다.

우리 몸을 자동차라고 생각해보자. 인슐린 수치가 높을 때는 엔진을 움직여 자동차가 달리게 해주는 연료 탱크가 아니라 연료를 주전자에 담아 자동차 뒷좌석에 두는 것과 같다. 인슐린 수치가 낮아지면(그 이유는 주로 탄수화물 섭취량을 줄였기 때문인데) 뒷좌석에 있던 연료가 모두 연료 탱크로 옮겨가기 때문에 엔진이 연료를 사용할 수 있게 된다.

이 자동차 비유에서 연료는 지방이다. 몸에 저장되어 있던 지방과 식품으로 섭취한

지방이 우리 몸이라는 자동차를 굴리는 연료이다. 이전에는 비효율적인 연료(포도당)를 태워 몸을 움직였고 인슐린 수치가 계속 높은 상태를 유지했기 때문에 지방을 사용하는 몸으로 전환될 수가 없었다(인슐린은 중성지방이 연료로 사용할 수 있는 지방산으로 분해되지 못하게 막는다). 하지만 이제 인슐린 수치가 낮아졌기 때문에 지방을 계속해서 태울 수 있다. 상당히 마른 사람도 체지방은 많기 때문에 누구나 체지방을 연료로 사용할 수 있다. 따라서 지방을 연료로 사용하는 몸은 탄수화물을 연료로 사용했을 때 혈당 수치가 낮아지면 어쩔 수 없이 겪을 수밖에 없는 '에너지 크래시(energy crash)' 현상은 겪을 이유가 없다.

### 혈압 감소

저탄수화물 식이요법을 시작하고 곧바로 나타나는 또 한 가지 효과는 혈압이 낮아지는 것이다. (정상 혈압인 사람은 저탄수화물 식이요법을 한다고 해서 혈압이 위험할 정도로 낮아지지 않는다. 혈압이 높은 사람은 아주 빠른 속도로 혈압이 낮아진다. 이점을 유의해 혈압을 조절하는 약이나 영양보조제를 먹고 있는 사람은 의사와 상의하자. 저탄수화물 식이요법을 시작하고 얼마 지나지 않으면 혈압약을 줄여도 된다는 사실을 알게 될 것이다. 더 많은 정보는 20장을 참고하자.)

식단을 바꾸면 혈압에 변화가 생기는 이유는 혈당은 혈액의 점성과 혈관의 유연성을 결정하며 인슐린은 나트륨과 물 보유량을 결정하기 때문이다. 혈당과 인슐린이 정상 수치로 돌아가면 당연히 혈압도 낮아지는데, 보통 저탄수화물 식이요법을 진행하고 며칠이나 몇 주만 지나면 변화가 생긴다.

### 기억력과 사고력 향상

혈당이 불안정해 뇌가 제대로 연료를 공급 받지 못하면 보통 정신이 몽롱하고 명확하게 생각을 할 수가 없다. 우리 몸이 지방과 케톤을 주연료로 사용하면 뇌는 안정적으로 연료를 공급 받기에 이전과는 달리 인지능력이나 기억에 공백이 생기지 않는다. 저탄고지 식이요법을 시작한 사람은 일단 저탄수화물 플루가 지나가면 명확하게 생각할 수 있다는 점을 제일 먼저 일어나는 변화 중 하나로 꼽는다. 마치 머릿속에 엉켜 있던 거미줄이 사라졌거나 컴컴하던 머릿속에 불이 켜진 것처럼 말이다.

이런 전형적인 효과들 말고도 저탄고지 식이요법을 하면 여러 가지 면에서 좋다. 그중 가장 유명하고 오래 전부터 효능이 밝혀진 것은 다른 방법으로는 도무지 개선하기 힘든 뇌전증(간질)을 효율적으로 관리할 수 있다는 점이다(간질은 약물치료에 반응하지 않는다). 이런 명백한 결과들 외에도 저탄수화물 식이요법의 효능은 더 있다.

- 대사증후군과 2형 당뇨 개선[1]
- 1형 당뇨 개선[2]
- 심혈관계 건강과 혈중 지질(콜레스테롤) 상태 개선[3]
- 비만 치료, 전체 대사기능 향상[4]
- 염증 개선[5]
- 혈관 기능 강화(혈관 관련 건강 증진)[6]
- 위−식도 역류 질환(GERD) 개선[7]
- 다낭성난소증후군 개선(PCOS)[8]
- 조울증 개선[9]

케토제닉 식이요법이 미치는 그 밖의 영향에 관해서는 아직 연구가 제대로 진행되지는 않았지만 이 식이요법을 진행했을 때 몸에서 일어나는 생화학 반응을 살펴보면 파킨슨병, 다발성경화증, 루게릭병 같은 신경근육 질환에도 효과가 있을 수 있으며[10]

외상성 두부 손상은 물론[11] 기존 암 치료에도 도움이 될 수 있다.[12]


## 그래도 여전히 함께할 사람이 없다면…

같이 사는 가족이나 친구 중 그 누구도 저탄수화물 식이요법을 함께해주겠다는 사람이 없어도 여전히 서로 도움을 주고받을 방법이 있다. 몇 가지 살펴보자.

1. 가족과 친구들이 정제 설탕과 녹말을 먹지 않게 하자. 살을 빼고 싶어 하든 건강 문제가 있든 설탕과 정크푸드를 줄여 건강이 나빠지는 사람은 없다.

2. 당신과 함께 있을 때는 설탕을 먹지 못하게 하자. 함께 저탄수화물 식이요법을 할 각오는 없어도 적어도 친구가 당신 앞에서 단음식이나 녹말을 먹지 않는 성의는 보일 수 있다. 정 원한다면 사탕, 과자, 프레첼, 탄산음료, 크래커, 그래놀라 바 같은 음식은 다른 방에 가서 먹으라고 하자.

3. 식료품 저장실이나 조리대에 저탄수화물 식단용 재료를 보관하고 준비할 수 있도록 필요 없는 재료는 치워달라고 하자. 건강한 저탄수화물 식단을 고수하려면 설탕과 녹말 식품은 눈에 보이지 않게 해야 한다. 가능한 절대 손이 닿지 않는 곳으로 옮기자. 부엌 서랍과 찬장을 전적으로 혼자 사용하면서 저탄수화물 식단에 맞는 음식 재료만 넣어두는 것도 도움이 된다. 해산물 통조림이나 견과류, 육포, 코코넛오일, 다크초콜릿 같은 보존 식품을 찾으려고 설탕이나 옥수수, 식물성기름이 든 제품을 이리저리 들춰야 할 일이 없을 것이다.

4. 철저하게 함께 저탄수화물 식이요법을 해줄 수는 없어도 사랑하는 사람이 당신을 위해 한두 가지 음식이나 음료를 끊음으로써 힘을 보태줄 수 있다. 하루에 탄

산음료를 여섯 팩이나 먹는 사람이라면 한 팩만 먹는 노력 정도는 해줄 수 있을 것이다. 커피나 빵같이 특정 음식을 먹지 않으면 '절대로 살아갈 수 없다'라고 선언한 사람이라도 당신을 지지한다는 의미로 그런 음식을 (한두 달만이라도) 먹지 않겠다고 결심해줄 수도 있다.

# 24장

# 효과가 있을지도 모르는
# 다른 예방 전략들

아직까지는 알츠하이머와 경도인지장애를 예방할 방법 아니, 예방 가능한 방법이 있기는 한지를 정확하게 아는 사람이 없다. 나이가 들어도 건강한 신경계와 인지능력을 유지할 분명한 방법이 있을 수도, 반대로 신경계가 퇴화되어가는 과정을 막을 방법이 전혀 없을 수도 있다. 그러나 인지능력을 떨어뜨리는 주원인이라고 믿어지는 여러 요소를 살펴보면 효과가 있을 수도 있고(있을 수도 있다는 표현을 강조하고 싶다!) 거의 대부분 우리가 해낼 수 있는 예방 전략이 존재한다고 생각한다.

100% 확실하지 않다고 해도 시도해볼 가치는 있다. 이런 정보들은 여러 분야의 영리한 사람들이 해왔고, 앞으로도 하게 될 연구에 기반을 두고 있다. 우리가 112살에 에베레스트산에 올라 최상의 행복을 맞본 뒤 그대로 고꾸라져 세상을 떠나는 지적으로나 육체적으로 강인한 사람이 되게 해줄 안전하고 확실한 방법은 없다. 하지만 가능한 오랫동안 인지능력이 꺼지지 않도록 도와줄 전략은 분명 있다고 믿는다.

## 식이요법

이 책에서 소개하는 저탄수화물 영양학에 관해 읽어나가면서 독자들이 제일 먼저 의문을 갖는 내용은 정말로 대사작용과 인지기능이 오랫동안 제대로 작동하려면 케토제닉 식이요법(탄수화물 섭취를 엄청나게 줄이는 식이요법)을 반드시 해야 하는지일 것이다. 나는 그렇다고 믿는다.

인슐린 민감성과 혈당 수치의 적절한 유지야말로 건강하게 살려면 가장 먼저 실천해야 할 전략이라는 연구 결과가 기하급수적으로 쌓이고 있다.[1] 저탄수화물 식이요법은 인슐린과 혈당 수치에 영향을 주는 한 가지 방법이다. 평생 탄수화물을 하루에 30g에서 50g만 먹어도 충분히 만족하는 사람이 있는가 하면 가끔은 고구마튀김을 먹어야 하고, 뜨거운 여름이면 달콤한 옥수수를 먹고 싶다는 욕망에 사로잡히거나, 이따금 마늘빵이나 미트볼 스파게티, 브라우니, 쿠키, 케이크, 사탕을 반드시 먹어야 하는 사람도 있다. 수천 년 동안 사람들이 섭취해왔던 과일이나 녹말이 많이 든 채소를 먹는다고, 가끔 간식을 마음껏 먹는다고 건강에 문제가 생기고 인지기능이 크게 망가질까?

안타깝게도 하루에 섭취해도 되는 정확한 탄수화물의 양을 아는 사람은 아무도 없으며, 어느 정도까지 먹어야 장기간의 건강에 나쁜 영향을 미치지 않는지 아는 사람은 없다. 중요한 것은 혈당 수치와 인슐린 민감성을 건강하게 유지할 만큼만 섭취해야 한다는 점이다. 하루에, 일주일에, 1년에 혹은 평생 동안 정확히 어느 정도의 탄수화물을 먹어야 인지능력에 문제가 생길까? 체격이 왜소한 도서관 사서와 건장한 프로 하키 선수가 섭취해야 하는 탄수화물의 양은 서로 다를까? 몸무게가 55kg인 사무실 직원과 105kg의 올림픽 역도 선수는 서로 다른 양을 먹어야 할까? 본질적으로 이런 질문들에 확정적으로 정확하게 대답하기가 매우 힘들다.

케토제닉 식이요법을 엄격하게 지켜야만 인지능력을 건강하게 유지할 수 있는 것은 아니다. 케토제닉 식이요법이 대다수 전통 약품들이 치료하지 못했거나 오히려 증상을 악화시켰던 몇 가지 질병에 효과가 있어 보인다고 해서 그런 질병의 진행을 막으려면 케토제닉 식이요법을 해야 한다는 의미도 아니다. 하지만 이미 증상이 악화된 사람은 식이요법을 치료 과정의 하나로 삼아 엄격하게 지키는 것이 필요 없는 일은 아닐 듯하다. 질병이 상당히 진행된 사람은 물에 발가락이나 담그면서 간을 보고 있을 여유가 없다. 곧장 물속으로 뛰어들어야 한다. 이미 손상이 진행된 뒤에는 다시 나아지려고, 손상이 더 진행되는 것을 막으려고, 최소한 손상이 진행되는 속도를 늦추려고 노력하는 것이 당연하다. 이미 손상된 뒤에는 전혀 다른 방식으로 대처할 수밖에 없다.

집 안에 곤충이 잔뜩 들어왔다고 생각해보자. 곤충이 바글거리면 박멸업자를 불러 소독할 수는 있겠지만 집 안에 곤충을 들이지 않겠다며 유독한 연막탄을 피워댈 수는 없는 노릇이다. 시기를 놓치고 나중에 훨씬 극적인 방법을 써야 할 지경에 놓이기 전에 미리 대비할 방법은 있다. 곤충을 집에 들이고 싶지 않다면 창문과 문에 방충망을 좀 더 신경 써서 설치하고 부엌에 음식물을 남기지 않아야 한다. 나는 나이가 들어 인지능력을 상실하지 않으려면 인슐린 민감성을 제대로 관리하고 만성적으로 혈중 인슐린 농도가 높아지지 않도록 막고 당뇨에 걸리지 않도록 관리해야 한다고 믿는다. 문제는 몸에 해로운 작용을 일으키는 시작점이 되는 탄수화물 섭취량이 얼마인가 하는 점이다.

앞에서 말한 것처럼 알츠하이머에 걸릴 위험성이 높은 사람 중에는 30대나 40대라는 젊은 나이에 뇌의 포도당 대사능력이 떨어지기 시작한다. 하지만 대다수 사람이 뇌가 혈당을 어떤 식으로 대사하는지 알아보려고 양전자방출 단층촬영을 할 리는 없을 테고, 양전자방출 단층촬영을 하려고 하니 보험금을 달라고 요청했을 때 들어줄 보험회사도 없을 테니, 정기적으로 혈액검사를 하고 이를 토대로 어떤 식습관을 유지해야 건강에 도움이 될지 의사와 상의하자. 물론 혈액검사를 한다고 뇌가 어떤 식으로 포도당을 사용하고 있는지는 알 수 없다. 하지만 인슐린 민감성과 전체 건강 상태가 어떤지는 알 수 있다. 혈액은 먹는 음식에(또 자신도 모르게 충분히 섭취하지 않는 영양소에도) 크게 영향을 받으며 심각하지 않은 만성 감염, 부족하거나 과한 운동, 몸의 대사기능에 나쁜 영향을 미치는 환경 독성물질들에도 영향을 받을 수 있다. 따라서 섭취하는 음식은 혈액 상태를 나쁘게 하는 큰 원인이기는 하지만 이것만 혈액에 영향을 미치는 게 아님을 명심하자. 일반적인 혈액검사로도 많은 사실을 알 수 있지만 특별히 추가해야 할 검사가 있다.

- **금식 후 혈당 수치:** 90mg/dL(5mmol/L) 미만이어야 하고[2] 70~99mg/dL(3.9~5.5mmol/L)까지는 괜찮다(오랫동안 저탄수화물 식이요법을 해온 사람은 금식 후 혈당 수치가 이보다 조금 더 높을 수 있는데, 특별히 병적으로 문제가 있어서 그런 것은 아니다[3]).
- **금식 후 인슐린 수치:** 5μIU/mL 미만이어야 한다.[4]
- **헤모글로빈 A1c 수치:** 5.6% 미만이어야 한다.[5]
- **HOMA-IR 수치:** 2.0 미만이어야 한다(낮을수록 좋다).[6]
- **중성지방 수치:** 150mg/dL(1.7mmol/L) 미만이어야 한다(100mg/dL[1.1mmol/L] 이하면 좋고 70mg/dL[0.79mmol/L] 이하면 더욱 좋다).[7]
- **HDL 수치:** 남성은 40mg/dL(1.0mmol/L) 이상, 여성은 50mg/dL(1.3mmol/L) 이상이어야 한다(남성과 여성 모두 60mg/dL[1.6mmol/L] 이상이면 더욱 좋다).[8]
- **전체 콜레스테롤 VS. HDL 비율:** 4.5 미만이어야 한다.[9]
- **중성지방 VS. HDL 비율:** 3.5 미만이어야 한다( 2 이하가 이상적이다).[10]
- **오메가-3 인덱스 수치(적혈구 세포막의 EPA와 DHA 농도):** 8% 이상이어야 한다.[11]

- C-반응성단백질(hs-CRP) 수치: 1.0mg/L 미만이어야 한다.[12]
- 호모시스테인 수치: 15μmol/mL미만이어야 한다[13](7~9μmol/L 사이가 가장 좋다[14]).
- 알라닌아미노전달효소(ALT) 수치: 7~55U/L 사이여야 한다[15](낮을수록 좋다[16]).
- 아스파르테이트아미노전달효소(AST) 수치: 8~48U/L 사이여야 한다[17](낮을수록 좋다[18]).

국토 횡단 자동차 여행을 한다면 이따금 연료 계기판을 쳐다봐야 한다. 그런데 어째서 삶이라는 여행을 하는 동안 목숨을 유지하려면 점검해야 할 수치들에는 그토록 무관심할까? 금식 후 혈당 수치나 헤모글로빈 A1c 수치, 중성지방 수치가 수년 동안 계속 높아진다는 사실은 우리 몸이 적절하게 다룰 수 있는 섭취량을 뛰어넘는 탄수화물을 먹고 있다는 신호일 수 있다. 완전히 심각해져 우리 몸이 2형 당뇨를 분명히 인지할 수 있을 때까지 기다려선 안 된다. 지금 당장 탄수화물 섭취를 줄이자. 그렇지 않으면 인슐린 주사를 맞아야 하는 등 온갖 험한 일을 감수해야 한다.

(나는 특히 만성적으로 고인슐린혈증이 있는 2형 당뇨 환자들에게 말하고 싶다. 2형 당뇨 환자는 인슐린을 더 공급해서는 안 되지만 항상 인슐린이 최소한의 적은 양이라도 필요한 1형 당뇨 환자들에게는 해당 사항이 없다.)

때때로 몸 상태를 검사해 바퀴가 빠져서 수레가 완전히 엎어지기 전에 작은 고장은 수리해나가야 한다. 위에 언급한 수치들에 관해서는 좋은 점이 있다. 연기가 나야지만(그러니까 이미 불이 났을지도 모르는 상황에서만) 그 사실을 아는 화재감지기와 달리 이런 생체지표들은 우리에게 분명히 특별한 문제가 생겼다는 진단을 받기 훨씬 전에 건강이 나빠지고 있음을 알려주는 단서라고 여겨진다. 어떤 질환은 명백한 증상이 나타나기까지 수년이 걸리기도 하는데, 그런 증상들은 오랫동안 감지되지 않은 채로 잠복해 있다가 이미 더는 숨길 수도 없고 다른 기능으로 대체할 수도 없을 만큼 상황이 심각해지거나 질병이 넓게 퍼졌을 때에만 밖으로 모습을 드러낸다. 따라서 오랫동안 이런 징후들을 면밀하게 관찰해야 물질대사 GPS를 보고 올바른 길을 따라가면서 고쳐야 할 필요가 있을 때 바로바로 반응해 교정해나갈 수 있다.

하지만 기억해야 할 점이 한 가지 있다. 이 수치들이 완벽한 기준은 아니라는 것이다. 금식 후 혈당 수치가 100mg/dL인 사람을 당뇨 전 단계라고 진단한다면 수치가 99mg/dL인 사람은 어떻게 해야 할까? HDL 수치는 또 어떻고? 50mg/dL인 여성은 괜찮고 49mg/dL인 여성은 혈관계 질환에 걸릴 가능성이 있다고 진단해야 할까?

건강을 구성하는 요소는 모자이크 같다. 아주 작은 조각들이 한데 모여 커다란 작품을 만든다. 한 가지 요소만 가지고는 전체 건강 상태와 대사 상태를 결정할 수 없다. 반드시 전체 그림을 고려해야 한다. 가장 좋은 방법은 숫자가 아니라 사람을 보면서 판단하는 의사를 만나는 것이다. 다양한 기관과 조직에 동시에 영향을 미쳐 질병을 야기한 근본원인에 집중하지 않고 한 가지 증상을 치료하는 약을 처방하는 데만 급급한 의사가 아니라 식생활과 생활습관을 무시하지 않고 사람 전체를 보는 의사를 만나야 한다.

이런 지표들 외에도 비타민D 수치, 갑상샘 기능, 에스트로겐·프로게스테론·테스토스테론 같은 생식샘 호르몬도 면밀하게 관찰하고 싶은 사람이 있을 것이다. 그러나 이런 요소들은 건강한 상태로 간주할 수 있는 기준 범위가 상당히 넓다. 그러니 의사와 상의해 자신에게 맞는 몸에 이상이 없고 편하게 느껴지는 기준점을 찾아내야 한다. 3장에서 비타민B12를 살펴볼 때 말한 것처럼 대사 지표와 호르몬 지표는 '정상'으로 간주할 수 있는 범위가 아주 넓음을 명심하자. 어떤 수치에서 편하다고 생각할 수도 있지만 정상범위가 넓기에 그보다 수치가 조금 높아지거나 낮아져도 기분이 괜찮을 수 있다.

미래의 건강한 몸 상태를 위해 게으른 방관자가 되지 말고 적극적으로 활동하는 참여자가 되고, 부지런히 숙제를 해내자. 의사는 당신이 건강하게 살도록 돕는 사람이다. 하지만 잘못 생각해선 안 된다. 자기 건강에 가장 많이 투자해야 하는 사람은 자신이어야 한다.

이 책에서 지금까지 이유를 설명한 것처럼 인지기능이 저하되지 않으려면 정제 탄수화물과 오메가-6지방산이 많이 든 식물성기름을 적게 먹고, 오메가-3지방산·단백질·필수 미량영양소(비타민과 미네랄)는 많이 먹는 특별한 식이요법을 해야 한다. 그래도 탄수화물을 먹고자 하는 사람은 정제 곡물이나 설탕이 아니라 과일이나 콩과 식물처럼 식이섬유와 미량영양소가 많이 든 식품을 먹자. 시리얼, 토스트, 크래커, 설탕이 많이 든 탄산음료, 과일 주스가 아니라 감자, 비트, 얌, 유카, 콩, 렌즈콩 등을 선택한다.

곡물은 가루로 빻으면 인슐린이나 혈당 수치에 다른 영향을 미치기 때문에 '통곡물'로 만든 가루에 식이섬유를 첨가한 밀기울이나 귀리기울 같은 식품도 정제 곡물이라고 생각해야 한다(쌀가루로 만든 크래커와 쌀 필라프, 또는 부풀리거나 압축시킨 밀로 만든 시리얼에 밀베리 샐러드는 혈당과 인슐린에 분명 다른 식으로 영향을 미친다).

## 운동

몸에 좋으면 뇌에도 좋다. 사람이라는 동물은 움직여야 한다. 하지만 무조건 많이가 아니라 적당히 움직여야 한다. 현대 사회에 사는 우리들은 무언가가 있기만 하면 좋고, 많이 있으면 더 좋고, 더 많이 있으면 더욱 좋다고 생각한다. 육체활동이 좋다고 하니 가능하다면 마라톤에 참가하고 철인3종 경기에 나가는 것이 최고라고 생각한다. 그렇지 않은가?

하지만 그 생각은 옳지 않다(이에 관해서는 17장에서 더 자세히 설명했다).

마라톤이나 철인3종 경기를 할 때 신이 난다면 당연히 계속하면 된다. 즐겁게 하는 일은 무엇이든 마음을 편안하게 해주고 결국 뇌 건강에도 좋다. 하지만 운동은 몸에 스트레스를 준다. 따라서 수년 동안 습관처럼 늘 지나치게 몸을 움직이면 자신도 모르는 사이에 나쁜 결과가 생길 수도 있다. 어떤 활동을 하든 즐겁게 하되 현명하게 해야 한다. 운동을 한 뒤에는 반드시 쉬고 영양소들을 보충해야 한다. 그래야 근육이나 뼈, 결합조직이 건강하게 생성되고 유지될 수 있다. 열심히 운동했다면 휴식도 강도 높게 취해야 한다는 사실을 잊지 말자.

육체활동을 한다고 해서 누구나 헬스장 회원권을 끊어야 한다거나 10km 달리기 시합에 나가야 하는 것은 아니다. 내가 운동이 아니라 '육체활동'이라고 표현하는 이유는 일상에서 쉽게 할 수 있는 모든 단순한 움직임을 강조하고 싶기 때문이다. 근육을 키우거나 강하게 하려면 강도 높은 운동을 해야 하지만 일상생활을 하면서 자주 움직이는 것이 더 중요하다.

또 우리 몸을 다양한 방식으로 움직여야 한다. 생체공학자 케이티 보먼(Katy Bowman)은 이를 '영양소 움직임(nutritious movement)'이라고 부른다. 건강을 유지하려면 다양한 영양소를 섭취해야 하는 것처럼 우리 몸도 나이 들어 체력을 유지하며 가뿐하고 유연하려면 다양한 형태로 움직여야 한다는 뜻이다[19](체력, 활동성, 유연함은 다른 사람이나 기구의 도움을 받지 않고 스스로 움직이려면 갖춰야 하는 3가지 조건이다).

보먼 박사의 말처럼 우리는 비타민C만으로는 살 수 없다. 비타민B군 영양소, 아연, 엽산, 마그네슘, 그 밖에 다른 영양소들도 있어야 한다. 마찬가지로 걷기는 그 어떤 움직임보다 가장 자연스럽고 좋지만, 가끔은 전력 질주도 해야 하고 물건을 들어 올리거나 우리 몸을 들어 올리고 위나 아래로 밀거나 잡아당기기도 해야 한다. 늘 조깅만 하거나 바벨만 들어 올리거나 윗몸일으키기만 해서는 활동성과 유연함을 유지할 수 없다.

여기 쉽게 할 수 있는 육체활동이 있다.

- 가능한 엘리베이터나 에스컬레이터를 이용하지 말고 계단으로 걷자.
- 목적지에서 가급적이면 멀리 떨어진 곳에 자동차를 주차하자.
- 안전한 동네에 산다면 식료품점에는 걷거나 자전거를 타고 가자. 돌아올 때 구입한 식료품을 들고 와야 한다면 더욱 좋다.
- 대중교통을 탄다면 목적지에 도착하기 전에 한두 정거장 먼저 내려서 걷자.
- TV나 영화를 보는 동안 팔굽혀펴기, 윗몸일으키기, 플랭크 같은 특별한 장비 없이도 할 수 있는 근육운동을 하자.
- 사무실 근무자라면 탁자에 빵 같은 간식을 올려놓고 빙 둘러 앉아 회의하는 대신 날씨만 허락한다면 회사 내부를 걷거나 밖으로 나가 걸으면서 회의를 하자.
- 거의 대부분 앉아서 일한다면 컴퓨터나 전화기에 알람을 맞춰두고 하루에 몇 번씩은 일어나 걷거나 자리에서 '맨손 체조'를 하자[20](좁은 사무실에서 체조를 하는 당신을 보면 동료들이 신기해할 수도 있지만 오후 3시가 되어 설탕이 든 음료를 뽑아 먹으려고 자동판매기로 달려갈 때가 되면 팔벌려뛰기를 하고 있는 당신을 보며 웃을 생각은 하지 못할 것이다).
- 무엇보다 일상의 모든 생활에서 일부러라도 육체활동을 하도록 노력해야 한다(간헐적 단식이 음식으로 둘러싸인 환경에서 좋은 방식으로 음식을 줄여주는 것처럼 자동차를 타는 대신 걷거나 카트를 이용하는 대신 무거운 물건을 드는 등의 의도적으로 조금 불편한 활동을 하면 일상이나 업무에 크게 지장을 받지 않은 상태로 육체활동을 좀 더 많이 할 수 있다).

## 스트레스와 수면

한 마디로 말해 자라는 것이다!

　소셜미디어 시대에는 스마트폰, 태블릿, 게임기 등 사람들의 시간과 시선을 두고 경쟁하는 기계들이 너무나도 많다. 특히 다른 일들이 우리의 시간과 시선을 대부분 붙잡는 낮이 아닌 밤에는 이런 기계들에 빠져들 수밖에 없다. 앞에서 만성적인 스트레스와 장기간 시달린 불면증이 어떤 결과를 불러오는지를 살펴보았다. 그러니 비슷한 이야기를 여기서 다시 반복할 이유는 없을 것 같다. 그저 스트레스와 수면이 육체와 정신, 인지 건강에 미칠 영향을 과소평가하지 말라고만 당부하고 싶다. 사람들은 자신이 강인하고 회복력이 강하다는 사실에 자부심을 갖는다. 그럴 때는 앞으로 일어날 일 따위는 신경 쓰지 않은 채 쉬어야 한다는 사실을, 전원을 빼고 휴식 시간으로 풍덩 뛰어들어야 한다는 사실을 무시해버린다. 열심히 일해야 한다. 하지만 열심히 쉬기도 해야 한다. 임종하는 순간 "나는 더 많이 일했어야 했어"라고 말하는 사람은 아무도 없다.

　이 모두를 염두에 두고 몸과 마음이 건강하게 나이 들어갈 수 있게 해줄 쉬운 일들을 실천해나가자.


- 영양소가 풍부하게 든 전체식품을 먹자. 가방이나 상자 안에 입을 즐겁게 하는 단일 재료로 만든 식품을 넣어두어선 안 된다.
- 설탕을 첨가한 음식과 정제 탄수화물은 적게 먹는다.
- 오메가-3지방산(특히 DHA)과 천연 식품에 든 지방을 많이 먹는다.
- 당지수가 낮은 채소와 과일을 먹는다.
- 쉽게 산화되는 채소와 씨앗류로 만든 기름은 피한다.

- 다양하게 움직이고 유산소운동과 근육 강화 운동을 하는 등 규칙적으로 육체활동을 한다.
- 가끔 굶는다.
- 스트레스를 줄인다.
- 푹 잔다.
- 즐거워야 한다, 행복을 잊지 말자!

# 알츠하이머 발병 이유,
# 그리고 망가진 뇌를 고치는 방법

이제 알츠하이머 발병 원인을 좀 더 분명히 알게 되었을 것이다. 현대 식습관(정제 탄수화물을 과도하게 섭취하고, 쉽게 상하고 산화되는 채소와 씨앗류 기름을 많이 먹고, 미량영양소가 풍부하게 든 신선한 채소를 먹지 않는)이 스트레스가 많고 앉아 있기만 하는 현대인의 생활습관과 부족한 수면, 흐트러진 생체주기, 강력한 제산제, 콜레스테롤 억제 약품과 결합되면 결국 나이가 들어 치매가 오는 것은 당연한 수순일 수밖에 없다.

  누군가 나에게 어째서 인간의 뇌는 나이가 들면 손상되는지 묻는다면 나는 식습관에 문제가 있기 때문이라고 말할 수밖에 없다.

- 콜레스테롤을 먹지 않고,
- 오메가-3지방산을 먹지 않고,
- 산화된 식물성기름을 많이 먹고,
- 수천 년 동안 건강한 영양소를 공급했던 동물성지방을 먹지 않기 때문에,
- 더는 우리 몸이 처리할 수 없을 정도로 과도한 탄수화물을 섭취해 결국 몸이 방

어 기작을 작동시켜 포도당을 대사하지 못하는 상태가 되고,
- 동물성식품(특히 동물성지방)을 거의 먹지 않으며 당지수가 높은 곡물을 주식으로 하는 식단을 '건강한 식단'이라고 강조하기 때문이다.

뇌 건강을 악화시키고 필요한 필수영양소를 뇌에 공급하지 못하는 이유를 물어본다면 약품 이야기를 하지 않을 수 없다.

- 콜레스테롤 수치를 낮춘다며 스타틴 제제 같은 약물을 복용하고,
- 위산 분비를 막는 약을 오랫동안 복용하기 때문이다.

지금까지 나열한 이유들 외에 그나마 남아 있는 뇌 건강을 완전히 망치는 방법으로 생활습관을 들 수 있다.

- 절대 움직이지 않고,

- 야외로 나가 오랫동안 천천히 걷지 않고(야외라면 어디든 피하고) 특히 상쾌한 공기를 들이마시면서 자연의 경치를 볼 수 있고 새 소리, 곤충 소리, 바람에 살랑대는 잎사귀 소리, 온통 초록색 식물이 둘러싸고 있는 녹지대는 가는 일이 없으며,

- 역기를 들거나 자전거를 탄다거나 하이킹을 하는 등의 몸을 쓰는 일이 없으며,

- 태양을 피해 피부가 햇빛을 받아 비타민D를 합성할 기회를 없애고,

- 수년, 혹은 수십 년 동안 제대로 충분히 잘 생각이 없고,

- 잠들려고 할 때나 잠을 잘 때 어두운 환경을 만들 생각도 없으며,

- 스트레스가 몸을 망가뜨릴 때까지 육체적, 정신적으로 과도하게 몸을 혹사하기 때문이다.

이런 요인들이 결합해 뇌에 한꺼번에 과도한 짐을 지운다면 알츠하이머가 발병하는 것도 당연하다. 이미 알고 있듯이 현대인들의 식습관과 생활습관이 한데 작용하면 알츠하이머 발병 가능성이 커진다. 만성적으로 상승한 인슐린 수치와 포도당 조절 실패, 제어할 수 없는 산화 스트레스, 염증반응(모두 정제 탄수화물과 오메가-6 불포화지방산이 많이 든 채소와 씨앗류로 만든 기름을 다량으로 먹고 항산화물질과 미량영양소를 적게 먹는다는 사실과 관계가 있다)이 알츠하이머와 관계가 있다는 증거는 주요 에너지원으로 곡물과 녹말을 강조하고 동물성지방과 포화지방을 금지하는 전통적인 권장 식단을 다시 고민해볼 시간이 되었다는 뜻이다.

이런 구시대적인 식습관 조언이 자리에서 일어날 기회가 없고 스트레스가 많은 생활방식과 몸의 정상적인 생리작용·대사작용을 방해하는 제산제나 스타틴 제제 같은 약을 마구잡이로 처방하는 현대의학과 결합하면 결국 알츠하이머가 발병한다.

이처럼 도저히 손 써볼 수 없을 것 같은 맹렬한 공격에 노출된 상태이지만, 그래도

희망을 버려선 안 된다. 맞다, 지금 희망이라고 했다. 치매에 걸린 사람을 도울 방법이 없었다면 나는 이 책을 쓰지 않았을 것이다. 인지장애와 알츠하이머가 전혀 되돌릴 수 없는 질환이라면 의사들이 되돌릴 수 있음을 목격했다는 보고서는 발표하지 않았을 것이다. 이제 이런 사실을 염두에 두고 다음 문제들을 고민해보자!

## 개선이 되는 모습을 얼마나 빨리 확인할 수 있을까

알츠하이머는 발병 원인이 다양하며, 환자마다 징후와 증상이 달라 이 책에서 제시한 방법대로 식습관과 생활습관을 고쳤을 때 언제 인지능력이 좋아질지 아무도 장담할 수 없다. 인슐린 민감성이 개선되고 뇌 염증반응과 당화반응이 줄고 굶주리던 뉴런에 연료로 사용할 케톤을 끊이지 않고 공급하게 되기까지 걸리는 시간은 사람마다 다르다.

어느 정도의 속도로 얼마만큼 개선되느냐는 병을 앓은 기간, 병의 심각성 정도와 관계가 있다. 기간이 길수록, 더 많이 손상됐을수록 저탄수화물 식단을 하고 생활습관을 고쳐도 더 오랜 시간이 흘러야 개선되는 모습이 보일 것이다.

흔히 엄격하게 저탄수화물 식단을 진행하면(처음부터 하루에 섭취하는 탄수화물의 양을 30g에서 40g 정도로 제한하면) 일반적으로 48시간에서 72시간만 지나면 비축하고 있던 글리코겐을 거의 사용하고 지방을 태우는 몸으로 전환된다고 한다. 하지만 지방을 태우는 몸을 넘어 기억과 인지능력을 개선할 정도로 케톤이 많이 생성되려면 좀 더 시간이 걸릴 것이다.

두 달 동안 엄격하게 저탄수화물 식이요법을 했는데도 아무 변화가 없다면 어떻게 해야 할까? 그래도 희망을 잃지 말아야 한다. 참고 견디면서 몇 주 정도 더 해보기를 권한다. 아주 넓은 부위에 오랫동안 손상이 지속되었다면 증가한 케톤 덕분에 눈에 띄는 변화와 효과가 나타나기까지 좀 더 시간이 걸릴 것이다.

나는 저탄수화물 식이요법과 적절한 생활습관을 계속할지 말지는 일단 최소 세 달은 엄격한 방법으로 실행해본 뒤 결정해야 한다고 믿는다. 내 바람은 그 기간 동안 아주 조금이라도 개선된 부분이 있어 계속해야겠다는 마음을 먹고, 노력해봐야겠다는 결심을 하게 됐으면 하는 것이다. 결국 알츠하이머로 귀결된 여정은 뚜렷한 징후와 증상이 나타나기 전보다 수십 년은 더 전에 시작되었음을 기억해야 한다. 따라서 수십 년 동안 망가져온 손상 부위가 며칠 만에, 몇 주 만에 낫기를 바라는 것은 말이 되지 않는다. 더구나 자연치유력과 재생력이 젊은 사람에 비해 훨씬 떨어지는 노인은 더 시간이 걸릴 수밖에 없다.

알츠하이머나 경도인지장애 환자의 나이가 젊을수록 (질병의 정도가 덜 할수록) 저탄수화물 식이요법을 했을 때 인지능력이 향상될 가능성이 높다. 그렇다고 의기소침해서 나이 든 환자의 의욕을 꺾을 필요는 없다. 인체는 정말로 경이롭고 감탄할 만한 능력을 가지고 있다. 병이 '얼마나' 진행됐는지, 얼마나 '오래 전부터' 병을 앓았는지, 얼마나 '나이가 많은지'에 상관없이 저탄수화물 식이요법을 하지 않을 이유도, 뇌에 영양가 높은 연료를 공급하지 않을 이유도 없다. 자신의 뇌 건강은 '회복 가능성이 없다'라고 단정해야 하는 사람은 없다. 인체는 우리도 모르는 능력을 발휘해 끊임없이 우리를 놀라게 한다. 그리고 뇌만큼 그런 면에서 놀라운 능력을 발휘하는 기관도 없다.

저탄수화물 케토제닉 식이요법으로 알츠하이머를 치료하려는 시도는 아직은 작지만 넓어지는 영역임을 강조해야겠다. 이 책의 케토제닉 식이요법·외인성 케톤 섭취·생활전략이 알츠하이머에 미치는 영향을 알아보는 연구는 시작 단계이기에 이런 치료법이 모두에게 효과가 있는지, 혹은 있을지 밝혀줄 자료는 아직 그다지 많지 않다.

그러나 알츠하이머 발병 원인인 대사작용을 살펴보면 탄수화물 섭취를 엄격하게 줄이고 인슐린 수치를 낮추는 방법이야말로 증상을 개선하고 진행속도를 늦추거나 다시 뇌를 건강하게 만들 가장 논리적이면서도 과학적인 방법임을 알 수 있다. 특히 효과도 없고 비싸기만 한 약품을 쓰는 것보다 효율적이다.

다시 한 번 말하지만 케토제닉 식이요법이나 외인성 케톤을 섭취하는 방법을 알츠하이머 치료요법으로 활용하는 것은 아직 걸음마 단계이다. 나이가 아주 많은 사람이나 치매 증상이 심각하고 오랫동안 치매를 앓은 사람이라면 이미 개선할 수 없을 정도로 병이 진행되었을 수도 있다. 브레드슨 박사는 이렇게 말했다. "알츠하이머는 치료할 수 없는 수수께끼 같은 뇌 질환이 아니라 충분히 개선할 수 있는 대사작용·독성물질과 관계가 있는 계통발생적인 질환이다."[1]

알츠하이머 치료법은 충분히 많지만 무한하지는 않다. 분명 너무나도 오랫동안 뇌 구조가 변형되어왔기에 이 책에서 제시하는 모든 방법을 사용해도 결국 어떤 변화도 없는, 더는 돌아갈 수 없는 지점도 있을 수 있다. 만약 사랑하는 사람이 그런 상태라면 2장에서 살펴본 '뇌가 연료를 사용하는 방법'을 다시 읽어보기 바란다.

알츠하이머 연구자 사무엘 헨더슨 박사는 "치매라는 진단을 받을 무렵이면 이미 돌이킬 수 없는 손상이 발생했을 가능성이 크므로 되돌리기 어려울 수 있는데 이때 사용 가능한 한 가지 효과적인 방법이 (체내 아세틸 보조효소를 직접 늘리려고) 케톤체 활용일 수도 있다"[2]라고 했다. 식습관과 생활습관을 바꿀 능력이 없거나 바꿀 마음이 없는 사람에게는 코코넛오일이나 MCT 오일, 외인성 케톤을 복용하는 방법이 남은 인생을 좀 더 평온하게 살고 간병인들의 마음의 짐을 조금이라도 덜어주는 길일 수 있다.

뇌를 망가뜨리고 있는 손상을 멈추거나, 손상 속도를 늦추거나, 손상 부위를 회복시키려면 당연히 뇌를 망가뜨린 방법과는 정반대로 살아야 한다. 따라서 이 책에서

권하는 것처럼 탄수화물을 적게 먹고 지방과 콜레스테롤을 많이 먹는 식습관과 생활
습관을 따라야 한다.

나는 알츠하이머나 경도인지장애, 치매를 앓는 사람과 간병인들에게 이 소중한 정
보를 전해주고 싶어서 이 책을 집필했다.

인지능력을 두고 벌이는 전투에서 우리는 무기력한 사람들이 아니다.
분명 우리가 할 수 있는 일이 있다!
아니, 할 수 있는 일이 많다.
희망을 가져도 된다!

나는 이 책에서 제시한 방법들을 철저하게, 혹은 할 수 있는 만큼 최선을 다해 실
행해 다시 한 번 알츠하이머 환자가 내면에 존재하는 밝고 생동감 넘치는 사람으로
거듭나기를 진심으로 바란다.

글쓰기는 적어도 저에게는 반드시 침묵과 고독 속에서 해내야 하는 작업입니다. 하지만 이 책에 풀어놓은 연구 성과들을 찾아내고 분석하고 이해하는 작업은 분명 혼자서는 할 수 없는 일이었습니다. 수많은 연구원, 임상전문의, 학자, 전문가는 아니지만 과학에 해박한 지식을 가진 여러분들 덕분에 이 책에서 논의한 생화학·생리학 원리들을 이해하고 심각한 질병을 물리칠 식습관과 생활습관을 구축할 전략을 세울 수 있었습니다. 도움을 주신 분들 가운데 몇 분은 어쩌면 제가 말하지 못하고 지나갈 수도 있습니다. 계속해서 많은 지식을 알려주고 의미 있는 일을 해나가도록 소중한 도움을 주신 모든 분들의 조언과 지원을 분명 잘 알고 있습니다. 따라서 혹시라도 이 지면에서 말씀드리지 않은 분이 있다면 그것은 제 기억력 때문에 일어난 실수이지 고의는 아님을 이해하고 너그럽게 보아주시기 바랍니다.

알츠하이머, 뇌 연료 대사작용, 케톤, 광범위한 질병을 치료하는 대사 요법(metabolic therapy)으로 저탄수화물 케토제닉 식이요법 등을 다룬 연구 자료는 스티븐 커네인 박사, 도미니크 다고스티노 박사, 토머스 세이프리드 박사, 리처드 비치 박사, 카시와야 요시히로 박사, 메리 뉴포트 박사, 테오도르 반이탈리 박사, 사무엘 헨더슨 박사, 스테파니 세네프 박사, 제프 볼렉 박사, 스티븐 피니 박사, 에릭 웨스트먼 박사, 리처드 페인먼 박사, 유진 파인 박사, 콜린 챔프 박사, 데일 브레드슨 박사 같은 여러분과 그들의 동료, 공동 연구자, 대학원생들에게 신세를 졌습니다.

책을 써나가도록 용기를 주고 지지해주셨고, 제가 책에서 제시한 여러 생활습관과 저탄수화물 케토제닉 식이요법을 환자들이 적용해보도록 도와주신 많은 의사분들께도 감사의 말씀을 드립니다. 그분들은 처방전에 새로운 약을 추가하는 대신 꾸준히 환자들이 복용하는 약품의 종류를 줄여주셨고, 널리 알려진 건강 식단 대신 제가 소개한 식이요법을 환자들에게 처방해 2형 당뇨병, 심장병, 비만 같은 질환이 완화되게 도와주셨습니다. 테오도르 나이만 박사, 제프리 제버 박사, 마크 쿠쿠젤라 박사, 에릭 손 박사가 그런 분들이십니다. 저처럼 저탄수화물 케토제닉 식이요법을 만성질환 때문에 고생하면서 쇠약해지는 환자를 돕는 방법으로 활용하며, 건강과 활력은 사람이 타고난 천부적인 권리라고 말씀하시는 영양학자와 식이요법 치료사분들께는 특히 강한 유대감을 느낍니다. 프란치스카 스피츨러 박사, 미리엄 칼라미안 전문간호사, 켈리 파운즈 공인 간호사, 베스 주펙 카니아 박사, 패트리시아 데일리가 그런 분들입니다.

제 작업을 블로그, 웹사이트, 팟캐스트 등 여러 지면에 실어주시고 소개해주셔서 인생을 바꿀 소중한 정보를 저로서는 전달하기 힘든 분들에게도 널리 알려주신 롭 울프, 지미 무어, 샐리 팔론 모렐, 크리스틴 레만, 폴 버게스, 맥케이 피리, 스코트 마이너스, 고맙습니다.

영양학이든 다른 분야든 간에 연구 분야에서는 흔히 그렇듯이 외부인은 수년 동안 한 우물을 팠기에 의도하지는 않았지만 시야가 좁아지고 난시가 되어 바람직하지 않게도 한 가지 관점에만 매달리기 쉬운 전문가에게 새로운 관점을 제시해줍니다. 외부인은 현 상황이 무너진다고 해도 생계에 지장이 없으며 기존 관점이 부서진다고 해도 직업적인 명성이 위태로워질 걱정이 없기에 지속적으로 잘못된 관점을 고수했던 기존 학설을 관에 넣고 마지막 못질을 해줄 수도 있습니다. 영양학을 연구하는 저로서는 기존 의학의 도움을 받지 못해 스스로 건강을 지키기 위해, 혹은 사랑하는 사람의 건강을 지키기 위해, 그도 아니면 순수한 열정으로 지식을 추구하고 자신이 알아낸 정보를 널리 공유하는 평범한 사람들을 볼 때마다 감동을 받고, 그분들의 지식에 많은 도움을 받습니다. 그분들은 최선의 결과를 내는 데 반드시 자격증이 필요한 것은 아님을 여실히 보여주며, 가장 훌륭하고 논리적이고 가장 도움이 되는 생각들은 가장 의외의 곳에서도 나올 수 있음을 입증해보였습니다. 마티 켄들, L. 앰버 호이어런, R. D. 다이크만, 제프 시르, 레이먼드 에드워즈, 마이크 줄리안, 루이스 빌라세뇨르, 타일러 카트라이트, 밥 브리그스는 제가 인체생리학, 물질대사, 혈액의 포도당 조절 작용, 케톤 역학을 좀 더 정확하게 알도록 도와주셨고 저탄수화물 식이요법 성공사례를 공유해주었습니다. 조셉 크래프트 박사와 케니스 브룩클러 박사의 선구적인 연구 결과들을 다시 살려내고 현대인의 삶을 질적으로나 양적으로 떨어뜨리는 수많은 질병의 원인이 혈중 포도당 수치만이 아니라 만성적으로 증가한 인슐린 때문이기도 하다는 사실을 밝혀준 아이버 커민스에게는 특히 고맙다는 말을 전하고 싶습니다.

이 책을 완성하도록 인내해주고 제 일정을 조절해주신 디자인스 포 헬스 사의 동료들에게 감사의 말을 전합니다. 연구와 집필을 하는 동안 미량영양소, 식물학, 약물역학, 식이요법과 생활요법을 복잡하게 만드는 요소에 관한 지식이 매일 새롭게 쌓였습니다. '과학이 먼저다'라는 모토를 충실하게 지키는 디자인스 포 헬스가 정말 자랑스럽습니다. 아낌없는 격려와 지원을 해주신 수잔 코프와 데이비드 브래디에게 특히 고맙습니다.

처음 영양학을 공부할 때 운 좋게도 헌신적이고 유능한 교수님들 밑에서 수학할 수 있었습니다. 특히 생화학을 가르쳐주신 찰스 살라디노 박사님과 마거릿 캐럴 박사님 덕분에 인체 작동 방식을 알고 싶다는 열정을 품게 되었고, 그 열정을 다른 사람과도 나누고 싶다는 소망을 갖게 되었습니다. 두 분은 인문학과 문학, 언어학 외에는 이해할 수 없는 뇌를 가지고 태어난 사람이 과학 문헌을 읽고 깨닫게 해주셨습니다.

이 중요한 정보를 훨씬 많은 사람에게 알릴 수 있도록 아마존에 등록할 전자책 초기 버전을 만들어준 마이크 셰리든에게 많은 빚을 졌습니다. 셰리든과는 즐겁게 작업할 수 있었습니다. 열심히 쓴 책을 21세기로 불러오고 싶지만 컴퓨터는 전혀 모른다는 저자들은 셰리든과 작업해보라고 적극 추천합니다.

언제나 정말로 적절한 시간에 찾아와 격려해주고 용기를 북돋아준 동료이자 사랑하는 친구 엘렌 데이비스에게 진심으로 고맙다는 말을 하고 싶습니다. 독자들이 《알츠하이머 해독제》를 지면이나 화면으로 읽을 수 있는 이유는 케토제닉 식이요법 정보를 가장 포괄적으로 다루고 있는 엘렌의 웹사이트(www.ketogenic-diet-resource.com) 덕분입니다. 엘렌은 종이책보다 먼저 출간한 전자책을 디자인해주었습니다. 저는 그저 작가입니다. 글 쓰는 일만 할 수 있습니다. 저에게는 지면을 꾸미고 디자인을 할 능력이 없습니다. 엘렌이 도와주지 않았다면, 인생을 바꿀 수 있는 저탄수화물 식이요법을 여러 사람들에게 부지런히 전파해주지 않았다면 제 초벌 원고는 영원히 우리 집 컴퓨터 안에서 잠들고 말았을 것입니다. 인지능력 저하와 치매에 관해 남들과는 다른 생각을 하는 저의 관점을 널리 알리는 일이 중요하다고 보고 엘렌은 친절하게도 제 글을 출판사 관계자들도 자주 방문하는 자신의 웹사이트에 실어주었습니다.

처음에, 알츠하이머를 한 가지 해결 방법을 가진 단일 물질대사 질환이라는 생각을 가지고 연구를 시작했을 때는 책 내용이 이런 식으로 진행될지 몰랐습니다. 이 책의 정보를 당장 사람들에게 알려야 한다고 판단하고, 나를 믿고 즉시 출간을 결정해준 첼시 그린 출판사의 마케나 굿맨과 마고 볼드윈에게 고맙다는 말씀을 전합니다.

마지막으로 언제나 나보다 더 나를 믿어주는 가족과 친구들에게 온 마음을 담아 고마움을 전합니다. 어머니가 투병 생활을 할 때 저는 아무것도 할 수 없었습니다. 하지만 이제는 이 책이 여러분을 도울 수 있기를 진심으로 바랍니다.

# NOTES

### 1장 _ 알츠하이머의 발병 원인과 치료법

1. Alzheimer's Association, "2016 Alzheimer's Disease Facts and Figures," Alzheimer's Association, http://www.alz.org/facts/overview.asp (August 30, 2016).

2. Ely Lilly and Company, "Lilly Halts Development of Semagacestat for Alzheimer's Disease Based on Preliminary Results of Phase III Clinical Trials," Eli Lilly and Company, https://investor.lilly.com/releasedetail.cfm?releaseid=499794 (September 12, 2016).

3. Zina Kroner, "The Relationship Between Alzheimer's Disease and Diabetes: Type 3 Diabetes?" *Alternative Medicine Review* 14, no. 4 (2009): 373–79; and Suzanne M. de la Monte, "Type 3 Diabetes is Sporadic Alzheimer's disease: Mini-Review," *European Neuropsychopharmacology* 24, no. 12 (2014): 1954–60, doi:10.1016/j.euroneuro.2014.06.008.

4. Loren Cordain, S. Boyd Eaton, Anthony Sebastian, Neil Mann, Staffan Lindeberg, Bruce A. Watkins, James H. O'Keefe, et al., "Origins and Evolution of the Western Diet: Health Implications for the 21st Century," *American Journal of Clinical Nutrition* 81 (2005): 341–54; and Loren Cordain and Boyd Eaton, "Evolutionary Aspects of Diet: Old Genes, New Fuels," *World Review of Nutrition and Dietetics* 81 (1997): 26–37.

5. Glen D. Lawrence, "Dietary Fats and Health: Dietary Recommendations in the Context of Scientific Evidence," *Advances in Nutrition* 4, no. 3 (2013): 294–302.

6. Loren Cordain, Michael R. Eades, and Mary Dan Eades, "Hyperinsulinemic Diseases of Civilization: More Than Just Syndrome X," *Comparative Biochemistry and Physiology. Part A, Molecular & Integrative Physiology* 136, no. 1 (2003): 95–112; Ian Spreadbury, "Comparison with Ancestral Diets Suggests Dense Acellular Carbohydrates Promote an Inflammatory Microbiota, and May Be the Primary Dietary Cause of Leptin Resistance and Obesity," *Diabetes, Metabolic Syndrome and Obesity: Targets and Therapy* 5 (2012): 175–89, doi:10.2147/DMSO.S33473; and Colin E. Champ, Jeff S. Volek, Joshua Siglin, Lianjin Jin, and Nicole L. Simone, "Weight Gain, Metabolic Syndrome, and Breast Cancer Recurrence: Are Dietary Recommendations Supported by the Data?" *International Journal of Breast Cancer* 2012 (2012): 506868.

7. Gerard J. Tortora and Bryan H. Derrickson, eds., *Principles of Anatomy and Physiology 11th Edition* (Hoboken, NJ: John Wiley & Sons, 2006): 477.

8. Jeff S. Volek and Richard D. Feinman, "Carbohydrate Restriction Improves the Features of Metabolic Syndrome. Metabolic Syndrome May Be Defined by the Response to Carbohydrate Restriction," *Nutrition and Metabolism* 2 (2005): 31, doi:10.1186/1743-7075-2-31.

9. P. Reaven, "Metabolic syndrome," *Journal of Insurance Medicine* 36, no. 2 (2004): 132–42.

10. Volek and Feinman, "Carbohydrate Restriction Improves the Features of Metabolic Syndrome"; Anthony Accurso, Richard K. Bernstein, Annika Dahlqvist, Boris Draznin, Richard D. Feinman, Eugene Fine, Amy Gleed, et al., "Dietary Carbohydrate Restriction in Type 2 Diabetes Mellitus and Metabolic Syndrome: Time for a Critical Appraisal," *Nutrition & Metabolism* 5 (2008): 9; and Richard D. Feinman and Jeff S. Volek, "Carbohydrate Restriction as the Default Treatment for Type 2 Diabetes and Metabolic Syndrome," *Scandinavian Cardiovascular Journal* 42, no. 4 (2008): 256–63, doi:10.1080/14017430802014838.

11. Hidenao Fukuyama, Masafumi Ogawa, Hiroshi Yamauchi, Shinya Yamaguchi, Jun Kimura, Yoshiaru Yonekura, and Junji Konishi, "Altered Cerebral Energy Metabolism in Alzheimer's Disease: A PET Study," *Journal of Nuclear Medicine* 35, no. 1 (1994): 1–6.

12. David G. Cook, James B. Leverenz, Pamela J. McMillan, J. Jacob Kulstad, Sasha Ericksen, Richard A. Roth, Gerard D. Schellenberg, et al., "Reduced Hippocampal Insulin-Degrading Enzyme in Late-Onset Alzheimer's Disease Is Associated with the Apolipoprotein E-ε4 Allele," *American Journal of Pathology* 162, no. 1 (2003): 313–19.

13. Ling Xie, Erik Helmerhorst, Kevin Taddei, Brian Plewright, Wilhelm Van Bronswijk, and R. Martins, "Alzheimer's β-amyloid Peptides Compete with Insulin for Binding to the Insulin Receptor," *Journal of Neuroscience* 22, no. 10 (2002): RC221.

14. Wei Qiao Qiu, Dominic M. Walsh, Zhen Ye, Konstantinos Vekrellis, Jimin Zhang, Marcia B. Podlisny, Marsha Rich Rosner, et al., "Insulin-Degrading Enzyme Regulates Extracellular Levels of Amyloid β-Protein by Degradation," *Journal of Biological Chemistry* 273, no. 49 (1998): 32730–8.

15. A. Ott, R. P. Stolk, F. van Harskamp, H. A. P. Pols, A. Hofman, and M. M. B. Breteler, "Diabetes Mellitus and the Risk of Dementia: The Rotterdam Study," *Neurology* 53, no. 9 (1999): 1937–42.

16. George F. Cahill and Richard L. Veech, "Ketoacids? Good medicine?" *Transactions of the American Clinical and Climatological Association*, 114 (2003): 149–63; and Theodore B. VanItallie and Thomas H. Nufert, "Ketones: Metabolism's Ugly Duckling," *Nutrition Reviews* 61, no. 10 (2003): 327–41, doi:10.1301/nr.2003.oct.327-341.

17. Ibid.; and Sami A. Hashim and Theodore B. VanItallie, "Ketone Body Therapy: From the Ketogenic Diet to the Oral Administration of Ketone Ester," *Journal of Lipid Research* 55, no. 9 (2014): 1818–26, doi:10.1194/jlr.R046599.

18. Thomas M. Devlin, ed., *Textbook of Biochemistry with Clinical Correlations* (Hoboken, NJ: John Wiley & Sons, 2011): 699, 700.

19. Samuel T. Henderson, "Ketone Bodies as a Therapeutic for Alzheimer's Disease," *Neurotherapeutics* 5, no. 3 (2008): 470–80.

20. Carl E. Stafstrom and Jong M. Rho, "The Ketogenic Diet as a Treatment Paradigm for Diverse Neurological Disorders," *Frontiers in Pharmacology* 3 (2012): 59, doi:10.3389/fphar.2012.00059; and Maciej Gasior, Michael A. Rogawski, and Adam L. Hartman, "Neuroprotective and Disease-Modifying Effects of the Ketogenic Diet," *Behavioural Pharmacology* 17, no. 5-6 (2006): 431–39.

21. Samuel T. Henderson, Janet L. Vogel, Linda J. Barr, Fiona Garvin, Julie J. Jones, and Lauren C. Costanti, "Study of the Ketogenic Agent AC-1202 in Mild to Moderate Alzheimer's Disease: A Randomized, Double-Blind, Placebo-Controlled, Multicenter Trial," *Nutrition and Metabolism* (London) 6 (2009): 31, doi:10.1186/1743-7075-6-31; and Mark A. Reger, Samuel T. Henderson, Cathy Hale, Brenna Cholerton, Laura D. Baker, G. S. Watson, Karen Hyde, et al., "Effects of Beta-Hydroxybutyrate on Cognition in Memory-Impaired Adults," *Neurobiology of Aging* 25, no. 3 (2004): 311–14, doi:10.1016/S0197 -4580(03)00087-3.

22. Robert Krikorian, Marcelle D. Shidler, Krista Dangelo, Sarah C. Couch, Stephen C. Benoit, and Deborah J. Clegg, "Dietary Ketosis Enhances Memory in Mild Cognitive Impairment," *Neurobiology of Aging* 33, no. 425 (2012): e19–e27.

23. Loren Cordain, "The Nutritional Characteristics of a Contemporary Diet Based on Paleolithic Food Groups," *Journal of the American Nutraceutical Association* 5 (2002): 15–24.

24. Patty W. Siri-Tarino, Qi Sun, Frank B. Hu, and Ronald M. Krauss, "Meta-Analysis of Prospective Cohort Studies Evaluating the Association of Saturated Fat with Cardiovascular Disease," *American Journal of Clinical Nutrition* 91, no. 3 (2010): 535–46, doi:10.3945/ajcn.2009.27725; Jeff S. Volek, Maria Luz Fernandez, Richard D. Feinman, and Stephen Phinney, "Dietary Carbohydrate Restriction Induces a Unique Metabolic State Positively Affecting Atherogenic Dyslipidemia, Fatty Acid Partitioning, and Metabolic Syndrome," *Progress in Lipid Research* 47, no. 5 (2008): 307–18, doi:10.1016/j.plipres.2008.02.003; Jeff S. Volek and Cassandra E. Forsythe, "The Case for Not Restricting Saturated Fat on a Low Carbohydrate Diet," *Nutrition & Metabolism* 2 (2005): 21, doi:10.1186/1743-7075-2-21; Cassandra Forsythe, Stephen D. Phinney, Richard D. Feinman, Brittanie M. Volk, Daniel Freidenreich, Erin Quann, Kevin Ballard et al., "Limited Effect of Dietary Saturated Fat on Plasma Saturated Fat in the Context of a Low Carbohydrate Diet," *Lipids* 45, no. 10 (2010): 947–62, doi:10.1007/s11745-010-3467-3; and Brittanie M. Volk, Laura J. Kunces, Daniel J. Freidenreich, Brian R. Kupchak, Catherine Saenz, Juan C. Artistizabal, Maria Luz Fernandez, et al., "Effects of Step-Wise Increases in Dietary Carbohydrate on Circulating Saturated Fatty Acids and Palmitoleic Acid in Adults with Metabolic Syndrome," PLoS ONE 9, no. 11 (2014): e113605, doi:10.1371 /journal.pone.0113605.

25. Dale E. Bredesen, *Cognitive Health: Dawn of the Era of Treatable Alzheimer's Disease*, film, 56:21, August 4, 2016, https://vimeo.com/173061978.

26. Dale E. Bredesen, "Reversal of Cognitive Decline: A Novel Therapeutic Program," *Aging* 6, 9 (2014): 707–17.

## 2장 _ 뇌 연료 대사작용

1. Giulia Accardi, Calogero Caruso, Giuseppina Colonna-Romano, Cecilia Camarda, Roberto Monastero, and Giuseppina Candore, "Can Alzheimer Disease Be a Form of Type 3 Diabetes?" *Rejuvenation Research* 15, no. 2 (2012): 217–21, doi:10.1089/rej.2011.1289; Vincenza Frisardi, Vincenzo Solfrizzi, Davide Seripa, Cristiano Capurso, Andrea Santamato, Daniele Sancarlo, Gianluigi Vendemiale, et al., "Metabolic-Cognitive Syndrome: A Cross-Talk Between Metabolic Syndrome and Alzheimer's Disease," *Ageing Research Reviews* 9, no. 4 (2010): 399–417, doi:10.1016/j.arr.2010.04.007; and Vincenza Frisardi, Vincenzo Solfrizzi, Cristiano Capurso, Bruno P. Imbimbo, Gianluigi Vendemiale, Davide Seripa, Alberto Pilotto, et al., "Is Insulin Resistant Brain State a Central Feature of the Metabolic-Cognitive Syndrome?" *Journal of Alzheimer's Disease* 21, no. 1 (2010): 57–63, doi:10.3233/JAD-2010-100015.
2. Bhumsoo Kim and Eva L. Feldman, "Insulin Resistance as a Key Link for the Increased Risk of Cognitive Impairment in the Metabolic Syndrome," *Experimental & Molecular Medicine* 47, no. 3 (2015): e149, doi:10.1038/emm.2015.3.
3. American Diabetes Association, "Diagnosis and Classification of Diabetes Mellitus," *Diabetes Care* 33, Suppl 1 (2010): S62–S69, doi:10.2337/dc10-S062.
4. Ibid.
5. Joseph Kraft, *Diabetes Epidemic & You* (Bloomington, IN: Trafford Publishing, 2011).
6. Ibid.
7. Stephen C. Cunnane, Scott Nugent, Maggie Roy, Alexandre Courchesne-Loyer, Etienne Croteau, Sébastien Tremblay, Alex Castellano, et al., "Brain Fuel Metabolism, Aging and Alzheimer's Disease," *Nutrition* 27, no. 1 (2011): 3–20, doi:10.1016/j.nut.2010.07.021.
8. G. Stennis Watson and Suzanne Craft, "The Role of Insulin Resistance in the Pathogenesis of Alzheimer's Disease: Implications for Treatment," *CNS Drugs* 17, no. 1 (2003): 27–45.
9. Sara E. Young, Arch G. Mainous 3rd, and Mark Carnemolla, "Hyperinsulinemia and Cognitive Decline in a Middle-Aged Cohort," *Diabetes Care* 29, no. 12 (2006): 2688–93, doi:10.2337/dc06-0915.
10. Jose A. Luchsinger, Ming-Xin Tang, Steven Shea, and Richard Mayeux, "Hyperinsulinemia and Risk of Alzheimer Disease," *Neurology* 63, no. 7 (2004): 1187–92.
11. Kraft, *Diabetes Epidemic.*
12. Abel Romero-Corral, Virend K. Somers, Justo Sierra-Johnson, Yoel Korenfeld, Simona Boarin, Josef Korinek, Michael D. Jensen, et al., "Normal Weight Obesity: A Risk Factor for Cardiometabolic Dysregulation and Cardiovascular Mortality," *European Heart Journal* 31, no. 6 (2010): 737–746, doi:10.1093/eurheartj/ehp487; and Estefania Oliveros, Virend K. Somers, Ondrej Sochor, Kashish Goel, and

Francisco Lopez-Jimenez, "The Concept of Normal Weight Obesity," *Progress in Cardiovascular Diseases* 56, no. 4 (2014): 426–33, doi:10.1016/j.pcad.2013.10.003.

13. Christina Voulgari, Nicholas Tentolouris, Polychronis Dilaveris, Dimitris Tousoulis, Nicholas Katsilambros, and Christodoulos Stefanadis, "Increased Heart Failure Risk in Normal-Weight People with Metabolic Syndrome Compared with Metabolically Healthy Obese Individuals," *Journal of the American College of Cardiology* 58, no. 13 (2011): 1343–50, doi:10.1016/j.jacc.2011.04.047; and Minjoo Kim, Jean Kyung Paik, Ryungwoo Kang, Soo Young Kim, Sang-Hyun Lee, and Jong Ho Lee, "Increased Oxidative Stress in Normal-Weight Postmenopausal Women with Metabolic Syndrome Compared with Metabolically Healthy Overweight/Obese Individuals," *Metabolism* 62, no. 4 (2013): 554–60, doi:10.1016/j.metabol.2012.10.006.

14. Catherine M. Phillips, Christina Dillon, Janas M. Harrington, Ver J. C. McCarthy, Patricia M. Kearney, Anthony P. Fitzgerald, and Ivan J. Perry, "Defining Metabolically Healthy Obesity: Role of Dietary and Lifestyle Factors," *PLoS ONE* 8, no. 10 (2013): e76188, doi:10.1371/journal.pone.0076188.

15. Catherine Crofts, Caryn Zinn, Mark Wheldon, and Grant Schofield, "Hyperinsulinemia: A Unifying Theory of Chronic Disease?" *Diabesity* 1, no. 4 (2015): 34–43, doi:10.15562/diabesity.2015.19; Loren Cordain, Michael R. Eades, and Mary Dan Eades, "Hyperinsulinemic Diseases of Civilization: More Than Just Syndrome X," *Comparative Biochemistry and Physiology. Part A, Molecular & Integrative Physiology* 136 no. 1 (2003): 95–112; Joseph R. Kraft, "Hyperinsulinemia: The Common Denominator of Subjective Idiopathic Tinnitus and Other Idiopathic Central and Peripheral Neurootologic Disorders," *International Tinnitus Journal* 1, no. 1 (1995): 46–53; H. Kaźmierczak and G. Doroszewska, "Metabolic Disorders in Vertigo, Tinnitus, and Hearing Loss," *The International Tinnitus Journal* 7, no. 1 (2001): 54–8, http://www.ncbi.nlm.nih.gov/pubmed/14964957; and P. L. Mangabeira Albernaz and Y. Fukuda, "Glucose, Insulin and Inner Ear Pathology," *Acta Otolaryngologica* 97, no. 5–6 (1984): 496–501, http://www.ncbi.nlm.nih.gov/pubmed/6380207.

16. G. J. Biessels, L. J. Kappelle, and Utrecht Diabetic Encephalopathy Study Group, "Increased Risk of Alzheimer's Disease in Type II Diabetes: Insulin Resistance of the Brain or Insulin-Induced Amyloid Pathology?," *Biochemical Society Transactions* 33, no. 5 (2005): 1041–4, doi:10.1042/BST20051041; and Rachel A. Whitmer, "Type 2 Diabetes and Risk of Cognitive Impairment and Dementia," *Current Neurology and Neuroscience Reports* 7, no. 5 (2007): 373–80.

17. Suzanne M. de la Monte, "Contributions of Brain Insulin Resistance and Deficiency in Amyloid-Related Neurodegeneration in Alzheimer's Disease," *Drugs* 72 no. 1 (2012): 49–66, doi:10.2165/11597760-000000000-00000; Melita Salkovic-Petrisic, Jelena Osmanovic, Edna Grünblatt, Peter Riederer, and Siegfried Hoyer, "Modeling Sporadic Alzheimer's Disease: The Insulin Resistant Brain State Generates Multiple Long-Term Morphobiological Abnormalities Including Hyperphosphorylated Tau Protein and Amyloid-Beta," *Journal of Alzheimer's Disease* 18, no. 4 (2009): 729–50, doi:10.3233/JAD-2009-1184; Siegfried Hoyer, "Glucose Metabolism and

Insulin Receptor Signal Transduction in Alzheimer Disease," *European Journal of Pharmacology* 490, no. 1–3 (2004): 115–25, doi:10.1016/j.ejphar.2004.02.049; Siegfried Hoyer, "The Aging Brain. Changes in the Neuronal Insulin/Insulin Receptor Signal Transduction Cascade Trigger Late-Onset Sporadic Alzheimer Disease (SAD). A Mini-Review," *Journal of Neural Transmission (Vienna)* 109, no. 7-8 (2002): 991–1002, doi:10.1007/s007020200082; and G. Stennis Watson and Suzanne Craft, "Modulation of Memory by Insulin and Glucose: Neuropsychological Observations in Alzheimer's Disease," *European Journal of Pharmacology* 490, no. 1–3 (2004): 97–113, doi:10.1016/j.ejphar.2004.02.048.

18. Watson and Craft, "Modulation of Memory."

19. Lisa Mosconi, Susan De Santi, Juan Li, Wai Hon Tsui, Yi Li, Madhu Boppana, Eugene Laska, et al., "Hippocampal Hypometabolism Predicts Cognitive Decline from Normal Aging," *Neurobiology of Aging* 29, no. 5 (2008): 676–92.

20. Ibid.

21. Ibid.

22. Hidenao Fukuyama, Masafumi Ogawa, Hiroshi Yamauchi, Shinya Yamaguchi, Jun Kimura, Yoshiaru Yonekura, and Junji Konishi, "Altered Cerebral Energy Metabolism in Alzheimer's Disease: A PET Study," *Journal of Nuclear Medicine* 35, no. 1 (1994): 1–6.

23. Samuel T. Henderson, "Ketone Bodies as a Therapeutic for Alzheimer's Disease," *Neurotherapeutics* 5, no. 3 (2008): 470–80.

24. Ibid.; Richard L. Veech, "The Therapeutic Implications of Ketone Bodies: The Effects of Ketone Bodies in Pathological Conditions: Ketosis, Ketogenic Diet, Redox States, Insulin Resistance, and Mitochondrial Metabolism," *Prostaglandins, Leukotrienes, and Essential Fatty Acids* 70 no. 3 (2004): 309–19, doi:10.1016/j.plefa .2003.09.007; and Sami A. Hashim and Theodore B. VanItallie, "Ketone Body Therapy: From the Ketogenic Diet to the Oral Administration of Ketone Ester," *Journal of Lipid Research* 55, no. 9 (2014): 1818–26, doi:10.1194/jlr.R046599.

25. Veech, "The Therapeutic Implications."

26. Stephen C. Cunnane, Alexandre Courchesne-Loyer, Camille Vandenberghe, Valérie St-Pierre, Mélanie Fortier, Marie Hennebelle, Etienne Croteau, et al., "Can Ketones Help Rescue Brain Fuel Supply in Later Life? Implications for Cognitive Health during Aging and the Treatment of Alzheimer's Disease," *Frontiers in Molecular Neuroscience* 9 (2016): 53, doi:10.3389/fnmol.2016.00053.

27. Ibid.

28. Henderson, "Ketone Bodies"; Samuel T. Henderson, Janet L. Vogel, Linda J. Barr, Fiona Garvin, Julie J. Jones, and Lauren C. Costantini, "Study of the Ketogenic Agent AC-1202 in Mild to Moderate Alzheimer's Disease: A Randomized, Double-Blind, Placebo-Controlled, Multicenter Trial," *Nutrition and Metabolism* (London) 6 (2009): 31, doi:10.1186/1743-7075-6-31; Mark A. Reger, Samuel T. Henderson, Cathy Hale, Brenna Cholerton, Laura D. Baker, G. S. Watson, Karen Hyde, et al., "Effects of Beta-hydroxybutyrate on Cognition in Memory-Impaired Adults," *Neurobiology of Aging* 25, no. 3 (2004): 311–4. doi:10.1016/S0197 -4580(03)00087-3; and Mary T. Newport, Theodore B. VanItallie, Yoshihiro

Kashiwaya, Michael T. King, and Richard L. Veech, "A New Way to Produce Hyperketonemia: Use of Ketone Ester in a Case of Alzheimer's Disease," *Alzheimer's and Dementia* 11, no. 1 (2015): 99–103, doi:10.1016/j.jalz.2014.01.006.

29. Hashim and VanItallie, "Ketone Body Therapy."

30. Alexandre Courchesne-Loyer, Etienne Croteau, Christian-Alexandre Castellano, Valérie St-Pierre, Marie Hennebelle, and Stephen C. Cunnane, "Inverse Relationship Between Brain Glucose and Ketone Metabolism in Adults During Short-Term Moderate Dietary Ketosis: A Dual Tracer Quantitative PET Study," *Journal of Cerebral Blood Flow Metabolism* (September 14, 2016), doi:10.1177/0271678X16669366.

31. Cunnane et al., "Can Ketones Help Rescue."

32. Ibid.

33. Jeff Volek and Stephen Phinney, *The Art and Science of Low Carbohydrate Performance* (Lexington, KY: Beyond Obesity LLC, 2012), 35.

34. Maciej Gasior, Michael A. Rogawski, and Adam L. Hartman, "Neuroprotective and Disease-Modifying Effects of the Ketogenic Diet," *Behavioural Pharmacology* 17, no. 5-6 (2006): 431–39; and Antonio Paoli, Antonino Bianco, Ernesto Damiani, and Gerardo Bosco, "Ketogenic Diet in Neuromuscular and Neurodegenerative Diseases," *BioMed Research International* 2014 (2014): 474296, doi:10.1155/2014/474296.

35. Theodore B. VanItallie and Thomas H. Nufert, "Ketones: Metabolism's Ugly Duckling," *Nutrition Reviews* 61, no. 10 (2003): 327–41, doi:10.1301/nr.2003.oct.327-341.

36. Jeff Volek and Stephen Phinney, *Art and Science of Low Carbohydrate Living : An Expert Guide to Making the Life-Saving Benefits of Carbohydrate Restriction Susstainable and Enjoyable* (Lexington, KY: Beyond Obesity, 2011), 164.

37. VanItallie and Nufert, "Ketones: Metabolism's Ugly Duckling."

38. George F. Cahill and Richard L. Veech, "Ketoacids? Good Medicine?" *Transactions of the American Clinical and Climatological Association* 114 (2003): 149–63.

39. Volek and Phinney, *Art and Science of Low Carbohydrate Living*, 5.

40. Csaba Tóth and Zsófia Clemens, "Type 1 Diabetes Mellitus Successfully Managed with the Paleolithic Ketogenic Diet," *International Journal of Case Reports and Images* 5, no. 10 (2014): 699–703, doi:10.5348/ijcri-2014124-CR-10435.

41. Keith Runyan, "Ketogenic Diabetic Athlete," *Ketogenic Diabetic Athlete*, last modified September 12, 2016, https://ketogenicdiabeticathlete.wordpress.com /about; and Ellen Davis and Keith Runyan, *The Ketogenic Diet for Type 1 Diabetes* (Ellen Davis, MS, and Keith Runyan, MD, 2015), http://www.ketogenic-diet -resource.com/treatment-for-diabetes.html.

42. Volek and Phinney, *Art and Science of Low Carbohydrate Living*, 196.

43. Thomas M. Devlin, ed., *Textbook of Biochemistry with Clinical Correlations* (Hoboken, NJ: John Wiley & Sons, 2011), 612.

44. Ibid., 699.

45. Jimmy Moore and Eric Westman, *Keto Clarity* (Las Vegas, NV: Victory Belt, 2014), 171.

46. Henderson, "Ketone Bodies."

47. Volek and Phinney, *Art and Science of Low Carbohydrate Performance*, 53.

48. Food and Nutrition Board, Institute of Medicine, and National Academies of Sciences, *Dietary Reference Intakes for Energy, Carbohydrate, Fiber, Fat, Fatty Acids, Cholesterol, Protein, and Amino Acids* (Washington, DC: National Academies Press, 2005), 275, http://www.nap.edu/read/10490/chapter/8#275.

49. Mary Newport, *The Coconut Oil and Low-Carb Solution for Alzheimer's, Parkinson's, and Other Diseases* (Basic Health Publications, 2015).

50. Cunnane et al., "Can Ketones Help Rescue."

51. Henderson, "Ketone Bodies"; Henderson et al., "Study of the Ketogenic Agent"; Reger et al., "Effects of Beta-hydroxybutyrate on Cognition"; and Newport et al., "A New Way to Produce Hyperketonemia."

52. Mark A. Reger, G. Stennis Watson, Pattie S. Green, Laura D. Baker, Brenna Cholerton, Mark A. Fishel, Stephen R. Plymate, et al., "Intranasal Insulin Administration Dose-Dependently Modulates Verbal Memory and Plasma β-Amyloid in Memory-Impaired Older Adults," *Journal of Alzheimer's Disease* 13, no. 3 (2008): 323–31, https://www.ncbi.nlm.nih.gov/pubmed/18430999; Amy Claxton, Laura D. Baker, Angela Hanson, Emily H. Trittschuh, Brenna Cholerton, Amy Morgan, Maureen Callaghan, et al., "Long-Acting Intranasal Insulin Detemir Improves Cognition for Adults with Mild Cognitive Impairment or Early-Stage Alzheimer's Disease Dementia," *Journal of Alzheimer's Disease* 44, no. 3 (2015): 897–906, doi:10.3233/JAD-141791; and Jessica Freiherr, Manfred Hallschmid, William H. Frey, Yvonne F. Brünner, Colin D. Chapman, Christian Hölscher, Suzanne Craft, et al., "Intranasal Insulin as a Treatment for Alzheimer's Disease: A Review of Basic Research and Clinical Evidence," *CNS Drugs* 27, no. 7 (2013): 505–14, doi:10.1007/s40263-013-0076-8.

53. Leif Hertz, Ye Chen, and Helle S. Waagepetersen, "Effects of Ketone Bodies in Alzheimer's Disease in Relation to Neural Hypometabolism, β-Amyloid Toxicity, and Astrocyte Function," *Journal of Neurochemistry* 134, no. 1 (2015): 7–20, doi:10.1111/jnc.13107.

54. Yudai Nonaka, Tetsuo Takagi, Makoto Inai, Shuhei Nishimura, Shogo Urashima, Kazumitsu Honda, Toshiaki Aoyama, et al., "Lauric Acid Stimulates Ketone Body Production in the KT-5 Astrocyte Cell Line," *Journal of Oleo Science* 65, no. 8 (2016): 693–9, doi:10.5650/jos.ess16069.

55. Manuel Guzmán and Cristina Blázquez, "Is There an Astrocyte-Neuron Ketone Body Shuttle?" *Trends in Endocrinology & Metabolism* 12, no. 4 (2001): 169–73, doi:10.1016/S1043-2760(00)00370-2.

**3장 _ 뉴런의 모양과 구조,
알츠하이머와 뉴런의 역할**

1. Zhiyou Cai, Yu Zhao, and Bin Zhao, "Roles of Glycogen Synthase Kinase 3 in Alzheimer's Disease," *Current Alzheimer Research* 9, no 7 (2012): 864–79.

2. Jesús Avila, Francisco Wandosell, and Félix Hernández, "Role of Glycogen Synthase Kinase-3 in Alzheimer's Disease Pathogenesis and Glycogen Synthase Kinase-3 Inhibitors," *Expert Review of Neurotherapeutics* 10, no. 5 (2010): 703–10, doi:10.1586/ern.10.40; and Ana Martinez and Daniel I. Perez, "GSK-3 Inhibitors:

A Ray of Hope for the Treatment of Alzheimer's Disease?" *Journal of Alzheimer's Disease* 15, no. 2 (2008): 181–91.

3. Eduardo E. Benarroch, "Brain Cholesterol Metabolism and Neurologic Disease," *Neurology* 71, no. 17 (2008): 1368–73, doi:10.1212/01.wnl.0000333215.93440.36.

4. Roger M. Lane and Martin R. Farlow, "Lipid Homeostasis and Apolipoprotein E in the Development and Progression of Alzheimer's Disease," *Journal of Lipid Research* 46, no. 5 (2005): 949–68, doi:10.1194/jlr.M400486-JLR200.

5. Geraldine J. Cuskelly, Kathleen M. Moone, and Ian S. Young, "Folate and Vitamin B$_{12}$: Friendly or Enemy Nutrients for the Elderly," *Proceedings of the Nutrition Society* 66, no. 4 (2007): 548–58, doi:10.1017/S0029665107005873; and Ellen M. Whyte, Benoit H. Mulsant, Meryl A. Butters, Moshin Qayyum, Adele Towers, Robert A. Sweet, William Klunk et al., "Cognitive and Behavioral Correlates of Low Vitamin B$_{12}$ Levels in Elderly Patients with Progressive Dementia," *American Journal of Geriatric Psychiatry* 10, no 3 (2002): 321–7.

6. A. Vogiatzoglou, H. Refsum, C. Johnston, S. M. Smith, K. M. Bradley, C. de Jager, M. M. Budge, et al., "Vitamin B$_{12}$ Status and Rate of Brain Volume Loss in Community-Dwelling Elderly," *Neurology* 71, no. 11 (2008): 826–32, doi:10.1212/01.wnl.0000325581.26991.f2.

7. Ibid.

8. David Brownstein, *Vitamin B-12 for Health* (West Bloomfield, MI: Medical Alternatives Press, 2012).

## 5장 _ 미토콘드리아의 기능과 기능 장애

1. Paula I. Moreira, Maria S. Santos, Raquel Seiça, and Catarina R. Oliveira, "Brain Mitochondrial Dysfunction as a Link Between Alzheimer's Disease and Diabetes," *Journal of the Neurological Sciences* 257, no, 1-2 (2007): 206–14, doi:10.1016/j.jns.2007.01.017.

2. Moreira et al., "Brain Mitochondrial Dysfunction"; Rita Perfeito, Teresa Cunha-Oliveira, and Ana Cristina Carvalho Rego, "Revisiting Oxidative Stress and Mitochondrial Dysfunction in the Pathogenesis of Parkinson Disease—Resemblance to the Effect of Amphetamine Drugs of Abuse," *Free Radical Biology and Medicine* 62 (2013): 186–201, doi:10.1016/j.freeradbiomed.2013.05.042; Giovanni Manfredi and Zuoshang Xu, "Mitochondrial Dysfunction and Its Role in Motor Neuron Degeneration in ALS," *Mitochondrion* 5, no 2 (2005): 77–87, doi:10.1016/j.mito.2005.01.002; Peizhong Maoa and P. Hemachandra Reddy, "Is Multiple Sclerosis a Mitochondrial Disease?" *Biochimica et Biophysica Acta* 1802, no. 1 (2010): 66–79, doi:10.1016/j.bbadis.2009.07.002; and Pradip K. Kamat, Anuradha Kalani, Philip Kyles, Suresh C. Tyagi, and Neetu Tyagi, "Autophagy of Mitochondria: A Promising Therapeutic Target for Neurodegenerative Disease," *Cell Biochemistry and Biophysics* 70, no. 2 (2014): 707–19, doi:10.1007/s12013-014-0006-5.

3. National Heart, Lung, and Blood Institute, "What Is Metabolic Syndrome?," *National Heart, Lung, and Blood Institute*, last modified June 22, 2016, http://www.nhlbi.nih.gov/health/health-topics/topics/ms/; Se Eun Park, Eun-Jung Rhee, Cheol-Young Park, Ki Won Oh, Sung-Woo Park, Sun-Woo Kim, and Won-Young

Lee, "Impact of Hyperinsulinemia on the Development of Hypertension in Normotensive, Nondiabetic Adults: A 4-Year Follow-Up Study," *Metabolism* 62, no. 4 (2013): 532–8, doi:10.1016/j.metabol.2012.09.013; and James R. Sowers, P. R. Standley, J. L. Ram, S. Jacober, L. Simpson, and K. Rose, "Hyperinsulinemia, Insulin Resistance, and Hyperglycemia: Contributing Factors in the Pathogenesis of Hypertension and Atherosclerosis," *American Journal of Hypertension* 6, no. 7, Pt 2 (1993): 260S–270S, doi:10.1093/ajh/6.7.260S.

4. Xukai Wang, Changqing Yu, Bo Zhand, and Yan Wang, "The Injurious Effects of Hyperinsulinism on Blood Vessels," *Cell Biochemistry and Biophysics* 69, no. 2 (2014): 213–8, doi:10.1007/s12013-013-9810-6; Enzo Bonora, Stefan Kiechl, Johann Willeit, Friedrich Oberhollenzer, Georg Egger, James B. Meigs, Riccardo C. Bonadonna, et al., "Insulin Resistance as Estimated by Homeostasis Model Assessment Predicts Incident Symptomatic Cardiovascular Disease in Caucasian Subjects from the General Population: The Bruneck Study," *Diabetes Care* 30, no. 2 (2007): 318–24, doi:10.2337/dc06-0919; and Motonobu Nakamura, Nobuhiko Satoh, Masashi Suzuki, Haruki Kume, Yukio Homma, George Seki, and Shoko Horita, "Stimulatory Effect of Insulin on Renal Proximal Tubule Sodium Transport Is Preserved in Type 2 Diabetes with Nephropathy," *Biochemical and Biophysical Research Communications* 461, no. 1 (2015): 154–8, doi:10.1016/j.bbrc.2015.04.005.

5. Stephanie Seneff, Glyn Wainwright, and Luca Mascitelli, "Nutrition and Alzheimer's Disease: The Detrimental Role of a High Carbohydrate Diet," *European Journal of Internal Medicine* 22, no. 2 (2011): 134–40, doi:10.1016/j.ejim.2010.12.017.

6. Moreira et al., "Brain Mitochondrial Dysfunction."

7. Mortimer Mamelak, "Alzheimer's Disease, Oxidative Stress and Gammahydroxybutyrate," *Neurobiology of Aging* 28, no. 9 (2007): 1340–60, doi:10.1016/j.neurobiolaging.2006.06.008.

## 6장 _ 베타아밀로이드,
### 알츠하이머의 원인인가, 억울한 누명인가

1. Dale E. Bredesen, *Cognitive Health: Dawn of the Era of Treatable Alzheimer's Disease*, film, 56:21, August 4, 2016, https://vimeo.com/173061978.

2. Samuel T. Henderson, "Ketone Bodies as a Therapeutic for Alzheimer's Disease," *Neurotherapeutics* 5, no. 3 (2008): 470–80.

3. Sónia C. Correia, Renato X. Santos, Cristina Carvalho, Susana Cardoso, Emanuel Candeias, Maria S. Santos, Catarina R. Oliveira, et al., "Insulin Signaling, Glucose Metabolism and Mitochondria: Major Players in Alzheimer's Disease and Diabetes Interrelation," *Brain Research* 1441 (2012): 64–78, doi:10.1016/j.brainres.2011.12.063.

4. Ibid.

5. Mortimer Mamelak, "Alzheimer's Disease, Oxidative Stress and Gammahydroxy-butyrate," *Neurobiology of Aging* 28, no. 9 (2007): 1340–60, doi:10.1016/j.neurobiolaging.2006.06.008.

6. Uday Saxena, "Alzheimer's Disease Amyloid Hypothesis at Crossroads: Where Do We Go from Here?" *Expert Opinion on Therapeutic Targets* 14, no. 12 (2010): 1273–7, doi:10.1517/14728222.2010.528285.

7. Michael A. Castello and Salvador Soriano, "On the Origin of Alzheimer's Disease. Trials and Tribulations of the Amyloid Hypothesis," *Ageing Research Reviews* 13 (2014): 10–12, doi:10.1016/j.arr.2013.10.001; and Michael A. Castello, John D. Jeppson, and Salvador Soriano, "Moving Beyond Anti-Amyloid Therapy for the Prevention and Treatment of Alzheimer's Disease," *BMC Neurology* 14 (2014): 169, doi:10.1186/s12883-014-0169-0.

8. Theodore B. VanItallie, "Biomarkers, Ketone Bodies, and the Prevention of Alzheimer's Disease," *Metabolism* 64, no. 3 (Suppl 1) (2015): S51–S57, doi:10.1016/j.metabol.2014.10.033.

## 7장 _ ApoE4 : 알츠하이머 유전자는 실제 존재하는가

1. Veena Theendakara, Claire A. Peters-Libeu, Patricia Spilman, Karen S. Poksay, Dale E. Bredesen, and Rammohan V. Rao, "Direct Transcriptional Effects of Apolipoprotein E," *The Journal of Neuroscience*. 36, no. 3 (2016): 685–700, doi:10.1523/JNEUROSCI.3562-15.2016.

2. Stephanie Seneff, Glyn Wainwright, and Luca Mascitelli, "Nutrition and Alzheimer's Disease: The Detrimental Role of a High Carbohydrate Diet," *European Journal of Internal Medicine* 22, no. 2 (2011): 134–40, doi:10.1016/j.ejim.2010.12.017.

3. Eric M. Reiman, Kewel Chen, Gene Alexander, Richard J. Caselli, Daniel Bandy, David Osborne, Ann M. Saunders, et al., "Functional Brain Abnormalities in Young Adults at Genetic Risk for Late-Onset Alzheimer's Dementia," *Proceedings of the National Academy of Sciences of the United States of America* 101, no. 1 (2004): 284–89, doi:10.1073/pnas.2635903100; and M. I. Kamboh, "Apolipoprotein E Polymorphism and Susceptibility to Alzheimer's Disease," *Human Biology* 67, no. 2 (1995): 195–215.

4. Reiman et al., "Functional Brain Abnormalities."

5. Ibid.

6. W. Q. Qiu and M. F. Folstein, "Insulin, Insulin-Degrading Enzyme and Amyloid-β Peptide in Alzheimer's Disease: Review and Hypothesis," *Neurobiology of Aging* 27, no. 2 (2006): 190–98, doi:10.1016/j.neurobiolaging.2005.01.004.

7. Robert Krikorian, Marcelle D. Shidler, Krista Dangelo, Sarah C. Couch, Stephen C. Benoit, and Deborah J. Clegg, "Dietary Ketosis Enhances Memory in Mild Cognitive Impairment," *Neurobiology of Aging* 33, no. 425 (2012): 425e19-425e27.

8. Jose A. Luchsinger, Ming-Xin Tang, Steven Shea, and Richard Mayeux, "Hyperinsulinemia and Risk of Alzheimer Disease," *Neurology* 63, no. 7 (2004): 1187–92.

9. Alzheimer's Association, "The Search for Alzheimer's Causes and Risk Factors," *Alzheimer's Association*, http://www.alz.org/research/science/alzheimers_disease _causes.asp#genetics.

10. Roger M. Lane and Martin R. Farlow, "Lipid Homeostasis and Apolipoprotein E in the Development and Progression of Alzheimer's Disease," *Journal of Lipid Research* 46, no. 5 (2005): 949–68, doi:10.1194/jlr.M400486-JLR200.

11. Samuel T. Henderson, "High Carbohydrate Diets and Alzheimer's Disease," *Medical Hypotheses* 62 (2004): 689–700, doi:10.1016/j.mehy.2003.11.028.

12. Lane and Farlow, "Lipid Homeostasis and Apolipoprotein E."

13. R. M. Corbo and R. Scacchi, "Apolipoprotein E (APOE) Allele Distribution in the World. Is APOE*4 a 'Thrifty' Allele?" *Annals of Human Genetics* 63, no. 4 (1999): 301–10.

14. Henderson, "High Carbohydrate Diets."

15. Ibid.

16. Ibid.

17. US National Library of Medicine Genetics Home Reference, "APOE," US National Institutes of Health, https://ghr.nlm.nih.gov/gene/APOE#conditions (July 20, 2016).

18. A. S. Henderson, S. Easteal, A. F. Jorm, A. J. Mackinnon, A. E. Korten, H. Christensen, L. Croft, et al., "Apolipoprotein E Allele Epsilon 4, Dementia, and Cognitive Decline in a Population Sample," *Lancet* 346, no. 8987 (1995): 1387–90, http://www.ncbi.nlm.nih.gov/pubmed/7475820.

19. Richard L. Veech, "The Therapeutic Implications of Ketone Bodies: The Effects of Ketone Bodies in Pathological Conditions: Ketosis, Ketogenic Diet, Redox States, Insulin Resistance, and Mitochondrial Metabolism," *Prostaglandins, Leukotrienes, and Essential Fatty Acids* 70, no. 3 (2004): 309–19, doi:10.1016/j.plefa.2003.09.007.

20. Alex Ward, Sheila Crean, Catherine J. Mercaldi, Jenna M. Collins, Dylan Boyd, Michael N. Cook, and H. Michael Arrighi, "Prevalence of Apolipoprotein E4 Genotype and Homozygotes (APOE e4/4) Among Patients Diagnosed with Alzheimer's Disease: A Systematic Review and Meta-Analysis," *Neuroepidemiology* 38, no. 1 (2012): 1–17, doi:10.1159/000334607; and Sheila Crean, Alex Ward, Catherine J. Mercaldi, Jenna M. Collins, Michael N. Cook, Nicole L. Baker, and H. Michael Arrighi, "Apolipoprotein E ε4 Prevalence in Alzheimer's Disease Patients Varies Across Global Populations: A Systematic Literature Review and Meta-Analysis," *Dementia and Geriatric Cognitive Disorders* 31, no. 1 (2011): 20–30, doi:10.1159/000321984.

21. Uffe Ravnskov, David M. Diamond, Rokura Hama, Tomohito Hamazaki, Björn Hammarskjöld, Niamh Hynes, Malcolm Kendrick et al., "Lack of an Association or an Inverse Association Between Low-Density-Lipoprotein Cholesterol and Mortality in the Elderly: A Systematic Review," *BMJ Open* 6, no. 6 (2016): e010401, doi:10.1136/bmjopen-2015-010401.

22. Ravnskov et al., "Lack of an Association"; and Nicole Schupf, Rosann Costa, Jose Luchsinger, Ming-Xin Tang, Joseph H. Lee, and Richard Mayeux, "Relationship Between Plasma Lipids and All-Cause Mortality in Nondemented Elderly," *Journal of the American Geriatrics Society* 53, no. 2 (2005): 219–26, doi:10.1111/j.1532-5415.2005.53106.x.

23. Ancestry Foundation, "AHS16—Steven Gundry—Dietary Management of the Apo E 4," YouTube video, 38:46, posted August 17, 2016, https://www.youtube.com/watch?v=Bfr9RPq0HFg.

24. Dale E. Bredesen, "Ancestral Health Symposium," presentation, Ancestral Health Symposium, Boulder, Colorado, August 11, 2016.

25. Ancestry Foundation, "AHS16—Steven Gundry."

## 8장 _ 저탄수화물 식이요법을 하기 위한 기본 정보

1. Samuel T. Henderson, "High Carbohydrate Diets and Alzheimer's Disease," *Medical Hypotheses* 62 (2004): 689–700, doi:10.1016/j.mehy.2003.11.028.

## 9장 _ 뇌의 가장 친한 친구, 콜레스테롤

1. Roger M. Lane and Martin R. Farlow, "Lipid Homeostasis and Apolipoprotein E in the Development and Progression of Alzheimer's Disease," *Journal of Lipid Research* 46, no. 5 (2005): 949–68, doi:10.1194/jlr.M400486-JLR200.

2. Joseph Kraft, *Diabetes Epidemic & You* (Bloomington, IN: Trafford Publishing, 2011), 69.

3. Jimmy Moore and Eric Westman, *Cholesterol Clarity* (Las Vegas: Victory Belt, 2013), 158.

4. Natasha Campbell-McBride, *Put Your Heart in Your Mouth* (Cambridge: Medinform Publishing, 2007), 38.

5. Moore and Westman, *Cholesterol Clarity*, 134.

6. Campbell-McBride, *Put Your Heart in Your Mouth*, 38.

7. Moore and Westman, *Cholesterol Clarity*, 34.

8. M. M. Mielke, P. P. Zandi, M. Sjogren, D. Gustafson, S. Ostling, B. Steen, and I. Skoog, "High Total Cholesterol Levels in Late Life Associated with a Reduced Risk of Dementia," *Neurology* 64, no. 10 (2005): 1689–95. doi:10.1212/01.WNL .0000161870.78572.A5.

9. M. Mulder, R. Ravid, D. F. Swaab, E. R. de Kloet, E. D. Haasdijk, J. Julk, J. van der Boom et al., "Reduced Levels of Cholesterol, Phospholipids, and Fatty Acids in Cerebrospinal Fluid of Alzheimer Disease Patients Are Not Related to Apolipoprotein E4," *Alzheimer Disease and Associated Disorders* 12, no. 3 (1998): 198–203, http://www.ncbi.nlm.nih.gov/pubmed/9772023.

10. Y.-B. Lv, Z.-X. Yin, C.-L. Chei, M. S. Brasher, J. Zhang, V. B. Kraus, F. Qian, et al., "Serum Cholesterol Levels within the High Normal Range Are Associated with Better Cognitive Performance Among Chinese Elderly," *The Journal of Nutrition, Health & Aging* 20, no. 3 (2016): 280–7, doi:10.1007/s12603-016-0701-6.

11. Sonia Brescianini, Stefania Maggi, Gino Farchi, Sergio Mariotti, Antonio Di Carlo, Marzia Baldereschi, and Domenico Inzitari, "Low Total Cholesterol and Increased Risk of Dying: Are Low Levels Clinical Warning Signs in the Elderly? Results from the Italian Longitudinal Study on Aging," *Journal of the American Geriatrics Society* 51, no. 7 (2003): 991–6; and Nicole Schupf, Rosann Costa, Jose Luchsinger, Ming-Xin Tang, Joseph H. Lee, and Richard Mayeux, "Relationship Between Plasma Lipids and All-Cause Mortality in Nondemented Elderly," *Journal of the American Geriatrics Society* 53, no. 2 (2005): 219–26, doi:10.1111/j.1532-5415.2005.53106.x.

12. Yue-Bin Lv, Zhao-Xue Yin, Choy-Lye Chei, Han-Zhu Qian, Virgina Byers Kraus, Juan Zhang, Melanie Sereny Brasher, et al., "Low-Density Lipoprotein Cholesterol was Inversely Associated with 3-Year All-Cause Mortality Among Chinese Oldest Old: Data from the Chinese Longitudinal Healthy Longevity Survey," *Atherosclerosis* 239, no. 1 (2015): 137–42, doi:10.1016/j.atherosclerosis.2015.01.002.

13. Uffe Ravnskov, David M. Diamond, Rokura Hama, Tomohito Hamazaki, Björn Hammarskjöld, Niamh Hynes, Malcolm Kendrick, et al., "Lack of an Association or an Inverse Association between Low-Density-Lipoprotein Cholesterol and Mortality in the Elderly: A Systematic Review," *BMJ Open* 6, no. 6 (2016): e010401, doi:10.1136/bmjopen-2015-010401.

14. Seyed-Foad Ahmadi, Elani Streja, Golara Zahmatkesh, Dan Streja, Moti Kashyap, Hamid Moradi, Miklos Z. Molnar, et al., "Reverse Epidemiology of Traditional Cardiovascular Risk Factors in the Geriatric Population," *Journal of the American Medical Directors Association* 16, no. 11 (2015): 933–9, doi:10.1016/j.jamda .2015.07.014.

15. Mary Enig, *Know Your Fats* (Silver Spring, MD: Bethesda Press, 2000), 56–57.

16. Moore and Westman, *Cholesterol Clarity*, 153.

17. Enig, *Know Your Fats*, 64.

18. Barry Groves, *Trick and Treat* (London: Hammersmith Press Ltd., 2008), 89.

19. Paula I. Moreira, Maria S. Santos, Raquel Seiça, and Catarina R. Oliveira, "Brain Mitochondrial Dysfunction as a Link Between Alzheimer's Disease and Diabetes," *Journal of the Neurological Sciences* 257, no. 1–2 (2007): 206–14, doi:10.1016/j.jns .2007.01.017.

20. Anjaneyulu Kowluru, "Protein Prenylation in Glucose-Induced Insulin Secretion from the Pancreatic Islet β Cell: A Perspective," *Journal of Cellular and Molecular Medicine* 12, no. 1 (2008): 164–73, doi:10.1111/j.1582-4934.2007.00168.x; Anjaneyulu Kowluru, "Regulatory Roles for Small G Proteins in the Pancreatic β-Cell: Lessons from Models of Impaired Insulin Secretion," *American Journal of Physiology Endocrinology and Metabolism* 285, no. 4 (2003): E669–84; Rajesh Amin, Hai-Qing Chen, Marie Tannous, Richard Gibbs, and Anjaneyulu Kowluru, "Inhibition of Glucose- and Calcium-Induced Insulin Secretion from βTC3 Cells by Novel Inhibitors of Protein Isoprenylation," *The Journal of Pharmacology and Experimental Therapeutics* 303, no. 1 (2002): 82–8, doi:10.1124/jpet.102.036160; and Anjaneyulu Kowluru and Rajesh Amin, "Inhibitors of Post-Translational Modifications of G-Proteins as Probes to Study the Pancreatic Beta Cell Function: Potential Therapeutic Implications," *Current Drug Targets. Immune, Endocrine and Metabolic Disorders* 2, no. 2 (2002): 129–39.

21. Ravi V. Shah and Allison B. Goldfine, "Statins and Risk of New-Onset Diabetes Mellitus," *Circulation* 126, no. 18 (2012): e282-4, doi:10.1161/CIRCULATIONAHA .112.122135; and Henna Cederberg, Alena Stančáková, Nagendra Yaluri, Shalem Modi, Johanna Kuusisto, and Markku Laakso, "Increased Risk of Diabetes with Statin Treatment Is Associated with Impaired Insulin Sensitivity and Insulin Secretion: A 6 Year Follow-Up Study of the METSIM Cohort," *Diabetologia* 58, no. 5 (2015): 1109–17, doi:10.1007/s00125-015-3528-5.

22. Henna Cederberg et al., "Increased Risk of Diabetes."

23. Moore and Westman, *Cholesterol Clarity*, 118.

24. Mayo Clinic Staff, "Statin Side Effects: Weigh the Benefits and Risks," Mayo Clinic, http://www.mayoclinic.org/diseases-conditions/high-blood-cholesterol /in-depth/statin-side-effects/art-20046013 (August 3, 2016).

25. US Food & Drug Administration, "FDA Expands Advice on Statin Risks," US Food & Drug Administration, http://www.fda.gov/ForConsumers/Consumer Updates/ucm293330.htm (September 5, 2016).

26. US Food & Drug Administration, "FDA Drug Safety Communication: Important safety label changes to cholesterol-lowering statin drugs," US Food & Drug Administration, http://www.fda.gov/Drugs/DrugSafety/ucm293101.htm (September 5, 2016).

27. Chris Kresser, "RHR: Prevention and Treatment of Alzheimer's from a Functional Perspective—with Dr. Dale Bredesen," *Chris Kresser*, posted July 14, 2016, http://chriskresser.com/prevention-and-treatment-of-alzheimers-from-a-functional-perspective-with-dr-dale-bredesen.

28. Moore and Westman, *Cholesterol Clarity*, 117.

29. Ibid., 97.

30. Ash Simmonds, *Principia Ketogenica: Compendium of Science Literature on the Benefits of Low Carbohydrate and Ketogenic Diets* (CreateSpace, 2014).

31. Nicole Schupf et al., "Relationship Between Plasma Lipids"; Lv et al., "Low-Density Lipoprotein Cholesterol was Inversely Associated with 3-Year All-Cause Mortality Among Chinese Oldest Old"; Ravnskov et al., "Lack of an Association or an Inverse Association between Low-Density-Lipoprotein Cholesterol and Mortality in the Elderly"; Ahmadi et al., "Reverse Epidemiology of Traditional Cardiovascular Risk Factors in the Geriatric Population"; Tore Scherstén, Paul John Rosch, Karl E. Arfors, and Ralf Sundberg, "The Cholesterol Hypothesis: Time for the Obituary?" *Scandinavian Cardiovascular Journal* 45, no. 6 (2011): 322–3, doi:10.3109/14017431.2011.613203; and Christopher E. Ramsden, Daisy Zamora, Sharon Majchrzak-Hong, Keturah R. Faurot, Steven K. Broste, Robert P. Frantz, John M. Davis et al., "Re-Evaluation of the Traditional Diet-Heart Hypothesis: Analysis of Recovered Data from Minnesota Coronary Experiment (1968–73)," *BMJ* 353 (2016): i1246, doi:10.1136/bmj.i1246.

32. Thomas Dayspring, Twitter post, November 10, 2014, 8:02 p.m., https://twitter.com/Drlipid/status/531975228109627392.

33. Moore and Westman, *Cholesterol Clarity*, 34.

34. Ibid., 136.

35. Jeff Volek and Stephen Phinney, *The Art and Science of Low Carbohydrate Living* (Lexington, KY: Beyond Obesity LLC, 2011), 102.

## 10장 _ 탄수화물:
### 녹말인 탄수화물, 녹말이 아닌 탄수화물, 생각만큼 '복잡하지' 않다

1. Jimmy Moore and Eric Westman, *Keto Clarity* (Las Vegas: Victory Belt, 2014), 72.

## 11장 _ 단백질: 우리 몸과 식탁 위에서 활약하는 주연 배우

1. William F. Martin, Lawrence E. Armstrong, and Nancy Rodriguez, "Dietary Protein Intake and Renal Function," *Nutrition & Metabolism* 2 (2005): 25, doi:10.1186/1743-7075-2-25; and Claire E. Berryman, Sanjiv Agarwal, Harris R. Lieberman, Victor L. Fulgoni III, and Stefan M. Pasiakos, "Diets Higher in

Animal and Plant Protein Are Associated with Lower Adiposity and Do Not Impair Kidney Function in US Adults," *American Journal of Clinical Nutrition* 104, no. 3 (2016): 743–9, doi:10.3945/ajcn.116.133819.

2. Wayne W. Campbell, Rodd A. Trappe, Robert R. Wolfe, and William J. Evans, "The Recommended Dietary Allowance for Protein May Not Be Adequate for Older People to Maintain Skeletal Muscle," *The Journals of Gerontology. Series A, Biological Sciences and Medical Sciences* 56, no. 6 (2001): M373–M380, doi:10.1093/gerona/56.6.M373; Wayne W. Campbell, Marilyn C. Crim, Gerard E. Dallal, Vernon R. Young, and William J. Evans, "Increased Protein Requirements in Elderly People: New Data and Retrospective Reassessments," *American Journal of Clinical Nutrition* 60, no. 4 (1994): 501–9; and José A. Morais, Stéphanie Chevalier, and Rejeanne Gougeon, "Protein Turnover and Requirements in the Healthy and Frail Elderly," *The Journal of Nutrition, Health & Aging* 10, no. 4 (2006): 272–83.

3. Thomas Remer and Friedrich Manz, "Potential Renal Acid Load of Foods and Its Influence on Urine pH," *Journal of the Academy of Nutrition and Dietetics* 95, no. 7 (1995): 791–7, doi:10.1016/S0002-8223(95)00219-7.

4. Jay J. Cao, LuAnn K. Johnson, and Janet R. Hunt, "A Diet High in Meat Protein and Potential Renal Acid Load Increases Fractional Calcium Absorption and Urinary Calcium Excretion Without Affecting Markers of Bone Resorption or Formation in Postmenopausal Women," *The Journal of Nutrition* 141, no. 3 (2011): 391–7, doi:10.3945/jn.110.129361; and Jay J. Cao and Forrest H. Nielsen, "Acid Diet (High-Meat Protein) Effects on Calcium Metabolism and Bone Health," *Current Opinion in Clinical Nutrition and Metabolic Care* 13, no. 6 (2010): 698–702, doi:10.1097/MCO.0b013e32833df691.

5. Jane E. Kerstetter, Kimberly O. O'Brien, and Karl L. Insogna, "Low Protein Intake: The Impact on Calcium and Bone Homeostasis in Humans," *The Journal of Nutrition* 133, no. 3 (2003): 855S–861S; and Jane E. Kerstetter, Kimberly O. O'Brien, and Karl L. Insogna, "Dietary Protein, Calcium Metabolism, and Skeletal Homeostasis Revisited," *American Journal of Clinical Nutrition* 78, 3 Suppl (2003): 584S–592S.

6. Food and Nutrition Board, Institute of Medicine, and National Academies, "Dietary Reference Intakes (DRIs): Recommended Dietary Allowances and Adequate Intakes, Total Water and Macronutrients," accessed September 9, 2016, http://fnic.nal.usda.gov/sites/fnic.nal.usda.gov/files/uploads/recommended _intakes_individuals.pdf.

7. Berna Rahi, Zoé Colombet, Magali Gonzalez-Colaço Harmand, Jean-François Dartigues, Yves Boirie, Luc Letenneur, and Catherine Feart, "Higher Protein but Not Energy Intake Is Associated with a Lower Prevalence of Frailty Among Community-Dwelling Older Adults in the French Three-City Cohort," *Journal of the American Medical Directors Association* 17, no. 7 (2016): 672.e7–672.e11, doi:10.1016/j.jamda.2016.05.005; and Helena Sandoval-Insausti, Raúl F. Pérez-Tasigchana, Esther López-García, Esther García-Esquinas, Fernando Rodríguez-Artalejo, and Pilar Guallar-Castillón, "Macronutrients Intake and Incident Frailty

in Older Adults: A Prospective Cohort Study," *The Journals of Gerontology. Series A, Biological Sciences and Medical Sciences* 71, no. 10 (October 2016): 1329–1334, http://www.ncbi.nlm.nih.gov/pubmed/26946103.

8. Mary Ann Binnie, Karine Barlow, Valerie Johnson, and Carol Harrison, "Red Meats: Time for a Paradigm Shift in Dietary Advice," *Meat Science* 98, no. 3 (2014): 445–51, doi:10.1016/j.meatsci.2014.06.024; and Neil Mann, "Dietary Lean Red Meat and Human Evolution: *European Journal of Nutrition* 39, no. 2 (2000): 71–9.

9. Loren Cordain, S. B. Eaton, J. C. Brand-Miller, N. Mann, and K. Hill, "The Paradoxical Nature of Hunter-Gatherer Diets: Meat-Based, Yet Non-Atherogenic," *European Journal of Clinical Nutrition* 56, Suppl 1 (2002): S42–S52, doi:10.1038/sj.ejcn.1601353.

10. Loren Cordain, B. A. Watkins, G. L. Florant, M. Kelher, L. Robers, and Y. Li, "Fatty Acid Analysis of Wild Ruminant Tissues: Evolutionary Implications for Reducing Diet-Related Chronic Disease," *European Journal of Clinical Nutrition* 56, no. 3 (2002): 181–91, doi:10.1038/sj.ejcn.1601307; and Cynthia A. Daley, Amber Abbott, Patrick S. Doyle, Glenn A. Nader, and Stephanie Larson, "A Review of Fatty Acid Profiles and Antioxidant Content in Grass-Fed and Grain-Fed Beef," *Nutrition Journal* 9 (2010): 10, doi:10.1186/1475-2891-9-10.

11. Duo Li, Sirithon Siriamornpun, Mark L. Wahlqvist, Neil J. Mann, and Andrew J. Sinclair, "Lean Meat and Heart Health," *Asia Pacific Journal of Clinical Nutrition* 14, no. 2 (2005): 113–9; Alison J. McAfee, Emeir M. McSorely, Geraldine J. Cuskelly, Bruce W. Moss, Julie M. W. Wallace, Maxine P. Bonham, and Anna M. Fearon, "Red Meat Consumption: An Overview of the Risks and Benefits," *Meat Science* 84, no. 1 (2010): 1–13, doi:10.1016/j.meatsci.2009.08.029; and Shalene H. McNeill, "Inclusion of Red Meat in Healthful Dietary Patterns," *Meat Science* 98, no. 3 (2014): 452–60, doi:10.1016/j.meatsci.2014.06.028.

12. Richard D. Feinman, *The World Turned Upside Down* (Brooklyn, NY: NMS Press, 2014), 287, 296.

## 12장 _ 지방: 지방 덩어리는 더 이상 욕이 아니다! 우리 몸에 매우 중요하다

1. Robb Wolf, *The Paleo Solution* (Las Vegas: Victory Belt, 2010), 105.

2. Jimmy Moore and Eric Westman, *Cholesterol Clarity* (Las Vegas: Victory Belt, 2013), 97.

3. Glen D. Lawrence, "Dietary Fats and Health: Dietary Recommendations in the Context of Scientific Evidence," *Advances in Nutrition* 4, no. 3 (2013): 294–302.

4. Moore and Westman, *Cholesterol Clarity*, 163.

5. Jimmy Moore and Eric Westman, *Keto Clarity* (Las Vegas: Victory Belt, 2014): 88, 114.

6. Riya Ganguly and Grant N. Pierce, "The Toxicity of Dietary Trans Fats," *Food and Chemical Toxicology* 78 (2015): 170–6, doi:10.1016/j.fct.2015.02.004; Dariush Mozaffarian, A. Aro , and Walter C. Willett, "Health Effects of Trans-Fatty Acids: Experimental and Observational Evidence," *European Journal of Clinical Nutrition* 63, Suppl 2 (2009): S5–S21, doi:10.1038/sj.ejcn.1602973; Paul Nestel, "Trans Fatty Acids: Are Its Cardiovascular Risks Fully Appreciated?" *Clinical*

*Therapeutics* 36, no. 3 (2014): 315–21, doi:10.1016/j.clinthera.2014.01.020; and Dariush Mozaffarian, "Trans Fatty Acids—Effects on Systemic Inflammation and Endothelial Function," *Atherosclerosis Supplements* 7, no. 2 (2006): 29–32, doi:10.1016/j.atherosclerosissup.2006.04.007.

7.  Nestel, "Trans Fatty Acids."

8.  A. Phivilay, C. Julien, C. Tremblay, L. Berthiaume, P. Julien, Y. Giguère, and F. Calon, "High Dietary Consumption of Trans Fatty Acids Decreases Brain Docosahexaenoic Acid But Does Not Alter Amyloid-β and Tau Pathologies in the 3xTg-AD Model of Alzheimer's Disease," *Neuroscience* 159, no. 1 (2009): 296–307, doi:10.1016/j.neuroscience.2008.12.006.

9.  Ganguly and Pierce, "The Toxicity of Dietary Trans Fats"; Jean-Charles Martin and Karine Valeille, "Conjugated Linoleic Acids: All the Same or to Everyone Its Own Function?" *Reproduction, Nutrition, Development* 42, no. 6 (2002): 525–36; and Klaus W. J. Wahle, Steven D. Heys, and Dino Rotondo, "Conjugated Linoleic Acids: Are They Beneficial or Detrimental to Health?" *Progress in Lipid Research* 43, no. 6 (2004): 553–87, doi:10.1016/j.plipres.2004.08.002.

10.  Wahle et al., "Conjugated Linoleic Acids"; and Arunabh Bhattacharya, Jameela Banu, Mizanur Rahman, Jennifer Causey, and Gabriet Fernandes, "Biological Effects of Conjugated Linoleic Acids in Health and Disease," *The Journal of Nutritional Biochemistry* 17, no. 12 (2006): 789–810, doi:10.1016/j.jnutbio.2006.02.009.

11.  T. R. Dhiman, G. R. Anand, L. D. Satter, and M. W. Pariza, "Conjugated Linoleic Acid Content of Milk from Cows Fed Different Diets," *Journal of Dairy Science* 82, no. 10 (1999): 2146–56, doi:10.3168/jds.S0022-0302(99)75458-5.

12.  Patty W. Siri-Tarino, Qi Sun, Frank B. Hu, and Ronald M. Krauss, "Meta-Analysis of Prospective Cohort Studies Evaluating the Association of Saturated Fat with Cardiovascular Disease," *American Journal of Clinical Nutrition* 91, no. 3 (2010): 535–46, doi:10.3945/ajcn.2009.27725.

13.  Ibid.

14.  Ibid.

15.  Ibid.

16.  James D. DiNicolantonio, Sean Lucan, and James H. O'Keefe, "The Evidence for Saturated Fat and for Sugar Related to Coronary Heart Disease," *Progress in Cardiovascular Diseases* 58, no. 5 (2016): 464–72, doi:10.1016/j.pcad.2015.11.006.

17.  Tanja K. Thorning, Farinaz Raziani, Nathalie T. Bendsen, Arne Astrup, Tine Tholstrup, and Anne Raben, "Diets with High-Fat Cheese, High-Fat Meat, or Carbohydrate on Cardiovascular Risk Markers in Overweight Postmenopausal Women: A Randomized Crossover Trial," *The American Journal of Clinical Nutrition* 102, no. 3 (2015): 573–81, doi:10.3945/ajcn.115.109116.

18.  Patty W. Siri-Tarino, Qi Sun, Frank B. Hu, and Ronald M. Krauss, "Saturated Fat, Carbohydrate, and Cardiovascular Disease," *The American Journal of Clinical Nutrition* 91, no. 3 (2010): 502–9, doi:10.3945/ajcn.2008.26285.

19.  Lawrence, "Dietary Fats and Health."

20.  Ibid.

21.  Moore and Westman, *Cholesterol Clarity*, 141.

22. Christopher E. Ramsden, Daisy Zamora, Sharon Majchrzak-Hong, Keturah R. Faurot, Steven K. Broste, Robert P. Frantz, John M. Davis, et al., "Re-Evaluation of the Traditional Diet-Heart Hypothesis: Analysis of Recovered Data from Minnesota Coronary Experiment (1968–73)," *BMJ* 353 (2016): i1246, doi:10.1136/bmj.i1246.

## 13장 _ 뇌에 좋은 특별한 지방들

1. Jeff Volek and Stephen Phinney, *The Art and Science of Low Carbohydrate Performance* (Lexington, KY: Beyond Obesity, 2012): 95.

2. Artemis P. Simopoulos, "Evolutionary Aspects of Diet: The Omega-6/Omega-3 Ratio and the Brain," *Molecular Neurobiology* 44, no. 2 (2011): 203–15, doi:10.1007/s12035-010-8162-0.

3. Samuel T. Henderson, "High Carbohydrate Diets and Alzheimer's Disease," *Medical Hypotheses* 62 (2004): 689–700: doi: 10.1016/j.mehy.2003.11.028.

4. Roger M. Lane and Martin R. Farlow, "Lipid Homeostasis and Apolipoprotein E in the Development and Progression of Alzheimer's Disease," *Journal of Lipid Research*, 46, no. 5 (2005): 949–68, doi:10.1194/jlr.M400486-JLR200.

5. Stephen C. Cunnane, Scott Nugent, Maggie Roy, Alexandre Courchesne-Loyer, Etienne Croteau, Sébastien Tremblay, Alex Castellano, et al., "Brain Fuel Metabolism, Aging and Alzheimer's Disease," *Nutrition* 27, no. 1 (2011): 3–20, doi:10.1016/j.nut.2010.07.021.

6. Lane and Farlow, "Lipid Homeostasis and Apolipoprotein E."

7. Z. S. Tan, W. S. Harris, A. S. Beiser, R. Au, J. J. Himali, S. Debette, A. Pikula, et al., "Red Blood Cell Omega-3 Fatty Acid Levels and Markers of Accelerated Brain Aging," *Neurology* 78, no. 9 (2012): 658–64, doi:10.1212/WNL.0b013e318249f6a9.

8. James V. Pottala, Kristine Yaffe, Jennifer G. Robinson, Mark A. Espeland, Robert Wallace, and William S. Harris, "Higher RBC EPA + DHA Corresponds with Larger Total Brain and Hippocampal Volumes: WHIMS-MRI Study," *Neurology* 82, no. 5 (2014): 435–42, doi10.1212/WNL.0000000000000080.

9. University of Maryland Medical Center, Complementary and Alternative Medicine Guide, "Omega-6 Fatty Acids," last reviewed on August 5, 2015, http://umm.edu/health/medical/altmed/supplement/omega6-fatty-acids.

10. Dwight Lundell, "World Renowned Heart Surgeon Speaks Out on What Really Causes Heart Disease," *My Science Academy*, posted August 19, 2012, http://myscienceacademy.org/2012/08/19/world-renown-heart-surgeon-speaks-out-on-what-really-causes-heart-disease.

11. Loren Cordain, S. Boyd Eaton, Anthony Sebastian, Neil Mann, Staffan Lindeberg, Bruce A. Watkins, James H. O'Keefe, et al., "Origins and Evolution of the Western Diet: Health Implications for the 21st Century," *American Journal of Clinical Nutrition* 81 (2005): 341–54.

12. Katherine Denniston, Joseph Topping, and Robert Caret, *General, Organic, and Biochemistry*, 7th Edition (New York: McGraw-Hill, 2011): 574, 772–73.

13. Food and Nutrition Board, Institute of Medicine, and National Academies, "Dietary Reference Intakes (DRIs): Recommended Dietary Allowances and Adequate Intakes, Total Water and Macronutrients," accessed September 9, 2016,

http://fnic.nal.usda.gov/sites/fnic.nal.usda.gov/files/uploads/recommended
_intakes_individuals.pdf.

14. Henderson, "High Carbohydrate Diets and Alzheimer's Disease."

15. Cynthia A. Daley, Amber Abbott, Patrick S. Doyle, Glenn A. Nader, and Stephanie Larson, "A Review of Fatty Acid Profiles and Antioxidant Content in Grass-Fed and Grain-Fed Beef," *Nutrition Journal* 9 (2010): 10, doi:10.1186/1475-2891-9-10; and Alison J. McAfee, E. M. Mcsorley, G. J. Cuskelly, A. M. Fearon, B. W. Moss, J. A. M. Beattie, J. M. W. Wallace, et al., "Red Meat from Animals Offered a Grass Diet Increases Plasma and Platelet *n*-3 PUFA in Healthy Consumers," *British Journal of Nutrition* 105 no. 1 (2011): 80–9, doi:10.1017/S0007114510003090.

16. Muhammad Imran, Faqir Muhammad Anjum, Muhammad Nadeem, Nazir Ahmad, Muhammad Kamran Khan, Zarina Mushtaq, and Shahzad Hussain, "Production of Bio Omega 3 Eggs Through the Supplementation of Extruded Flaxseed Meal in Hen Diet," *Lipids in Health and Disease* 14 (2015): 126, doi:10.1186/s12944-015-0127-x; Ranil Coorey, Agnes Novinda, Hannah Williams, and Vijay Jayasena, "Omega-3 Fatty Acid Profile of Eggs from Laying Hens Fed Diets Supplemented with Chia, Fish Oil, and Flaxseed," *Journal of Food Science* 80, no. 1 (2015): S180–S187, doi:10.1111/1750-3841.12735; A. Antruejo, J. O. Azcona, P. T. Garcia, C. Gallinger, M. Rosmini, R. Ayerza, W. Coates, et al., "Omega-3 Enriched Egg Production: The Effect of α-linolenic ω-3 Fatty Acid Sources on Laying Hen Performance and Yolk Lipid Content and Fatty Acid Composition," *British Poultry Science* 52, no. 6 (2011): 750–60, doi:10.1080/00071668.2011.638621; and N. M. Lewis, S. Seburg, and N. L. Flanagan, "Enriched Eggs as a Source of N-3 Polyunsaturated Fatty Acids for Humans," *Poultry Science* 79, no. 7 (2000): 971–4, doi:10.1093/ps/79.7.971.

## 14장 _ 유제품 · 글루텐 · 감미료 · 당알코올

1. Jeff Volek and Stephen Phinney, *The Art and Science of Low Carbohydrate Performance* (Lexington, KY: Beyond Obesity LLC, 2012), 57–8.

2. Jessica R. Jackson, William W. Eaton, Nicola G. Cascella, Alessio Fasano, and Deanna L. Kelly, "Neurologic and Psychiatric Manifestations of Celiac Disease and Gluten Sensitivity," *The Psychiatric Quarterly* 83, no. 1 (2012): 91–102, doi:10.1007/s11126-011-9186-y; Khalafalla O. Bushara, "Neurologic Presentation of Celiac Disease," *Gastroenterology*. 128, no. 4 Suppl 1 (2005): S92–S97; Paola Bressan and Peter Kramer, "Bread and Other Edible Agents of Mental Disease," *Frontiers in Human Neuroscience* 10 (2016): 130, doi:10.3389/fnhum.2016.00130; and Marzia Caproni, Veronica Bonciolini, Antonietta D'Errico, Emiliano Antiga, and Paolo Fabbri, "Celiac Disease and Dermatologic Manifestations: Many Skin Clue to Unfold Gluten-Sensitive Enteropathy," *Gastroenterology Research and Practice* 2012 (2012): 952753, doi:10.1155/2012/952753.

3. Amanda E. Kalaydjian, William W. Eaton, Nicola Cascella, and Alessio Fasano, "The Gluten Connection: The Association Between Schizophrenia and Celiac Disease," *Acta Psychiatrica Scandinavica* 113, no. 2 (2006): 82–90, doi:10.1111/j.1600-0447.2005.00687.x; and Elena Lionetti, Salvatore Leonardi,

Chiara Franxonello, Margherita Macardi, Martino Ruggieri, and Carlo Catassi, "Gluten Psychosis: Confirmation of a New Clinical Entity," *Nutrients* 7, no. 7 (2015): 5532–39, doi:10.3390/nu7075235.

4. Pasquale Mansueto, Aurelio Seidita, Alberto D'Alcamo, and Antonio Carroccio, "Non-Celiac Gluten Sensitivity: Literature Review," *Journal of the American College of Nutrition* 33, no. 1 (2014): 39–54, doi:10.1080/07315724.2014.869 996; Anna Sapone, Julio C. Bai, Carolina Ciacci, Jernej Dolinsek, Peter H. R. Green, Marios Hadjivassiliou, Katri Kaukinen, et al., "Spectrum of Gluten-Related Disorders: Consensus on New Nomenclature and Classification," *BMC Medicine* 10 (2012): 13, doi:10.1186/1741-7015-10-13; and Alessio Fasano, Anna Sapone, Victor R. Zevallos, and Detlef Schuppan, "Nonceliac Gluten Sensitivity," *Gastroenterology* 148, no. 6 (2015): 1195–204, doi:10.1053/j.gastro.2014.12.049.

5. Jean-Claude Henquin, "Do Pancreatic β Cells 'Taste' Nutrients to Secrete Insulin?" *Science Signaling* 2012 5, no. 239 (2012): pe36, doi:10.1126/scisignal.2003325; and Willy J. Malaisse, "Insulin Release: The Receptor Hypothesis," *Diabetologia* 57, no. 7 (2014): 1287–90, doi:10.1007/s00125-014-3221-0.

6. M. Yanina, "Metabolic Effects of Non-Nutritive Sweeteners," *Physiology & Behavior* 152, Pt B (2015): 450–5, doi:10.1016/j.physbeh.2015.06.024.

7. Andrew G. Renwick and Samuel V. Molinary, "Sweet-Taste Receptors, Low-Energy Sweeteners, Glucose Absorption and Insulin Release," *British Journal of Nutrition* 104, no. 10 (2010): 1415–20, doi:10.1017/S0007114510002540; and Yukihiro Fujita, Rhonda D. Wideman, Madeleine Speck, Ali Asadi, David S. King, Travis D. Webber, Masakazu Haneda, et al., "Incretin Release from Gut Is Acutely Enhanced by Sugar but Not by Sweeteners in Vivo," *American Journal of Physiology–Endocrinology and Metabolism* 293, no. 3 (2009): E473–E479, doi:10.1152/ajpendo.90636.2008.

### 16장 _ 식품 품질에 관한 지침서

1. Ranil Coorey, Agnes Novinda, Hannah Williams, and Vijay Jayasena, "Omega-3 Fatty Acid Profile of Eggs from Laying Hens Fed Diets Supplemented with Chia, Fish Oil, and Flaxseed," *Journal of Food Science* 80, no. 1 (2015): S180–S187, doi:10.1111/1750-3841.12735; A. Antruejo, J. O. Azcona, P. T. Garcia, C. Gallinger, M. Rosmini, R. Ayerza, W. Coates, et al., "Omega-3 Enriched Egg Production: The Effect of α-linolenic ω-3 Fatty Acid Sources on Laying Hen Performance and Yolk Lipid Content and Fatty Acid Composition," *British Poultry Science* 52, no. 6 (2011): 750–60, doi:10.1080/00071668.2011.638621; and N. M. Lewis, S. Seburg, and N. L. Flanagan, "Enriched Eggs as a Source of N-3 Polyunsaturated Fatty Acids for Humans," *Poultry Science* 79, no. 7 (2000): 971–4, doi:10.1093/ps/79.7.971.

2. Cynthia A. Daley, Amber Abbott, Patrick S. Doyle, Glenn A. Nader, and Stephanie Larson, "A Review of Fatty Acid Profiles and Antioxidant Content in Grass-Fed and Grain-Fed Beef," *Nutrition Journal* 9 (2010): 10, doi:10.1186/1475-2891-9-10.

3. Alison J. McAfee, E. M. Mcsorley, G. J. Cuskelly, A. M. Fearon, B. W. Moss, J. A. M. Beattie, J. M. W. Wallace, et al., "Red Meat from Animals Offered a Grass

Diet Increases Plasma and Platelet *n*-3 PUFA in Healthy Consumers," *British Journal of Nutrition* 105, no. 1 (2-11): 80–9, doi:10.1017/S0007114510003090; and J. M. Leheska, L. D. Thompson, J. C. Howe, E. Hentges, J. Boyce, J. C. Brooks, B. Shriver, et al., "Effects of Conventional and Grass-Feeding Systems on the Nutrient Composition of Beef," *Journal of Animal Science* 86, no. 12 (2008): 3575–85, doi:10.2527/jas.2007-0565.

4. Andrew P. Han, "Ever Wondered: Why Is Wild Salmon a Deeper Red Than Farmed Salmon?," *Science Line*, posted September 11, 2013, http://scienceline.org/2013/09/ever-wondered-why-is-wild-salmon-a-deeper-red-than-farmed-salmon.

## 17장 _ 운동의 중요성

1. Stephen C. Cunnane, Scott Nugent, Maggie Roy, Alexandre Courchesne-Loyer, Etienne Croteau, Sébastien Tremblay, Alex Castellano, et al., "Brain Fuel Metabolism, Aging and Alzheimer's Disease," *Nutrition* 27, no. 1 (2011): 3–20, doi:10.1016/j.nut.2010.07.021.

2. Ibid.

3. David A. Hood, Giulia Uguccioni, Anna Vainshtein, and Donna D'souza, "Mechanisms of Exercise-Induced Mitochondrial Biogenesis in Skeletal Muscle: Implications for Health and Disease," *Comprehensive Physiology* 1, no. 3 (2011): 1119–34, doi:10.1002/cphy.c100074.

4. John O. Holloszy, "Regulation by Exercise of Skeletal Muscle Content of Mitochondria and GLUT4," *Journal of Physiology Pharmacology* 59, Suppl 7 (2008): 5–18; and Isabella Irrcher, Peter J. Adhihetty, Anna-Maria Joseph, Vladimir Ljubicic, and David A. Hood, "Regulation of Mitochondrial Biogenesis in Muscle by Endurance Exercise," *Sports Medicine* 33, no. 11 (2003): 783–93.

5. Li Wang, Henrik Mascher, Niklas Psilander, Eva Blomstrand, and Kent Sahlin, "Resistance Exercise Enhances the Molecular Signaling of Mitochondrial Biogenesis Induced by Endurance Exercise in Human Skeletal Muscle," *Journal of Applied Physiology (1985)* 111, no. 5 (2011): 1335–44, doi:10.1152/japplphysiol.00086.2011.

6. Bente K. Pedersen, Maria Pedersen, Karen S. Krabbe, Helle Bruunsgaard, Vance B. Matthews, and Mark A. Febbraio, "Role of Exercise-Induced Brain-Derived Neurotrophic Factor Production in the Regulation of Energy Homeostasis in Mammals," *Experimental Physiology* 94, no. 12 (2009): 1153–60, doi:10.1113/expphysiol.2009.048561.

7. Shoshanna Vaynman, Zhe Ying, and Fernando Gomez-Pinilla, "Hippocampal BDNF Mediates the Efficacy of Exercise on Synaptic Plasticity and Cognition," *European Journal of Neuroscience* 20, no. 10 (2004): 2580–90, doi:10.1111/j.1460-9568.2004.03720.x.

8. Shoshanna Vaynman, Z. Ying, A. Wu, and F. Gomez-Pinella, "Coupling Energy Metabolism with a Mechanism to Support Brain-Derived Neurotrophic Factor-Mediated Synaptic Plasticity," *Neuroscience* 139 no. 4 (2006): 1221–34, doi:10.1016/j.neuroscience.2006.01.062.

9. Pedersen, "Role of Exercise-Induced Brain-Derived Neurotrophic Factor Production."

10. Sama Sleiman, Jeffrey Henry, Rami Al-Haddad, et al., "Exercise Promotes the Expression of Brain Derived Neurotrophic Factor (BDNF) through the Action of the Ketone Body β-hydroxybutyrate," Joel K. Elmquist, ed., *eLife*, no. 5 (2016): e15092. doi:10.7554/eLife.15092.

11. Ibid.

12. Vaynman et al., "Coupling Energy Metabolism"; Sleiman et al., "Exercise Promotes the Expression."

13. Roig, "The Effects of Cardiovascular Exercise on Human Memory"; Eelco V. van Dongen, Ingrid H. P. Kersten, Isabella C. Wagner, Richard G. M. Morris, and Guillén Fernández, "Physical Exercise Performed Four Hours After Learning Improves Memory Retention and Increases Hippocampal Pattern Similarity During Retrieval," *Current Biology* 26, no. 13 (2016): 1722–7, doi:10.1016/j.cub .2016.04.071; Hayley Guiney and Liana Machado, "Benefits of Regular Aerobic Exercise for Executive Functioning in Healthy Populations," *Psychonomic Bulletin & Review* 20, no. 1 (2013): 73–86, doi:10.3758/s13423-012-0345-4; Chien-Ning Tseng, Bih-Shya Gau, and Meei-Fang Lou, "The Effectiveness of Exercise on Improving Cognitive Function in Older People: A Systematic Review," *The Journal of Nursing Research* 19, no. 2 (2011): 119–31, doi:10.1097/JNR .0b013e3182198837; Ashley Carvalho, Irene Maeve Rea, Tanyalak Parimon, and Barry J. Cusack, "Physical Activity and Cognitive Function in Individuals over 60 Years of Age: A Systematic Review," *Clinical Interventions in Aging* 9 (2014): 661–82, doi:10.2147/CIA.S55520; and Rui Nouchi, Yasuyuki Taki, Hikaru Taeuchi, Atsushi Sekiguchi, Hiroshi Hashizume, Takayuki Nozawa, Haruka Nouchi et al., "Four Weeks of Combination Exercise Training Improved Executive Functions, Episodic Memory, and Processing Speed in Healthy Elderly People: Evidence from a Randomized Controlled Trial," *Age* 36, no. 2 (2014): 787–99, doi:10.1007/s11357-013-9588-x; Marc Roig, Sasja Nordbrandt, Svend Sparre Geertsen, Jens and Bo Nielsen, "The Effects of Cardiovascular Exercise on Human Memory: A Review with Meta-Analysis," *Neuroscience and Biobehavioral Reviews* 37, no. 8 (2013): 1645–66, doi:10.1016/j.neubiorev.2013.06.012.

14. Fernando Gomez-Pinilla and Charles Hillman, "The Influence of Exercise on Cognitive Abilities," *Comprehensive Physiology* 3, no. 1 (2013): 403–28, doi:10.1002/cphy.c110063.

15. Thierry Paillard, "Preventive Effects of Regular Physical Exercise Against Cognitive Decline and the Risk of Dementia with Age Advancement," *Sports Medicine—Open* 1, no. 1 (2015): 20, doi:10.1186/s40798-015-0016-x.

16. Ibid.; and Kirsten Hötting and Brigitte Röder, "Beneficial Effects of Physical Exercise on Neuroplasticity and Cognition," *Neuroscience & Biobehavioral Reviews* 37, no. 9 Pt B (2013): 2243–57, doi:10.1016/j.neubiorev.2013.04.005.

17. I. Lista and G. Sorrentino, "Biological Mechanisms of Physical Activity in Preventing Cognitive Decline," *Cellular and Molecular Neurobiology* 30, no. 4 (2010): 493–503, doi:10.1007/s10571-009-9488-x; Jasmina Pluncevic Gligoroska and Sanja Manchevska, "The Effect of Physical Activity on Cognition—Physiological Mechanisms," *Materia Socio-Medica* 24, no. 3 (2012): 198–202, doi:10.5455/msm

.2012.24.198-202; and Neva J. Kirk-Sanchez and Ellen L. McGough, "Physical Exercise and Cognitive Performance in the Elderly: Current Perspectives," *Clinical Interventions in Aging* 9 (2014): 51–62, doi:10.2147/CIA.S39506.

## 18장 _ 지나친 스트레스와 수면 부족은 뇌 건강을 해친다

1. Alessandro Ieraci, Alessandra Mallei, Laura Musazzi, and Maurizio Popoli, "Physical Exercise and Acute Restraint Stress Differentially Modulate Hippocampal Brain-Derived Neurotrophic Factor Transcripts and Epigenetic Mechanisms in Mice," *Hippocampus* 25, no. 11 (2015): 1380–92, doi:10.1002/hipo.22458; and M. J. Schaaf, E. R. De Kloet, and E. Vreugdenhil, "Corticosterone Effects on BDNF Expression in the Hippocampus. Implications for Memory Formation," *Stress* 3, no. 3 (2000): 201–8.

2. Rachel Leproult and Eve Van Cauter, "Role of Sleep and Sleep Loss in Hormonal Release and Metabolism. *Endocrine Development* 17 (2010): 11–21, doi:10.1159/000262524; and G. Copinschi, "Metabolic and Endocrine Effects of Sleep Deprivation," *Essential Psychopharmacology* 6, no. 6 (2005): 341–7.

3. Lisa Morselli, Rachel Leproult, Marcella Balbo, and Karine Spiegel, "Role of Sleep Duration in the Regulation of Glucose Metabolism and Appetite," *Best Practice & Research. Clinical Endocrinology & Metabolism* 24, no. 5 (2010): 687–702, doi:10.1016/j.beem.2010.07.005; Karen A. Matthews, Ronald E. Dahl, Jane F. Owens, Laisze Lee, and Martica Hall, "Sleep Duration and Insulin Resistance in Healthy Black and White Adolescents," *Sleep* 35, no. 10 (2012): 1353–58, doi:10.5665/sleep.2112; and S. Javaheri, A. Storfer-Isser, C. L. Rosen, and S. Redline, "The Association of Short and Long Sleep Durations with Insulin Sensitivity In Adolescents," *The Journal of Pediatrics* 158, no. 4 (2011): 617–23, doi:10.1016/j.jpeds.2010.09.080.

4. Kristen L. Knutson, Karine Spiegel, Plamen Penev, and Eve Van Cauter, "The Metabolic Consequences of Sleep Deprivation," *Sleep Medicine Reviews* 11, no. 3 (2007): 163–78. doi:10.1016/j.smrv.2007.01.002.

5. Arlet V. Nedeltcheva and Frank A. J. L. Scheer, "Metabolic Effects of Sleep Disruption, Links to Obesity and Diabetes," *Current Opinion in Endocrinology, Diabetes, and Obesity* 21, no. 4 (2014): 293–98, doi:10.1097/MED.0000000000000082; and Sirimon Reutrakul and Eve Van Cauter, "Interactions Between Sleep, Circadian Function, and Glucose Metabolism: Implications for Risk and Severity of Diabetes," *Annals of the New York Academy of Sciences* 1311 (2014): 151–73, doi:10.1111/nyas.12355.

6. Esra Tasali, Babak Mokhlesi, and Eve Van Cauter, "Obstructive Sleep Apnea and Type 2 Diabetes: Interacting Epidemics," *Chest* 133, no. 2 (2008): 496–506, doi:10.1378/chest.07-0828.

7. Michael Morgenstern, Janice Wang, Norman Beatty, Tom Batemarco, Anthony L. Sica, and Harly Greenberg, "Obstructive Sleep Apnea: An Unexpected Cause of Insulin Resistance and Diabetes," *Endocrinology and Metabolism Clinics in North America* 43, no. 1 (2014): 187–204, doi:10.1016/j.ecl.2013.09.002.

8. Nadia Aalling Jessen, Anne Sofie Finmann Munk, Iben Lundgaard, and Maiken Nedergaard, "The Glymphatic System: A Beginner's Guide," *Neurochemical*

*Research* 40, no. 12 (2015): 2583–99, doi:10.1007/s11064-015-1581-6; and Jenna M. Tarasoff-Conway, Roxana O. Carare, Ricardo S. Osorio, Lidia Glodzik, Tracy Butler, Els Fieremans, Leon Axel, et al., "Clearance Systems in the Brain— Implications for Alzheimer Disease," *Nature Reviews. Neurology* 11, no. (8) (2015): 457–70, doi:10.1038/nrneurol.2015.119.

9. Tarasoff-Conway et al., "Clearance Systems in the Brain."

10. Erik S. Musiek, David D. Xiong, and David M. Holtzman, "Sleep, Circadian Rhythms, and the Pathogenesis of Alzheimer Disease," *Experimental & Molecular Medicine* 47, no. 3 (2015): e148, doi:10.1038/emm.2014.121.

11. Miranda M. Lim, Jason R. Gerstner, and David M. Holtzman, "The Sleep–Wake Cycle and Alzheimer's Disease: What Do We Know?" *Neurodegenerative Disease Management* 4, no. 5 (2014): 351-362, doi:10.2217/nmt.14.33; and Jee Hoon Roh, Yafei Huang, Adam W. Bero, Tom Kasten, Floy R. Stewart, Fandall J. Bateman, and David M. Holtzman, "Disruption of the Sleep-Wake Cycle and Diurnal Fluctuation of Amyloid-β as Biomarkers of Brain Amyloid Pathology," *Science Translational Medicine* 4, no. 150 (2012): 150ra122, doi:10.1126/scitranslmed.3004291.

12. Roh et al, "Disruption of the Sleep-Wake Cycle."

13. Brendan P. Lucey and Randall J. Bateman, "Amyloid-β Diurnal Pattern: Possible Role of Sleep in Alzheimer's Disease Pathogenesis," *Neurobiology of Aging* 35, Suppl 2 (2014): S29–S34, doi:10.1016/j.neurobiolaging.2014.03.035.

14. Andrew R. Mendelsohn and James W. Larrick, "Sleep Facilitates Clearance of Metabolites from the Brain: Glymphatic Function in Aging and Neurodegenerative Diseases," *Rejuvenation Research* 16, no. 6 (2013): 518–23, doi:10.1089/rej.2013.1530.

15. Hedok Lee, Lulu Xie, Mei Yu, Hongyi Kang, Tian Feng, Rashid Deane, Jean Logan et al., "The Effect of Body Posture on Brain Glymphatic Transport," *Journal of Neuroscience* 35, no. 31 (2015): 11034–44, doi:10.1523/JNEUROSCI .1625-15.2015.

## 19장 _ 케톤을 생성하고 뇌가 '노폐물을 청소하게' 하는 간헐적 단식

1. Mark P. Mattson and Ruiqian Wan, "Beneficial Effects of Intermittent Fasting and Caloric Restriction on the Cardiovascular and Cerebrovascular Systems," *Journal of Nutritional Biochemistry* 16, no. 3 (2005): 129–37, doi:10.1016/j.jnutbio .2004.12.007.

2. Mark P. Mattson, "Energy Intake, Meal Frequency, and Health: A Neurobiological Perspective," *Annual Review of Nutrition* 25 (2005): 237–60, doi:10.1146/annurev .nutr.25.050304.092526.

3. Mark P. Mattson, Wenxhen Duan, Jaewon, Lee, and Zhihong Guo, "Suppression of Brain Aging and Neurodegenerative Disorders by Dietary Restriction and Environmental Enrichment: Molecular Mechanisms," *Mechanisms of Ageing and Development* 122, no. 7 (2001): 757–78, doi:10.1016/S0047-6374(01)00226-3.

4. Brownwen Martin, Mark P. Mattson, and Stuart Maudsley, "Caloric Restriction and Intermittent Fasting: Two Potential Diets for Successful Brain Aging," *Ageing Research Reviews* 5, no. 3 (2006): 332–53, doi:10.1016/j.arr.2006.04.002.

5. Mark P. Mattson, "Neuroprotective Signaling and the Aging Brain: Take Away My Food and Let Me Run," *Brain Research* 886, no 1-2 (2000): 47–53, doi:10.1016/S0006-8993(00)02790-6; and Ángela Fontán-Lozano, Guillermo López-Lluch, José María Delgado-García, Placido Navas, and Ángel Manuel Carrión, "Molecular Bases of Caloric Restriction Regulation of Neuronal Synaptic Plasticity," *Molecular Neurobiology* 38, no. 2 (2008): 167–77, doi:10.1007/s12035-008-8040-1.

6. Mark P. Mattson, Wenzhen Duan, and Zhihong Guo, "Meal Size and Frequency Affect Neuronal Plasticity and Vulnerability to Disease: Cellular and Molecular Mechanisms," *Journal of Neurochemistry* 84, no. 3 (2003): 417–31, doi:10.1046/j.1471-4159.2003.01586.x.

## 20장 _ 변화를 부르는 로드맵

1. A. Quiñones-Galvan and E. Ferrannini, "Renal Effects of Insulin in Man," *Journal of Nephrology* 10, no. 4 (1997): 188–91; Ralph A. DeFronzo, "The Effect of Insulin on Renal Sodium Metabolism. A Review with Clinical Implications," *Diabetologia* 21, no. 3 (1981): 165–71; and María Chávez-Canales, Juan Pablo Arroyo, Benjamin Ko, Norma Vázquez, Rocio Bautista, Maria Casteñada-Bueno, Norma A. Bobadilla, et al., "Insulin Increases the Functional Activity of the Renal NaCl Cotransporter," *Journal of Hypertension* 31, no. 2 (2013): 303–11, doi:10.1097/HJH.0b013e32835bbb83.

2. James J. DiNicolantonio and Sean Lucan, "The Wrong White Crystals: Not Salt but Sugar as Aetiological in Hypertension and Cardiometabolic Disease," *Open Heart* 1, no. 1 (2014): e000167.

3. Ellen Davis, "Who Should Not Follow a Ketogenic Diet?," Ketogenic Diet Resource, http://www.ketogenic-diet-resource.com/support-files/who-should-not-follow-a-ketogenic-diet.pdf (August 4, 2016).

4. William F. Martin, Lawrence E. Armstrong, and Nancy R. Rodriguez, "Dietary Protein Intake and Renal Function," *Nutrition & Metabolism* 2 (2005): 25, doi:10.1186/1743-7075-2-25; and Helen Kollias, "Research Review: High-Protein Diets—Safe for Kidneys," *Precision Nutrition*, http://www.precisionnutrition.com/high-protein-safe-for-kidneys (July 10, 2016).

## 21장 _ 소화기관을 건강하게!

1. Jonathan Wright and Lane Lenard, *Why Stomach Acid Is Good for You* (Lanham, MD: M. Evans & Company, 2001).

2. Carol S. Johnston, Cindy M. Kim, and Amanda J. Buller, "Vinegar Improves Insulin Sensitivity to a High-Carbohydrate Meal in Subjects with Insulin Resistance or Type 2 Diabetes," *Diabetes Care* 27, no. 1 (2004): 281–2, doi:10.2337/diacare.27.1.281; Carol S. Johnston, Iwona Steplewska, Cindy A. Long, Lafe N. Harris, and Romina H. Ryals, "Examination of the Antiglycemic Properties of Vinegar in Healthy Adults," *Annals of Nutrition and Metabolism* 56, no. 1 (2010): 74–9, doi:10.1159/000272133; S. Liatis, S. Grammatikou, K. A. Poulia, D. Perrea, K. Makrilakis, E. Kiakoumopoulou, and N. Katsilambros, "Vinegar Reduces Postprandial Hyperglycaemia in Patients with Type II Diabetes When Added to a High, but Not to a Low, Glycaemic Index Meal," *European Journal of Clinical*

*Nutrition* 64, no. 7 (2010): 727–32, doi:10.1038/ejcn.2010.89; Helena Liljeberg and Inger Björck, "Delayed Gastric Emptying Rate May Explain Improved Glycaemia in Healthy Subjects to a Starchy Meal with Added Vinegar," *European Journal of Clinical Nutrition* 52, no. 5 (1998): 368–71; and E. Östman, Y. Granfeldt, L. Persson, and I. Bjorck, "Vinegar Supplementation Lowers Glucose and Insulin Responses and Increases Satiety After a Bread Meal in Healthy Subjects," *European Journal of Clinical Nutrition* 59, no. 9 (2005): 983–8, doi:10.1038/sj.ejcn.1602197.

3. David C. Williams, "You've (Hopefully) Got Some Gall," Dr. David Williams, http://www.drdavidwilliams.com/importance-of-bile-acid (August 5, 2016).

## 22장 _ 식이요법만으로는 부족할 때, 효과적인 영양보조제

1. Francesco Bellia, Adriana Pietropaolo, and Giuseppe Grasso, "Formation of Insulin Fragments by Insulin-Degrading Enzyme: The Role of Zinc(II) and Cystine Bridges," *Journal of Mass Spectrometry* 48, no. 2 (2013): 135–40, doi:10.1002/jms.3060.

2. Michael Zimmermann, *Burgerstein's Handbook of Nutrition* (New York: Thieme, 2001).

3. Rosebud O. Roberts, Teresa J. Christianson, Walter K. Kremers, Michelle M. Mielk, Mary M. Machulda, Maria Vassilaka, Rabe E. Alhurani et al., "Association Between Olfactory Dysfunction and Amnestic Mild Cognitive Impairment and Alzheimer Disease Dementia," *JAMA Neurology* 73, no. 1 (2016): 93–101, doi:10.1001/jamaneurol.2015.2952; W. Lojkowska, B. Sawicka, M. Gugala, H. Sienkiewicz-Jarosz, A. Bochynska, A. Scinska, A. Korkosz, et al., "Follow-Up Study of Olfactory Deficits, Cognitive Functions, and Volume Loss of Medial Temporal Lobe Structures in Patients with Mild Cognitive Impairment," *Current Alzheimer Research* 8, no. 6 (2011): 689–98, http://www.ncbi.nlm.nih.gov/pubmed /21592056; L. Velayudhan, M. Pritchard, J. F. Powell, P. Proitsi, and S. Lovestone, "Smell Identification Function as a Severity and Progression Marker in Alzheimer's Disease," *International Psychogeriatrics* 25, no. 7 (2013): 1157–66, doi:10.1017/S1041610213000446; and J. Djordjevic, M. Jones-Gotman, K. De Sousa, and H. Chertkow, "Olfaction in Patients with Mild Cognitive Impairment and Alzheimer's Disease," *Neurobiology of Aging* 29, no. 5 (2008): 693–706, doi:10.1016/j.neurobiolaging.2006.11.014.

4. Davis W. and Steven M. Plaza, "The Safety and Efficacy of High-Dose Chromium," *Alternative Medicine Review* 7, no. 3 (2002): 218–35.

5. Kate Petersen Shay, Régis F. Moreau, Eric J. Smith, Anthony R. Smith, and Tory M. Hagen, "Alpha-Lipoic Acid as a Dietary Supplement: Molecular Mechanisms and Therapeutic Potential," *Biochimica et Biophysica Acta* 1790, no. 10 (2009): 1149–60, doi:10.1016/j.bbagen.2009.07.026; and Luc Rochette, Stéliana Ghibu, Carole Richard, Marianne Zeller, Yves Cottin, and Catherine Vergely, "Direct and Indirect Antioxidant Properties of α-Lipoic Acid and Therapeutic Potential," *Molecular Nutrition & Food Research* 57, no. 1 (2013): 114–25, doi:10.1002/mnfr.201200608.

6. Anna Gorąca, Halina Huk-Kolega, Aleksandra Piechota, Paulina Kleniewska, Elżbieta Ciejka, and Beata Skibska, "Lipoic Acid–Biological Activity and Therapeutic Potential," *Pharmacological Reports* 63, no. 4 (2011): 849–58.

7. Petya Kamenova, "Improvement of Insulin Sensitivity in Patients with Type 2 Diabetes Mellitus After Oral Administration of Alpha-Lipoic Acid," *Hormones (Athens)* 5, no. 4 (2006): 251–8; and Hadi Moini, Oren Tirosh, Young Chul Park, Kyung-Joo Cho, and Lester Packer, "R-Alpha-Lipoic Acid Action on Cell Redox Status, the Insulin Receptor, and Glucose Uptake in 3T3-L1 Adipocytes," *Archives of Biochemistry and Biophysics* 397, no. 2 (2002): 384–91, doi:10.1006/abbi.2001.2680.

8. Annette Maczurek, Lezanne Ooi, Mili Patel, and Gerald Münch, "Lipoic Acid as an Anti-inflammatory and Neuroprotective Treatment for Alzheimer's Disease," *Advanced Drug Delivery Reviews* 60, no. 13-14 (2008): 1463–70, doi:10.1016/j.addr.2008.04.015; and L. Holmquist, G. Stuchbury, K. Berbaum, S. Muscat, S. Young, K. Hager, J. Engel et al., "Lipoic Acid as a Novel Treatment for Alzheimer's Disease and Related Dementias," *Pharmacology & Therapeutics* 113, no. 1 (2007): 154–64, doi:10.1016/j.pharmthera.2006.07.001.

9. Janos Zempleni, Timothy A. Trusty, and Donald M. Mock, "Lipoic Acid Reduces the Activities of Biotin-Dependent Carboxylases in Rat Liver," *The Journal of Nutrition* 127, no. 9 (1997): 1776–81.

10. Artemis P. Simopoulos, "Evolutionary Aspects of Diet: The Omega-6/Omega-3 Ratio and the Brain," *Molecular Neurobiology* 44, no. 2 (2011): 203–15, doi:10.1007/s12035-010-8162-0.

11. Russell T. Matthews, Lichuan Yang, Susan Browne, Myong Baik, and M. Flint Beal, "Coenzyme Q10 Administration Increases Brain Mitochondrial Concentrations and Exerts Neuroprotective Effects," *Proceedings of the National Academy of Sciences of the United States of America* 95, no. 15 (1998): 8892–97; M. Flint Beal, "Mitochondrial Dysfunction and Oxidative Damage in Alzheimer's and Parkinson's Diseases and Coenzyme Q10 as a Potential Treatment," *Journal of Bioenergetics and Biomembranes* 36, no. 4 (2004): 381–6, doi:10.1023/B:JOBB.0000041772.74810.92; A. Joyce Young, Stephanie Johnson, David C. Steffens, and P. Murali Doraiswamy, "Coenzyme Q10: A Review of Its Promise as a Neuroprotectant," *CNS Spectrums* 12, no. 1 (2007): 62–8, http://www.ncbi.nlm.nih.gov/pubmed/17192765; Wendy R. Galpern and Merit E. Cudkowicz, "Coenzyme Q Treatment of Neurodegenerative Diseases of Aging," *Mitochondrion* 7, Suppl (2007): S146–S153, doi:10.1016/j.mito.2007.01.004; M. Mancuso, D. Orsucci, L. Volpi, V. Calsolaro, and G. Siciliano, "Coenzyme Q10 in Neuromuscular and Neurodegenerative Disorders," *Current Drug Targets* 11, no. 1 (2010): 111–21, http://www.ncbi.nlm.nih.gov/pubmed/20017723; and D. Orsucci, M. Mancuso, E. C. Ienco, A. Logerfo, and G. Ciciliano, "Targeting Mitochondrial Dysfunction and Neurodegeneration by Means of Coenzyme Q10 and Its Analogues," *Current Medicinal Chemistry* 18, no. 26 (2011): 4053–64, doi:10.2174/092986711796957257.

12. Xifei Yang, George Dai, Geng Li, and Edward S. Yang, "Coenzyme Q10 Reduces Beta-Amyloid Plaque in an APP/PS1 Transgenic Mouse Model of Alzheimer's Disease," *Journal of Molecular Neuroscience* 41, no. 1 (2010): 110–3, doi:10.1007/s12031-009-9297-1; Xifei Yang, Ying Yang, Geng Li, Jianzhi Wang, and Edward S.

Yang, "Coenzyme Q10 Attenuates β-Amyloid Pathology in the Aged Transgenic Mice with Alzheimer Presenilin 1 Mutation," *Journal of Molecular Neuroscience* 34, no. 2 (2008): 165–71, doi:10.1007/s12031-007-9033-7; and Magali Dumont, Khatuna Kipiani, Fangmin Yu, Elizabeth Wille, Maya Katz, Noel Y. Calingasan, and Gunnar K. Gouras, "Coenzyme Q10 Decreases Amyloid Pathology and Improves Behavior in a Transgenic Mouse Model of Alzheimer's Disease," *Journal of Alzheimer's Disease* 27, no. 1(2011): 211–23, doi:10.3233/JAD-2011-110209.

13. Igor Pravst, Katja Zmitek, and Janko Zmitek, "Coenzyme Q10 Contents in Foods and Fortification Strategies," *Critical Reviews in Food Science and Nutrition* 50, no. 4 (2010): 269–80, doi:10.1080/10408390902773037.

14. Kei Mizuno, Masaaki Tanaka, Staoshi Nozaki, Hiroshi Mizuma, Suzuka Ataka, Tsuyoshi Tahara, Tomohiro Sugino, et al., "Antifatigue Effects of Coenzyme Q10 During Physical Fatigue," *Nutrition* 24, no. 4 (2008): 293–99, doi:10.1016/j.nut .2007.12.007.

15. A. Carta, M Calvani, D. Bravi, and S. N. Bhuachalla, "Acetyl-L-Carnitine and Alzheimer's Disease: Pharmacological Considerations Beyond the Cholinergic Sphere," *Annals of the New York Academy of Sciences* 695 (1993): 324–26, doi:10.1111/j.1749-6632.1993.tb23077.x.

16. Linus Pauling Institute Micronutrient Information Center, "L-Carnitine," *Oregon State University*, accessed August 14, 2016, http://lpi.oregonstate.edu/mic/dietary -factors/L-carnitine#biosynthesis-sources.

17. A. Spagnoli, U. Lucca, G. Manasce, L. Bandera, G. Cizza, G. Forloni, M. Tettamanti, et al., "Long-Term Acetyl-L-Carnitine Treatment in Alzheimer's Disease," *Neurology* 41, no. 11 (1991): 1726–32, http://www.ncbi.nlm.nih.gov /pubmed/1944900; and Sheila A. Hudson and Naji Tabet, "Acetyl-L-Carnitine for Dementia," *Cochrane Database of Systematic Reviews* 2 (2003): CD003158, doi:10.1002/14651858.CD003158.

18. Jun Yin, Huli Xing, and Jianping Ye, "Efficacy of Berberine in Patients with Type 2 Diabetes," *Metabolism: Clinical and Experimental* 57, no. 5 (2008): 712–17, doi:10.1016/j.metabol.2008.01.013.

19. Hao Zhang, Jing Wei, Rong Xue, Jin-Dan Wu, Wei Zhao, Zi-Zheng Wang, Shu-Kui Wang, et al., "Berberine Lowers Blood Glucose in Type 2 Diabetes Mellitus Patients Through Increasing Insulin Receptor Expression," *Metabolism* 59, no. 2 (2010): 285–92, doi:10.1016/j.metabol.2009.07.029.

20. Li Liu, Yun-Li Yu, Jian-Song Yang, Yang Li, Yao-Wu Liu, Yan Liang, Xiao-Dong Liu, et al, "Berberine Suppresses Intestinal Disaccharidases with Beneficial Metabolic Effects in Diabetic States, Evidences from in Vivo and in Vitro Study," *Naunyn Schmiedeberg's Archives of Pharmacology* 381, no. 4 (2010): 371–81, doi:10.1007/s00210-010-0502-0.

21. Hyun Ah Jung, Byung-Sun Min, Takako Yokozawa, Je-Hyun Lee, Yeong Shik Kim, and Jae Sue Choi. "Anti-Alzheimer and Antioxidant Activities of Coptidis Rhizoma Alkaloids," *Biological and Pharmaceutical Bulletin* 32, no. 8 (2009): 1433–38, doi:10.1248/bpb.32.1433.

22. Ibid.

23. Hong-Fang Ji and Liang Shen, "Molecular Basis of Inhibitory Activities of Berberine against Pathogenic Enzymes in Alzheimer's Disease," *The Scientific World Journal* 2012 (2012): 823201, doi:10.1100/2012/823201.

24. Siva Sundara Kumar Durairajan, Liang-Feng Liu, Jai-Hong Lu, Lei-Lei Chen, Qiuju Yuan, Sookja K. Chung, Ling Huang, et al., "Berberine Ameliorates β-Amyloid Pathology, Gliosis, and Cognitive Impairment in an Alzheimer's Disease Transgenic Mouse Model," *Neurobiology of Aging* 33, no. 12 (2012): 2903–19, doi:10.1016/j.neurobiolaging.2012.02.016.

25. Rui Wang, Han Yan, and Zi-can Tang, "Progress in Studies of Huperzine A, a Natural Cholinesterase Inhibitor from Chinese Herbal Medicine," *Acta Pharmacologica Sinica* 27, no. 1 (2006): 1–26, doi:10.1111/j.1745-7254.2006.00255.x.

26. Ibid.; and Hai Yan Zhang, Chun Yan Zheng, Han Yan, Zhi Fei Wang, Li Li Tang, Xin Gao, and Xi Can Tang, "Potential Therapeutic Targets of Huperzine A for Alzheimer's Disease and Vascular Dementia," *Chemico-Biological Interactions* 175, no. 1–3 (2008): 396–402, doi:10.1016/j.cbi.2008.04.049.

27. Alicia R. Desilets, Jennifer J. Gickas, and Kaelen C. Dunican, "Role of Huperzine A in the Treatment of Alzheimer's Disease," *Annals of Pharmacotherapy* 43, no. 3 (2009): 514–18, doi:10.1345/aph.1L402.

28. J. Li, H. M. Wu, R. L. Zhou, G. J. Liu, and B. R. Dong, "Huperzine A for Alzheimer's Disease," *Cochrane Database of Systematic Reviews* 2 (2008): CD005592, doi:10.1002/14651858.CD005592.pub2.

29. Guoyan Yang, Yuyi Wang, Jinzhou Tian, and Hian-Ping Liu, "Huperzine A for Alzheimer's Disease: A Systematic Review and Meta-Analysis of Randomized Clinical Trials," Roberta W. Scherer, ed., *PLoS ONE* 8, no. 9 (2013): e74916, doi:10.1371/journal.pone.0074916.

30. M. S. Rafii, S. Walsh, J. T. Little, K. Behan, B. Reynolds, C. Ward, S. Jin, et al., "A Phase II Trial of Huperzine A in Mild to Moderate Alzheimer Disease," *Neurology* 76, no. 16 (2011): 1389–94, doi:10.1212/WNL.0b013e318216eb7b.

31. Winyoo Chowanadisai, Kathryn A. Bauerly, Eskouhie Tchaparian, Alice Wong, Gino A. Cortopassi, and Robert B. Rucker, "Pyrroloquinoline Quinone Stimulates Mitochondrial Biogenesis Through cAMP Response Element-binding Protein Phosphorylation and Increased PGC-1α Expression," *The Journal of Biological Chemistry* 285, no. 1 (2010): 142–52, doi:10.1074/jbc.M109.030130; Calliandra B. Harris, Winyoo Chowanadisai, Darya O. Mishchuk, Mike A. Satre, Carolyn M. Slupsky, and Robert B. Rucker, "Dietary Pyrroloquinoline Quinone (PQQ) Alters Indicators of Inflammation and Mitochondrial-Related Metabolism in Human Subjects," *The Journal of Nutritional Biochemistry* 24, no. 12 (2013): 2076–84, doi:10.1016/j.jnutbio.2013.07.008; and Kathryn Bauerly, Calliandra Harris, Winyoo Chowanadisai, James Graham, Peter J. Havel, Eskouhie Tchaparian, Mike Satre, et al., "Altering Pyrroloquinoline Quinone Nutritional Status Modulates Mitochondrial, Lipid, and Energy Metabolism in Rats," Immo A. Hansen, ed., *PLoS ONE* 6, no. 7 (2011): e21779, doi:10.1371/journal.pone.0021779.

32. Robert Rucker, Winyoo Chowanadisai, and Masahiko Nakano, "Potential Physiological Importance of Pyrroloquinoline Quinone," *Alternative Medicine*

*Review* 14, no. 3 (2009): 268–77; H. S. Misra, Y. S. Raipurohit, and N. P. Kharnar, "Pyrroloquinoline-Quinone and Its Versatile Roles in Biological Processes," *Journal of Biosciences* 37, no. 2 (2012): 313–25; Qi Zhang, Mi Shen, Mei Ding, Dingding Shen, and Fei Ding, "The Neuroprotective Action of Pyrroloquinoline Quinone Against Glutamate-Induced Apoptosis in Hippocampal Neurons Is Mediated Through the Activation of PI3K/Akt Pathway," *Toxicology and Applied Pharmacology* 252, no. 1 (2011): 62–72, doi:10.1016/j.taap.2011.02.006; and Jiaojiao Qin, Meilong Wu, Shu Yu, Xiaorong Gao, Jingjing Zhang, Xingyue Dong, Jinyan Ji, et al., "Pyrroloquinoline Quinone-Conferred Neuroprotection in Rotenone Models of Parkinson's Disease," *Toxicology Letters* 238, no. 3 (2015): 70–82, doi:10.1016/j.toxlet.2015.08.011.

33. Warnakulasuriya Mary Ann Dipika Binosha Fernando, Ian J. Martins, K. G. Goozee, Charles S. Brennan, V. Jayasena, and R. N. Martins, "The Role of Dietary Coconut for the Prevention and Treatment of Alzheimer's Disease: Potential Mechanisms of Action," *The British Journal of Nutrition* 114, no. 1 (2015): 1–14, doi:10.1017/S0007114515001452.

## 23장 _ 혼자 애쓰지는 말자, 저탄수화물 식이요법을 계속하도록 도움을 받는 방법

1. Richard D. Feinman and Jeff Volek, "Carbohydrate Restriction as the Default Treatment for Type 2 Diabetes and Metabolic Syndrome," *Scandinavian Cardiovascular Journal* 42, no. 4 (2008): 256–63, doi:10.1080/14017430802014838; Jeff S. Volek, Stephen D. Phinney, Cassandra E. Forsythe, Erin E. Quann, Richard J. Wood, Michael J. Puglisi, William J. Kraemer, et al., "Carbohydrate Restriction Has a More Favorable Impact on the Metabolic Syndrome Than a Low Fat Diet," *Lipids* 44, no. 4 (2009): 297–309, doi:10.1007/s11745-008-3274-2; and Richard D. Feinman, Wendy K. Pogozelski, Arne Astrup, Richard K. Bernstein, Eugene J. Fine, Eric C. Westman, Anthony Accurso, et al., "Dietary Carbohydrate Restriction as the First Approach in Diabetes Management: Critical Review and Evidence Base," *Nutrition* 31, no. 1 (2015): 1–13, doi:10.1016/j.nut.2014.06.011.

2. Csaba Tóth and Zsófia Clemens, "Type 1 Diabetes Mellitus Successfully Managed with the Paleolithic Ketogenic Diet," *International Journal of Case Reports and Images* 5, no. 10 (2014): 699–703, doi:10.5348/ijcri-2014124-CR-10435.

3. Jeff Volek, Maria Luz Fernandez, Richard D. Feinman, and Stephen Phinney, "Dietary Carbohydrate Restriction Induces a Unique Metabolic State Positively Affecting Atherogenic Dyslipidemia, Fatty Acid Partitioning, and Metabolic Syndrome," *Progress in Lipid Research* 47, no. 5 (2008): 307–18, doi:10.1016/j.plipres.2008.02.003; Eric Westman, Jeff S. Volek, and Richard D. Feinman, "Carbohydrate Restriction Is Effective in Improving Atherogenic Dyslipidemia Even in the Absence of Weight Loss," *American Journal of Clinical Nutrition* 84, no. 6 (2006): 1549; Jeff Volek and Matthew J. Sharman, "Cardiovascular and Hormonal Aspects of Very-Low-Carbohydrate Ketogenic Diets," *Obesity Research* 12, Suppl 2 (2004): 115S–123S, doi:10.1038/oby.2004.276; Richard J. Wood, Maria Luz Fernandez, Matthew J. Sharman, Ricardo Silvestre, Christine M. Greene, Tosca

L. Zern, Sudeep Shrestha, et al., "Effects of a Carbohydrate-Restricted Diet with and Without Supplemental Soluble Fiber on Plasma Low-Density Lipoprotein Cholesterol and Other Clinical Markers of Cardiovascular Risk," *Metabolism* 56, no. 1 (2007): 58–67, doi:10.1016/j.metabol.2006.08.021; Matthew J. Sharman, William J. Kraemer, Dawn M. Love, Neva G. Avery, Ana L. Gómez, Timothy P. Scheett, and Jeff S. Volek, "A Ketogenic Diet Favorably Affects Serum Biomarkers for Cardiovascular Disease in Normal-Weight Men," *The Journal of Nutrition* 132, no. 7 (2002): 1879–85; and Jeff S. Volek, Matthew J. Sharman, Ana Lourdes Gomez, Timothy P. Scheett, and William J. Kraemer, "An Isoenergetic Very Low Carbohydrate Diet Improves Serum HDL Cholesterol and Triacylglycerol Concentrations, the Total Cholesterol to HDL Cholesterol Ratio and Postprandial Lipemic Responses Compared with a Low Fat Diet in Normal Weight, Normolipidemic Women," *The Journal of Nutrition* 133, no. 9 (2003): 2756–61.

4. Eric C. Westman. Richard D. Feinman, John D. Mavropoulos, Mary C. Vernon, Jeff S. Volek, James A. Wortman, William S. Yancy, et al., "Low-Carbohydrate Nutrition and Metabolism," *American Journal of Clinical Nutrition* 86, no. 2 (2007): 276–84.

5. Cassandra Forsythe, Stephen D. Phinney, Maria Luz Fernandez, Erin E. Quann, Richard J. Wood, Doug M. Bibus, William J. Kraemer, et al., "Comparison of Low Fat and Low Carbohydrate Diets on Circulating Fatty Acid Composition and Markers of inflammation," *Lipids* 43, no. 1 (2008): 65–77, doi:10.1007/s11745 -007-3132-7.

6. Jeff S. Volek, Kevin D. Ballard, Ricardo Silvestre, Daniel A. Judelson, Erin E. Quann, Cassandra E. Forsythe, Maria Luz Fernandez, et al., "Effects of Dietary Carbohydrate Restriction Versus Low-Fat Diet on Flow-Mediated Dilation," *Metabolism* 58, no. 12 (2009): 1769–77, doi:10.1016/j.metabol.2009.06.005.

7. Gregory L. Austin, Michelle T. Thiny, Eric C. Westman, William S. Yancy Jr., and Nicholas J. Shaheen, "A Very Low-Carbohydrate Diet Improves Gastroesophageal Reflux and Its Symptoms," *Digestive Diseases and Sciences* 51, no. 8 (2006): 1307–12, doi:10.1007/s10620-005-9027-7; William S. Yancy Jr., Dawn Provenzale, and Eric C. Westman, "Improvement of Gastroesophageal Reflux Disease After Initiation of a Low-Carbohydrate Diet: Five Brief Case Reports," *Alternative Therapies in Health and Medicine* 7, no. 6 (2001): 120, 116–9; and S. D. Pointer, J. Rickstrew, J. C. Slaughter, M. F. Vaezi, and H. J. Silver, "Dietary Carbohydrate Intake, Insulin Resistance and Gastro-Oesophageal Reflux Disease: A Pilot Study in European- and African-American Obese Women," *Alimentary Pharmacology & Therapeutics* (September 1, 2016), http://www.ncbi.nlm.nih.gov/pubmed/27582035.

8. John C. Mavropoulos, William S. Yancy, Juanita Hepburn, and Eric C. Westman, "The Effects of a Low-Carbohydrate, Ketogenic Diet on the Polycystic Ovary Syndrome: A Pilot Study," *Nutrition & Metabolism* 2 (2005): 35, doi:10.1186/1743 -7075-2-35; and Antonio Paoli, Alessandro Rubini, Jeff S. Volek, and Keith A. Grimaldi, "Beyond weight loss: a review of the therapeutic uses of very-low-carbohydrate (ketogenic) diets," *European Journal of Clinical Nutrition* 67, no. 8 (2013): 789–96, doi:10.1038/ejcn.2013.116.

9. James R. Phelps, Susan V. Siemers, and Rif S. El-Mallakh, "The Ketogenic Diet for Type II Bipolar Disorder," *Neurocase* 19, no. 5 (2013): 423–6, doi:10.1080/1355479 4.2012.690421; and R. S. El-Mallakh and M. E. Paskitti, "The Ketogenic Diet May Have Mood-Stabilizing Properties," *Medical Hypotheses* 57, no. 6 (2001): 724–6, doi:10.1054/mehy.2001.1446.

10. Lindsey B. Gano, Mili Patel, and Jong M. Rho, "Ketogenic Diets, Mitochondria, and Neurological Diseases," *Journal of Lipid Research* 55, no. 11 (2014): 2211–28, doi:10.1194/jlr.R048975; Carl E. Stafstrom and Jong M. Rho, "The Ketogenic Diet as a Treatment Paradigm for Diverse Neurological Disorders," *Frontiers in Pharmacology* 3 (2012): 59, doi:10.3389/fphar.2012.00059; Maciej Gasior, Michael A. Rogawski, and Adam L. Hartman, "Neuroprotective and Disease-Modifying Effects of the Ketogenic Diet," *Behavioural Pharmacology* 17, no. 5-6 (2006): 431–39; Antonio Paoli, Antonino Bianco, Ernesto Damiani, and Gerardo Bosco, "Ketogenic Diet in Neuromuscular and Neurodegenerative Diseases," *BioMed Research International* 2014 (2014): 474296, doi:10.1155/2014/474296; Zhong Zhao, Dale J. Lange, Andre Voustianiouk, Donal MacGrogan, Lap Ho, Jason Suh, Nelson Humala, et al., "A Ketogenic Diet as a Potential Novel Therapeutic Intervention in Amyotrophic Lateral Sclerosis," *BMC Neuroscience* 7 (2006): 29, doi:10.1186/1471-2202-7-29; and Mithu Storoni and Gordon T. Plant, "The Therapeutic Potential of the Ketogenic Diet in Treating Progressive Multiple Sclerosis," *Multiple Sclerosis International* 2015 (2015): 681289, doi:10.1155/2015/681289.

11. Mayumi L. Prins, "Diet, Ketones and Neurotrauma," *Epilepsia* 49, Suppl 8 (2008): 111–13, doi:10.1111/j.1528-1167.2008.01852.x; Mayumi L. Prins and Joyce H. Matsumoto, "The Collective Therapeutic Potential of Cerebral Ketone Metabolism in Traumatic Brain Injury," *Journal of Lipid Research* 55, no. 12 (2014): 2450–57, doi:10.1194/jlr.R046706; Hayden White and Balasubramanian Venkatesh, "Clinical Review: Ketones and Brain Injury," *Critical Care* 15, no. 2 (2011): 219, doi:10.1186/cc10020; and Mayumi L. Prins, "Cerebral Metabolic Adaptation and Ketone Metabolism After Brain Injury," *Journal of Cerebral Blood Flow and Metabolism* 28, no. 1 (2008): 1–16, doi:10.1038/sj.jcbfm.9600543.

12. Bryan G. Allen, Sudershan K. Bhatia, Carryn M. Anderson, Julie M. Eichenberger-Gilmore, Zita A. Sibenaller, Kranti A. Mapuskar, et al., "Ketogenic Diets as an Adjuvant Cancer Therapy: History and Potential Mechanism," *Redox Biology* 2 (2014): 963–70, doi:10.1016/j.redox.2014.08.002; Weihua Zhou, Purna Mukherjee, Michael A. Kiebish, William T. Markis, John G. Mantis, and Thomas N. Seyfried, "The Calorically Restricted Ketogenic Diet, an Effective Alternative Therapy for Malignant Brain Cancer," *Nutrition & Metabolism* 4 (2007): 5, doi:10.1186/1743-7075-4-5; Rainer Klement and Ulrike Kämmerer, "Is There a Role for Carbohydrate Restriction in the Treatment and Prevention of Cancer?" *Nutrition & Metabolism* 8 (2011): 75, doi:10.1186/1743-7075-8-75; and Thomas N. Seyfried, Roberto E. Flores, Angela Poff, and Dominic P. D'Agostino, "Cancer as a Metabolic Disease: Implications for Novel Therapeutics," *Carcinogenesis* 35, no. 3 (2014): 515–27, doi:10.1093/carcin/bgt480.

### 24장 _ 효과가 있을지도 모르는 다른 예방 전략들

1. Catherine Crofts, Caryn Zinn, Mark Wheldon, and Grant Schofield, "Hyperinsulinemia: A Unifying Theory of Chronic Disease?" *Diabesity* 1, no. 4 (2015): 34–43, doi:10.15562/diabesity.2015.19.

2. Dale E. Bredesen, *Cognitive Health: Dawn of the Era of Treatable Alzheimer's Disease*, film, 56:21, August 4, 2016, https://vimeo.com/173061978.

3. Theodore Naiman, MD, email message to author, August 8, 2016.

4. Bredesen, *Cognitive Health*, film.

5. Ibid.

6. Theodore Naiman, MD, email message to author, August 8, 2016.

7. Ibid.

8. Mayo Clinic Staff, "HDL Cholesterol: How to Boost Your 'Good' Cholesterol," Mayo Clinic, http://www.mayoclinic.org/diseases-conditions/high-blood -cholesterol/in-depth/hdl-cholesterol/ART-20046388 (September 9, 2016).

9. Theodore Naiman, MD, email message to author, August 8, 2016.

10. Jeff Volek and Stephen Phinney, *The Art and Science of Low Carbohydrate Performance* (Lexington, KY: Beyond Obesity, 2011), 102; and Jonny Bowden and Stephen Sinatra, *The Great Cholesterol Myth* (Beverly, MA: Fair Winds Press, 2012), 44.

11. William S. Harris, "The Omega-3 Index: Clinical Utility for Therapeutic Intervention," *Current Cardiology Reports*, 12, no. 6 (2010): 503–8, doi:10.1007 /s11886-010-0141-6; and True Health Diagnostics, laboratory test report provided to author, July 2015.

12. Mayo Clinic Staff, "C-Reactive Protein Test," Mayo Clinic, http://www.mayoclinic .org/tests-procedures/c-reactive-protein/basics/results/prc-20014480 (August 16, 2016).

13. University of Rochester Medical Center Health Encyclopedia, "Homocysteine," https://www.urmc.rochester.edu/encyclopedia/content.aspx?contenttypeid=167 &contentid=homocysteine (September 9, 2016).

14. Bowden and Sinatra, *The Great Cholesterol Myth*, 174.

15. Mayo Clinic Staff, "Liver Function Tests," Mayo Clinic, http://www.mayoclinic.org /tests-procedures/liver-function-tests/basics/results/prc-20012602 (August 16, 2016).

16. Theodore Naiman, MD, email message to author, August 8, 2016.

17. Bowden and Sinatra, *The Great Cholesterol Myth*, 174.

18. Mayo Clinic Staff, "Liver Function Tests."

19. Katy Bowman, *Move Your DNA: Restore Your Health Through Natural Movement* (Sequim, WA: Propriometrics Press, 2014).

20. The Washington Post, "A Workout at Work?" https://www.washingtonpost.com /graphics/health/workout-at-work (September 9, 2016).

### 에필로그 _ 알츠하이머 발병 이유, 그리고 망가진 뇌를 고치는 방법

1. Dale E. Bredesen, *Cognitive Health: Dawn of the Era of Treatable Alzheimer's Disease*, film, 56:21, August 4, 2016, https://vimeo.com/173061978.

2. Samuel T. Henderson, "High Carbohydrate Diets and Alzheimer's Disease," *Medical Hypotheses* 62 (2004): 689–700, doi:10.1016/j.mehy.2003.11.028.

## Low-Carbohydrate and Ketogenic Diets (저탄수화물 케토제닉 식이요법)

*Books*

*The Art and Science of Low Carbohydrate Living*, by Jeff Volek and Stephen Phinney. 2011. Beyond Obesity, LLC: Lexington, KY.

*The Art and Science of Low Carbohydrate Performance*, by Jeff Volek and Stephen Phinney. 2011. Beyond Obesity, LLC: Lexington, KY.

*Keto Clarity*, by Jimmy Moore and Eric Westman. 2014. Victory Belt: Las Vegas, NV.

*Low Carbohydrate Living*, by Jonny Bowden. 2012. Sterling: New York, NY.

*The New Atkins for a New You*, by Eric Westman, Stephen Phinney, and Jeff Volek. 2010. Fireside: New York, NY.

*Protein Power Lifeplan*, by Michael Eades and Mary Dan Eades. 2001. Grand Central: New York, NY.

*The World Turned Upside Down*, by Richard Feinman. 2014. NMS Press: Brooklyn, NY.

*Websites*

Burn Fat Not Sugar (Theodore Naiman, MD): www.burnfatnotsugar.com

"Butter Bob Briggs" (YouTube channel): www.youtube.com/channel /UCiue5Soilcbqp3XS2c1P1PA

The Charlie Foundation: www.charliefoundation.org

Diagnosis Diet (Georgia Ede, MD): www.diagnosisdiet.com

Diet Doctor (Andreas Eenfeldt, MD): www.dietdoctor.com/low-carb

KetoGains: www.ketogains.com

Ketogenic Diet Resource: www.ketogenic-diet-resource.com

Low Carb Dietitian (Franziska Spritzler, RD): www.lowcarbdietitian.com

Low Carb RN (Kelley Pounds, RN): www.lowcarbrn.wordpress.com

*Podcasts (all are available on iTunes)*

*Keto Talk*, with Jimmy and the Doc: www.ketotalk.com

*Ketovangelist*: www.ketovangelist.com/category/podcast

*The Livin' La Vida Low Carb Show*, with Jimmy Moore: www.thelivinlowcarbshow .com/shownotes

*Two Keto Dudes*: www.2ketodudes.com/archives.aspx

### Paleolithic Diets(구석기 식단)

*Books*

*The Paleo Answer*, by Loren Cordain. 2012. Houghton Mifflin Harcourt:
    Orlando, FL.
*The Paleo Cure*, by Chris Kresser. 2014. Little, Brown and Company: Boston, MA.
*The Paleo Solution*, by Robb Wolf. 2010. Victory Belt: Las Vegas, NV.
*Practical Paleo*, by Diane Sanfilippo. 2016. Victory Belt: Las Vegas, NV.
*The Primal Blueprint*, by Mark Sisson. 2009. Primal Nutrition: Malibu, CA.
*Primal Body, Primal Mind*, by Nora Gedgaudas. 2009. Primal Body—
    Primal Mind: Portland, OR.

*Websites*

Chris Kresser, L.Ac: www.chriskresser.com
Diane Sanfilippo: www.balancedbites.com
Mark's Daily Apple: www.marksdailyapple.com
The Paleo Diet™ (Loren Cordain, PhD): www.thepaleodiet.com
Robb Wolf: www.robbwolf.com/what-is-the-paleo-diet

*Podcasts (all are available on iTunes)*

*Balanced Bites*, with Diane Sanfilippo and Liz Wolfe:
    www.balancedbites.com/podcasts
*The Paleo Solution*, with Robb Wolf: www.robbwolf.com/podcast
*Revolution Health Radio*, with Chris Kresser: www.chriskresser.com/podcasts

### Insulin, Diabetes, and Fasting (인슐린, 당뇨, 단식)

*Books*

*The Complete Guide to Fasting*, by Jason Fung, MD, and Jimmy Moore. 2016. Victory
    Belt: Las Vegas, NV.
*Conquer Type 2 Diabetes with a Ketogenic Diet* (e-book), by Ellen Davis and Keith
    Runyan. 2015. Available at: www.ketogenic-diet-resource.com/diabetes-diet.html
*Diabetes Epidemic & You*, by Joseph Kraft. 2001. Trafford: Bloomington, IN.
*Dr. Bernstein's Diabetes Solution*. 2011. Little, Brown and Company: Boston, MA.
*The Obesity Code*, by Jason Fung, MD. 2016. Greystone Books: Vancouver,
    BC Canada.

*Websites*

Intensive Dietary Management (Jason Fung, MD):
    www.intensivedietarymanagement.com
"It's the Insulin, Stupid," multipart blog series by Amy Berger, MS, CNS, NTP:
    www.tuitnutrition.com/2015/09/its-the-insulin-1.html
Optimizing Nutrition: www.optimisingnutrition.com
Type One Grit Facebook page: www.facebook.com/Type1Grit
    (for individuals using very low-carb/ketogenic diets to manage type 1 diabetes)

## Cholesterol (콜레스테롤)

*Books*

*Cholesterol Clarity*, by Jimmy Moore and Eric Westman. 2013. Victory Belt: Las Vegas, NV.

*The Cholesterol Myths*, by Uffe Ravnskov. 2000. NewTrends: Washington, DC.

*The Great Cholesterol Myth*, by Jonny Bowden and Stephen Sinatra. 2012. Fair Winds Press: Beverly, MA.

*Put Your Heart in Your Mouth*, by Natasha Campbell-McBride. 2013. Medinform: Cambridge, UK.

*Websites*

"Cholesterol: Friend or Foe?": www.westonaprice.org/know-your-fats/cholesterol -friend-or-foe

Cholesterol and Health (Chris Masterjohn, PhD): www.cholesterol-and-health.com

The Fat Emperor: www.thefatemperor.com (Several informational videos are available at www.thefatemperor.com/latest-material or on the author's YouTube channel at www.youtube.com/channel/UCPn4FsiQP15nudug9FDhluA.)

"The Straight Dope on Cholesterol," on Eating Academy (Peter Attia, MD): www.eatingacademy.com/nutrition/the-straight-dope-on-cholesterol-part-i (This multipart series is geared toward the especially science- and technical-minded reader.)

## Dietary Fats and Nutrition Controversies (식이성 지방, 영양 논란)

*Books*

*The Big Fat Surprise*, by Nina Teicholz. 2014. Simon & Schuster: New York, NY.

*Good Calories, Bad Calories*, by Gary Taubes. 2007. Alfred A. Knopf: New York, NY.

*Know Your Fats*, by Mary Enig. 2008. Bethesda Press: Silver Spring, MD.

*Nourishing Traditions*, by Sally Fallon and Mary Enig. NewTrends: Washington, DC.

*The Queen of Fats*, by Susan Allport. 2006. University of California Press: Berkeley, CA.

*Trick and Treat*, by Barry Groves. 2008. Hammersmith Press: London, UK.

*Websites*

The Definitive Guide to Oils, by Mark Sisson: www.marksdailyapple.com/healthy-oils

Printable guide to safe cooking fats: www.balancedbites.com/PDFs/BOOK_EXTRAS /PracticalPaleo_GuidetoCookingFats.pdf

Shaking Up the Salt Myth, by Chris Kresser, L.Ac: www.chriskresser.com /specialreports/salt

The Truth About Red Meat, by Chris Kresser, L.Ac: www.chriskresser.com/the-truth -about-red-meat

## Grains(곡물)

*Books*

*Dangerous Grains*, by James Braly and Ron Hoggan. 2002. Avery (Penguin Group USA): New York, NY.

*Fiber Menace*, by Konstantin Monastyrsky. 2008. Ageless Press: Rutherford, NJ.
*Grain Brain*, by David Perlmutter. 2013. Little, Brown and Company: New York, NY.
*Wheat Belly Total Health*, by William Davis 2014. Rodale Books: Emmaus, PA.

### Digestive Function (소화 기능)

*Books*

*Digestive Health with Real Food*, by Aglaée Jacob. 2013. Paleo Media Group.
*Why Stomach Acid Is Good for You*, by Jonathan Wright and Lane Lenard. 2001.
    Rowman & Littlefield Publishing Group: Lanham, MD.

### Cookbooks and Recipes (요리책과 레시피)

*Note*: Some of these cookbooks and websites feature "Paleo" recipes. Many of these
will be suitable for low-carbohydrate and ketogenic diets, but some will not. Use your
best judgment in looking at the ingredients in order to assess whether the recipes are
appropriate for you.

*Books*

*Fat Bombs*, by Martina Slajerova. 2016. Fair Winds Press: Beverly, MA.
*The KetoDiet Cookbook*, by Martina Slajerova. 2016. Fair Winds Press: Beverly, MA.
*The Ketogenic Cookbook*, by Jimmy Moore and Maria Emmerich. 2015. Victory Belt:
    Las Vegas, NV.
*The Ketogenic Kitchen*, by Domini Kemp and Patricia Daly. 2016. Chelsea Green:
    White River Junction, VT.
*Mediterranean Paleo*, by Caitlin Weeks, Nabil Boumrar, and Diane Sanfilippo.
    2014. Victory Belt: Las Vegas, NV.
*Phase 2 Low-Carb Recipes*, by Better Homes and Gardens. 2004. Meredith
    Corporation: Des Moines, IA.
*The Primal Blueprint Cookbook*, by Mark Sisson with Jennifer Meier. 2010. Primal
    Nutrition: Malibu, CA.
Any cookbooks by Dana Carpender
Any cookbooks by George Stella

*Websites*

All Day I Dream About Food: www.alldayidreamaboutfood.com
Carrie Brown's Recipe Index: www.marmaladeandmileposts.com/recipe-index
Caveman Keto: www.cavemanketo.com
Ditch the Carbs: www.ditchthecarbs.com
I Breathe I'm Hungry: www.ibreatheimhungry.com
Linda Sue's Low Carb Recipes: www.genaw.com/lowcarb
Nom Nom Paleo: www.nomnompaleo.net/recipeindex
Ruled.me: www.ruled.me
Sugar Free Sheila: www.sugarfreesheila.com/low-carb-recipes
Wicked Stuffed Keto: www.wickedstuffed.com

### Finding Local Farms (지역 농산물)

Your local chapter of the Weston A. Price Foundation will be able to point you toward small farms in your area raising animals on grass and pasture, and/or growing produce: www.westonaprice.org/local-chapters.

Search for farms in your area on Eat Wild: www.eatwild.com/products/index.html.

Search community websites and publications to find out about farmers' markets and farmstand stores in your area.

**옮긴이 _ 김소정**

대학교에서 생물학을 전공했고 과학과 역사를 좋아한다. 꾸준히 동네 분들과 독서 모임을 하고 있고, 번역계 후배들과 함께 번역을 공부하고 있다. 실수를 하고 좌절하고 배우고 또 실수를 하는 과정을 되풀이하고 있지만, 꾸준히 성장하는 사람이기를 바라며 되도록 오랫동안 번역을 하면서 살아가기를 바란다.

옮긴 책으로 《천연 VS. 합성, 똑 소리 나는 비타민 선택법》, 《천연 발효식품》, 《새들의 천재성》, 《만물과학》, 《원더풀 사이언스》 등이 있다.

# 알츠하이머 해독제

초판 1쇄 발행 | 2020년 5월 29일
초판 2쇄 발행 | 2022년 12월 30일

지은이    | 에이미 버거
옮긴이    | 김소정
펴낸이    | 강효림

편  집    | 심은정
디자인    | 채지연
마케팅    | 김용우

용지     | 한성지업(주)
인쇄     | 한영문화사

펴낸곳   | 도서출판 전나무숲 檜林
출판등록 | 1994년 7월 15일 · 제10-1008호
주소     | 10544 경기도 고양시 덕양구 으뜸로 130
           위프라임트윈타워 810호
전화     | 02-322-7128
팩스     | 02-325-0944
홈페이지 | www.firforest.co.kr
이메일   | forest@firforest.co.kr

ISBN | 979-11-88544-48-6 (03510)